植入型心律转复除颤器随访与程控

主　　编　陈柯萍　张　澍

编　　者（以姓氏汉语拼音为序）

陈柯萍　国家心血管病中心　中国医学科学院阜外医院

陈若菡　国家心血管病中心　中国医学科学院阜外医院

戴　研　国家心血管病中心　中国医学科学院阜外医院

董颖雪　大连医科大学附属第一医院

范　洁　云南省第一人民医院

何　浪　浙江绿城心血管病医院

李　莹　上海市东方医院

牛红霞　国家心血管病中心　中国医学科学院阜外医院

任学军　首都医科大学附属北京安贞医院

苏　蓝　温州医科大学附属第一医院

薛小临　西安交通大学第一附属医院

于海波　中国人民解放军北部战区总医院

张　澍　国家心血管病中心　中国医学科学院阜外医院

主编助理　林　娜

人民卫生出版社

图书在版编目（CIP）数据

植入型心律转复除颤器随访与程控 / 陈柯萍，张澍
主编 . —北京：人民卫生出版社，2021
ISBN 978-7-117-30171-8

Ⅰ.①植… Ⅱ.①陈…②张… Ⅲ.①心脏除颤器 —
研究 Ⅳ.①R318.11

中国版本图书馆 CIP 数据核字（2020）第 109976 号

人卫智网	www.ipmph.com	医学教育、学术、考试、健康，购书智慧智能综合服务平台
人卫官网	www.pmph.com	人卫官方资讯发布平台

植入型心律转复除颤器随访与程控

主　　编：陈柯萍　张　澍
出版发行：人民卫生出版社（中继线 010-59780011）
地　　址：北京市朝阳区潘家园南里 19 号
邮　　编：100021
E - mail：pmph @ pmph.com
购书热线：010-59787592　010-59787584　010-65264830
印　　刷：北京华联印刷有限公司
经　　销：新华书店
开　　本：787×1092　1/16　　印张：14
字　　数：306 千字
版　　次：2021 年 3 月第 1 版　2021 年 3 月第 1 版第 1 次印刷
标准书号：ISBN 978-7-117-30171-8
定　　价：168.00 元
打击盗版举报电话：010-59787491　E-mail：WQ @ pmph.com
质量问题联系电话：010-59787234　E-mail：zhiliang @ pmph.com

主编简介

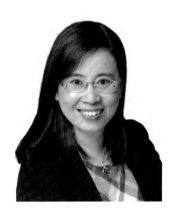

陈柯萍

医学博士,主任医师,博士生导师。

现就职于国家心血管病中心 中国医学科学院阜外医院心律失常中心。以心律失常诊断和治疗为业务特长,尤其在心脏起搏器治疗心动过缓、植入型心律转复除颤器(ICD)预防心脏性猝死和心力衰竭的心脏再同步治疗(CRT)等领域,以及起搏器、ICD 和 CRT 术后管理方面经验丰富,致力于推动国内开展起搏器、ICD 和 CRT 术后随访与程控。在国内植入第一例无导线起搏器,率先开展左束支起搏。

任中华医学会心电生理和起搏分会常委兼秘书长、电生理女医师联盟主席,中国医师协会心律学专业委员会常委,国家卫生健康委员会心律失常介入专业质控中心专家委员会委员,并担任《中华心律失常学杂志》《中国循环杂志》《中国心脏起搏与心电生理杂志》《心电与循环杂志》等编委。参与制定国内多部心律失常相关指南。

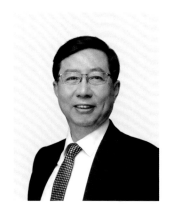

张 澍

北京协和医学院临床医学教授,博士生导师,国家心血管病中心 中国医学科学院阜外医院心内科主任医师,心律失常中心主任,中华医学会心电生理和起搏分会名誉主任委员,中国医师协会心律学专业委员会主任委员。

兼任国家卫生健康委员会脑卒中防治专家委员会房颤卒中防治专业委员会主任委员、国家卫生健康委员会介入专业质控中心专家委员会主任、国家心血管病专家委员会副秘书长、国家医学考试心血管内科专科医师考试专家委员会主任。

中国医师协会心血管病专科医师培训专家委员会副主任。北京医学会心电生理和起搏分会主任委员、北京协和医学院内科学系副主任,《中华心律失常学杂志》总编辑、英文杂志 *International Journal of Heart Rhythm* 主编。美国心律学会和欧洲心脏病学会资深会员(Fellow),亚太心律学会前任主席,世界心律失常学会主席,世界华人心血管病医师协会候任主席,亚太心脏病学会心律失常委员会主席,欧洲心脏起搏杂志 *Europace*、亚太心律学会杂志 *Journal of Arrhythmia*、美国心律管理创新杂志 *Journal of Innovations in Cardiac Rhythm Management* 国际编委。主编《实用心律失常学》《心律失常介入诊疗培训教程》《心脏急症》《国家卫生和计划生育委员会住院医师规范化培训规划教材 内科学心血管内科分册》《心房颤动——现代认识与策略》《心律失常合理用药指南》《心电生理及心脏起搏专科医师培训教程》《充血性心力衰竭非药物治疗》等。曾获国家科技进步二等奖两项、中华医学进步二等奖一项,北京协和医学院、北京市优秀教师奖,中央保健工作先进个人奖。第十届、第十一届北京市政协委员。第十一、第十二届、十三届全国政协委员、全国政协人口环境资源委员会委员。

心血管植入型电子器械（CIED）治疗包括心脏起搏器、植入型心律转复除颤器（ICD）及心脏再同步治疗（CRT）。随着适应证的拓展和植入量的增加，CIED术后随访变得越来越重要。医生可以通过随访了解患者体内植入器械的工作状况，评价器械工作的有效性、合理性，解决可能存在的问题。必要时，可结合CIED的诊断功能针对患者的不同情况做出参数调整；在保证患者安全的同时，给予最合理、有效的治疗。

CIED种类不同，其程控随访目的、方式、频度和内容均不同。2012年中华医学会心电生理和起搏分会发布了《心血管植入型电子器械术后随访的专家共识》，对于上述内容进行了规范和推荐。随着植入数量的不断增加，传统的常规诊室随访方式出现了越来越明显的局限性，表现为患者需要定期到医院随访，在两次随访间歇不能及时发现并解决问题，这可能导致错过最佳治疗时机。对于早期无症状的问题患者，尤其存在安全隐患。近年来，远程随访已逐渐成为常规诊室随访的重要补充。2019年中华医学会心电生理和起搏分会发布了《心血管植入型电子器械远程随访中国专家共识》，以促进我国CIED远程随访的规范化管理。

尽管出台了CIED随访和程控相关的专家共识，但是目前国内系统介绍CIED随访和程控的专业书籍鲜见，尤其对于植入术后出现的常见问题及处理缺乏规范的诊断思路和处理流程。本套CIED随访和程控专著包括《心脏起搏器随访与程控》《植入型心律转复除颤器随访与程控》《心脏再同步治疗随访与程控》。

《心脏起搏器随访与程控》内容包括：起搏器的概述、起搏器的时间间期、起搏心电图、起搏器的特殊功能、起搏器的随访程控、起搏器的故障识别和处理，以及起搏器程控随访的病例分析。对于近年出现的希浦系统起搏也有专门章节介绍其特有的程控和随访方法等。

《植入型心律转复除颤器随访与程控》内容包括：ICD的概述、ICD的诊断治疗、信息存储功能、ICD的随访程控、ICD的故障识别和处理，以及ICD程控随访的病例分析，同时对于常见特殊疾病的ICD程控以及全皮下ICD的程控和随访也进行了详细介绍。

《心脏再同步治疗随访与程控》内容包括：CRT的概述、双心室起搏的时间间期及起搏心电图、CRT参数设置和优化、CRT随访程控、CRT的故障识别和处理、CRT无反应的原因和处理，以及CRT程控随访的病例分析。

　　本书编写团队是中华医学会心电生理和起搏分会电生理女医师联盟的专家们,她们长期在临床一线从事 CIED 的植入和随访,并一直致力于推广和普及 CIED 的随访和程控,具有非常丰富的临床经验。本套专著有一个鲜明特点:图文并茂,结合案例讲解如何进行程控随访及优化,如何识别和处理起搏器、ICD 和 CRT 的常见故障,希望能使心内科医生了解 CIED 术后随访程控的重要性;使从事起搏电生理的专科医生及专门的技术人员能熟悉和掌握 CIED 术后随访的目的、内容,以及随访程控流程;更重要的是能优化 CIED 功能,及时识别和处理常见故障,从而使患者能从 CIED 治疗中最大获益。为了使广大医生能结合临床尽快掌握 CIED 随访与程控技术,编写中将不同生产厂家的 CIED 功能特点进行了详细介绍,特此说明。

　　我们将此书呈献给心内科医生和起搏电生理的专科医生以及专门的技术人员,共同提高对 CIED 随访与程控的认识,尽快掌握 CIED 随访与程控的实操。随着学科的发展与患者数量的增加,本书只能是今后漫长道路的起点或参照。

　　感谢全体编者的辛勤劳动和付出。本书的出版得到了中华医学会心电生理和起搏分会同仁的支持,在此一并表示感谢。由于编写时间仓促,对于书中存在的不足之处,恳请广大读者、同行批评指正。

陈柯萍　张　澍

2020 年 10 月

目 录

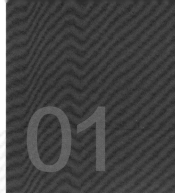

第1章
植入型心律转复除颤器的概述

　　自1980年第一台体内植入型心律转复除颤器（implantable cardioverter defibrillator，ICD）问世以来，大量临床试验和循证医学证据已经证实了其在心脏性猝死预防和治疗中的地位不可撼动。

　　ICD的研发之路非常曲折。1966年，ICD的发明者Michel Mirowski医生的好友Harry Hellera教授在诊断为室性心动过速（室速）后猝死。这件事激发了Mirowski医生产生研发ICD的想法。1969年，他和Morton Mower博士开始了ICD的研发工作。直到20世纪70年代中期，Mirowski医生才与后来的合作伙伴Stephen Heilman一起共同研发出了第一台ICD原型设备，并对25只植入ICD的犬进行了长期实验。实验证实，实验动物在清醒的状态下，ICD能够感知和检测出室速，并成功进行电复律。同时详细记录和阐述了除颤器长期工作性能的稳定性。然而，研发者的努力没有得到学界一致的支持。在经过长期、反复的调查和评审后，直到1980年ICD的人体研究方得到批准。1980年2月，Levi Watkins医生在Johns Hopkins大学医院完成了第1例ICD植入术，成功植入ICD的病例报道刊登在 The New England Journal of Medicine（《新英格兰医学杂志》）上。此后的5年间，大约800例欧美患者植入了ICD（当时称为automatic implantable defibrillator，AID）。1985年美国食品和药品监督管理局（FDA）最终批准ICD应用，此时距Michel Mirowski教授初次构思ICD已经19年了。尽管经历了曲折的经历，ICD最终成为现代医学中预防猝死的最重要方法。

　　ICD从研发至今，其植入方式大致经历了3个阶段。第一阶段源自1966年，当时起搏器作为一种新的治疗手段已经问世并应用于临床，ICD的很多设计理念和构想深受此影响。1980年世界上第一台ICD需要开胸手术植入，其除颤电极为网状心外膜电极片（不具备起搏功能），需在直视下缝合在心外膜，同时，ICD脉冲发生器体积较大，需要埋置在患者腹部。第二阶段开始于1988年，经静脉除颤导线CPI Endotak（有近端和远端除颤线圈的导线系统)的问世,使得 ICD 治疗首次进入了微创时代。第三阶段,20 世纪 90 年代初,脉冲发生器体积的小型化使植入术的创伤降低至最低程度,至此脉冲发生器可以埋置在胸壁,不再需要埋置于腹部。这个时期的 ICD 不仅仅具有除颤功能,同时具备快速起搏终止室性心律失常的功能,这些改进使 ICD 的植入更加安全、迅速,并易于操作。

除此之外,针对不同患者,尤其是高龄经静脉途径受限患者需要,全皮下 ICD(S-ICD)孕育而生。所有的装置组件均仅植入于皮下并且避开了心脏及血管系统,第一代 S-ICD 于 2009 年获得欧盟 CE 研究认证,并在欧洲上市,并于 2012 年被美国波士顿科学公司收购。2016 年,Emblem S-ICD MRI 于美国和欧洲市场上市使用。

一、脉冲发生器

对于猝死高危患者,一旦发生快速性室性心律失常,ICD 能在数秒内转复为正常心律,当出现缓慢性心律失常,它又可起搏心脏。这些功能的实现有赖于脉冲发生器的精密构造和高效工作。

应用植入体内的除颤器治疗心室颤动(室颤)的构想受当时新兴的起搏器技术与理念影响,ICD 脉冲发生器的设计采用了很多的起搏器技术。例如,将 ICD 的电池和电子元件密封在钛合金外壳中,通过金属导丝连接内部的电池和整个集成电路系统,电极导线尾端通过螺钉和连接器紧密相连,脉冲发生器释放的电能通过电极到达心脏。其中,ICD 脉冲发生器主要由电池、电子元件和外壳三部分组成。除颤电流和所有的电流一样,必须在一个电的回路中运行。双线圈导线有两个电极,远端电极或右室电极,近端电极或上腔静脉电极,电流回路在两个电极之间形成。单线圈导线系统以右室电极和脉冲发生器的机壳作为电流回路的两极。

ICD 的众多电子元件集中在一块混合电路板上,上面有多种晶体管、电阻器和芯片,以及其他一些控制起搏器计时周期的元件。随着电子技术的不断发展,ICD 逐渐接近一台小型计算机,不仅能根据预先设定好的程序发放电脉冲,还能感知患者的自身心率和节律,进而调整其功能。并具有记忆功能,能储存感知到的信息,经由程控仪下载或上传互联网。与普通起搏器相比,ICD 的电子元件需要具备复杂的计算与处理能力,需要迅速识别出恶性室性心律失常并即刻予以快速心室起搏治疗或除颤治疗。

另外,同普通起搏器相比,ICD 的另一个显著不同就是 ICD 要求电力更强的电池以及电容处理器。1972 年锂、碘成为普通起搏器电池材料的首选,锂 - 碘电池体积小、重量轻,具有稳定、可预知的放电曲线。早期 ICD 使用的是与起搏器相类似的锂 - 碘电池。1985 年开始,寿命更久的锂 - 氧钒化银钒除颤器电池材料的首选。特殊设计的锂钒电池是一种理想的电源。锂可作为电池的阳极,还要另一种元素作为阴极。钒是一种微量元素,作为电池的负极可使电池的电力更强,寿命更久。2008 年采用锂 - 锰电池的 ICD 诞生。Li/MnO_2 电池的内阻抗和充电时间基本维持恒定,直到 ICD 达到需要电池置换指征。以上各种电池,阳极材料均是锂,阴极材料采用氧化银钒(SVO)、氟化碳(CFx)、氧化银钒 -

氟化碳复合材料（SVO-CFx）或者二氧化锰（MnO_2）。这些电池应用在具有 RF 遥测功能的起搏器和 ICD/ 心脏再同步治疗除颤器（CRT-D）等高耗能的设备中。随着电池对外放电，电极材料逐步消耗和反应产物的聚集会使电子在电池内部移动的能力降低，即电池内阻升高。当电池电压下降到约 2.6V 时，内阻会急剧增高，导致充电时间显著增加，此时就应该建议患者更换 ICD。

ICD 除颤治疗发放的电压往往是 500~700V，甚至更高。实际上，电池额定电压为 3V 左右，如何才能保证在极短时间内提供除颤所需的瞬间的巨大的电能呢？电容器的使用使这个难题迎刃而解。电容器能够事先保存一定量的电荷，需要时可快速将电能释放出来。电容器就像一个桶，电池不停地向桶内注入电荷，直到桶里的电压足够高时，才一次性地把里面的电荷倾倒出来。随着技术的不断进步，电容器愈做愈小。当今 ICD 的体积比 20 世纪 70 年代的起搏器还要小，重量也从最初的 700~800g 减少到现在的 70g 左右（表 1-1）。

表 1-1 各起搏器公司最新 ICD 脉冲发生器特点

	美敦力 Evera MRI	雅培 Ellipse	百多力 Rivacor	波士顿科学 Resonate EL
电池	混合锂 / 氧化银钒四氟化碳	银氧化钒 / 碳化钒一氟化物	Li/SVO/CFx 或 LiMnO2	Li/MnO2
电容	AVM 钽电容		钽	湿式钽电容
外壳涂层	无涂层	聚对二甲苯	钛	无涂层
外壳形态	是	是	是	是
遥测	有	是	有	有
远程	有	是	有	有
电池容量（Ah）	1.1	1.723	1.9/1.73	1.8
最大除颤能量（J）	35	36	40	41
厚度（mm）	13	12	10	9.9
体积（cc）	33	31	30	29.5/31.0

脉冲发生器所有的部件都安装在一个钛壳中。钛是一种具有极高强度和生物相容性的金属。ICD 的钛壳内部空间分为两半，一半是安装在混合电路板上的电池、电容器和其他组件，另一半与之对合，通过激光焊接形成一个完整的密封体，以保护其内部电子元件不被体液等因素侵入。目前的右室导线兼具起搏、感知和除颤 3 个功能，起搏、感知功能一个输出尾端（接 IS-1 端口），除颤线圈（接 DF-1 端口）为单独的输出尾端。因此，根据电极以及线圈数量的不同，在 ICD 的透明环氧树脂制成的顶盖上设有 2~4 个终端插孔（IS-1 端口和 DF-1 端口），用于连接导线尾端的插头。新型的 DF-4 除颤导线则可将感知、起搏、除颤导线汇于一个接口上，大大减少了囊袋的空间（图 1-1）。接口的顶盖上若留下尚不需使用的终端插孔（如选用了单线圈 DF-1 除颤导线），植入时必须使用硅树脂塞将其彻底封

闭。由于 ICD 脉冲发生器相对较大,容易产生囊袋的相关问题,很多制造商努力将 ICD 脉冲发生器外形进行改变,如采用流线型外观并尽量减少 ICD 厚度等。

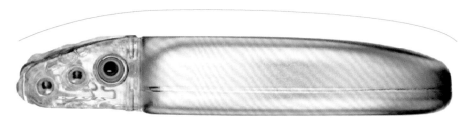

图 1-1　新型 ICD 脉冲发生器表面为流线型设计

二、除颤导线

为实现高电压能量除颤,ICD 需要有一种特殊的导线,将高能量电流释放给心肌。最早一代的 ICD 使用的是心外膜网状导线,这种网状导线必须经开胸术缝合在心外膜上,一个在右室前壁,另一个在左心室后侧壁。虽然心外膜导线的治疗效果很好,但它要求患者必须经开胸术植入 ICD。

经静脉导线系统的问世是 ICD 技术最重大的突破。除颤导线与起搏器导线有很大不同,起搏器导线只需要承载很小的电流,除颤导线必须能够承受强大电流的冲击。为此,工程师特别设计了一种带有线圈的特殊导线。单极除颤导线只有 1 个线圈,双极除颤导线有近端和远端 2 个线圈(如同最初采用 2 个心外膜导线)。除颤导线比起搏器导线略粗。一根典型的除颤导线包含两个线圈电极:远端电极(右心室线圈)和近端电极(上腔静脉线圈)。除颤电流和所有的电流形式一样,必须在一个电的回路中运行。双线圈导线系统在右心室和上腔静脉电极间形成电流回路。单线圈导线系统在右心室和脉冲发生器机壳之间形成电流回路。

最初的 ICD 导线是同轴结构,20 世纪 90 年代初首次使用。与普通起搏电极一样,同轴环状电极和除颤线圈相互包绕,通过绝缘层将各导体分隔开,最外层再包绕一个绝缘层。最内侧的线圈可直接通到导线头端,中间形成一个孔道,可让导丝通过其中。但随后的数据显示,这些导线很容易发生早期和晚期的故障。当前的 ICD 导线都采用的是多腔设计。平行的线圈导体通过不同的孔道通向导线头端、各导体有单独的绝缘层。一些型号导线还增加了一个压缩腔。连接导线头端的线圈通常包绕形成一个中央腔,可让导丝穿行其中。为了实现除颤,ICD 的除颤线圈是裸露的,表面没有绝缘层。但是这样的设计很容易在表面形成血栓,长期可造成三尖瓣、上腔静脉附近的组织粘连,因此,现有的临床证据更加支持单线圈的除颤导线(摒弃上腔静脉部位的除颤线圈)。当然除此之外,部分起搏器公司(如波士顿科学公司)设计的 ICD 导线在除颤线圈表面覆盖特殊涂层,进一步降低的血栓及组织粘连的风险(表 1-2,图 1-2)。

表 1-2　目前各起搏器公司最新的 ICD 电极特点

	美敦力 6935M	雅培 Durata	百多力 PlexaProMRI S	波士顿科学 RELIANCE 4-FRONT
导线外径(F)	8.6F	6.8F	7.8F	7.3F
材料	聚亚胺酯镀层硅树脂填充	Optim 绝缘层(聚亚安酯、硅树脂混合物)+Fast-Past 涂层	硅胶＋聚氨酯涂层	硅胶
同轴	非同轴	非同轴	非同轴	非同轴
预估寿命(年)	10	10		10
长度(cm)	62	52/58/60/65/75	65/75	64
接口	DF-4	DF-1/DF-4	DF-4	DF-4

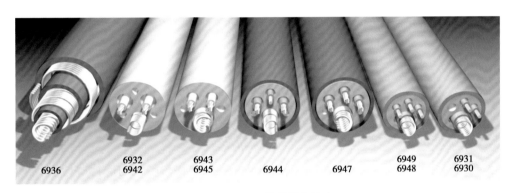

图 1-2　ICD 导线的进化演变

　　感知功能对 ICD 系统来说至关重要,因为很多的室颤波振幅极低,因此 ICD 的感知灵敏度要求很高,如果采用单极感知的话,极易过度感知到非心脏的电位,如胸部和膈肌的肌电位,双极导线则可避免该问题,故 ICD 除颤电极必须程控为双极感知。ICD 导线的双极感知有两种:一种是整合双极,它通过头端电极和右心室除线圈进行感知;另一种方式是真双极,它同双极起搏电极一样,通过头端电极和环状电极感知。后者有更好的感知参数,两者的远场过感知现象并不多见。采用集成双极感知的导线从电极尖端到除颤线圈的距离较短,采用专用真双极感知导线,因为有环状电极,从导线头端到除颤电极的距离较长。对于右心室较小的患者,采用整合双极时,除颤线圈的近端可能会跨过三尖瓣环,存在心房远场过感知的风险,引起起搏抑制和不恰当的放电。但整合双极导线较短的除颤间距有助于改善除颤阈值。

　　除颤线圈结构中所用的材料通常是铂 - 铱合金或镀钽铂合金,因为钛线圈在高压除颤时会产生金属氧化物,所以无法应用于 ICD 导线。用于制造起搏导线绝缘层的材料也可用于 ICD 导线,硅胶是 ICD 导线体绝缘的主要选择,导线外层采用聚氨酯或等量的硅酮和聚氨酯构成的共聚物可能会在一定程度上提高电极耐磨性。ICD 系统的起搏 / 感知线圈导体末端采用 IS-1 起搏插头,可连接于 ICD 的 IS-1 端口内,每个高压除颤线圈的末端采用标准的 DF-1(ISO-11318)连接器插头。新的 DF-4 标准连接器插头将 DF-1 高电压末端和一个双极 IS-1 起搏 / 感知末端整合成一个连接器插头(图 1-3)。这种新的设计可解决目前多端口 ICD 导线的机械相关问题。这种单一插头设计无法替换 ICD 导线中的某一个元件,如发生起搏、感知功能不良或除颤阈值增高时,无法单独更换起搏 / 感知电极。

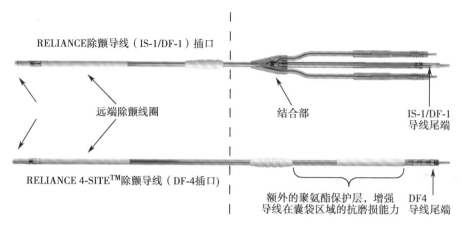

图 1-3　新一代的 ICD 除颤线圈表面有涂层保护且尾端为 DF-4 接口

三、除颤阈值测试

除颤阈值(defibrillation threshold, DFT)测试的方法不同于起搏阈值测试,因为无法且不适合反复验证,故存在概率现象。但是,ICD 的除颤能力和植入标准需要有一个"足够"的安全范围。目前研究显示,高出 DFT 的值 10J 以上的能量除颤的有效性高(可达 99%)。由于反复电除颤会增加并发症风险,现代的 DFT 测试多为安全范围测试,即验证 ICD 最大输出能量减 10J 能成功除颤即可,不需要测出精确的 DFT。DFT 测试有助于发现室性心动过速 / 心室颤动(VT/VF)的识别问题,电极与除颤器的电路连接问题和除颤是否成功。

20 世纪 80 年代初 ICD 进入临床时,术中的 DFT 测试是必须的。早期的单相除颤器 DFT 测试除了在术中,还常常在出院前 1~2d 常规进行,还曾进行每年一次的 DFT 测试。临床上常见 3 种诱颤模式:Burst、Direct Current 直流电和 Shock-on-T 模式。有研究显示,第一次直流电(9V/2s)诱颤成功率达 96.4%;而第一次 Shock-on-T 诱颤的成功率为 68%。如术中 DFT 测试,初始能量除颤失败,最大能量除颤成功可考虑选择高除颤能量装置(现在多数起搏器公司的 ICD 最大释放能量为 40J)或通过调整导线位置、改变 ICD 设置,如转换除颤极性、调整除颤脉冲波形态来解决。ICD 有可程控的波形(单相波 / 双相波)、可程控的斜率、可程控的脉宽、SVC 线圈关闭 / 打开和可程控的极性(电极向量)等功能来帮助解决高 DFT 问题。

是否需要在术中进行除颤阈值测试一直是一个有争议的话题。尽管 DFT 测试十分安全,它仍会引起少见但严重的并发症。一项针对 19 067 例 ICD 患者的加拿大多中心回顾性研究发现,DFT 测试导致 3 例死亡(0.016%)、5 例脑卒中(0.026%)和 27 例长时间心肺复苏(0.14%)。因为有争议,2008 年美国心脏病学会 / 美国心脏协会 / 美国心律学会(ACC/AHA/HRS)的 ICD 指南和 2012 年的美国心脏病学会基金会 / 美国心脏协会 / 美国心律学会(ACCF/AHA/HRS)的指南修正对术中 DFT 测试没有进行明确规定。2014 年 5 月 HRS 年会上发布的免诱颤植入的评价(the shockless implant evaluation,SIMPLE),是迄今为止最大规模的多中心、随机、对照研究。SIMPLE 随机试验纳入 2 500 例患者,在 18 个国家进行,包括加拿大、以色列和欧洲等国。该研究结果显示,绝大多数植入 ICD 的患者进行围术期 DFT 测试没有获益。尽管 DFT 测试是安全的,但它并不能提高电除颤的成功率和生存率。但是,SIMPLE 研究没有包括 ICD 更换手术、右侧 ICD 植入、心外膜 ICD 导线植入、全皮下 ICD(S-ICD)植入的患者。因此,该研究结果无法对此类患者评判不进行 DFT 测试的安全性。

　　事实上,临床工作中室速、室颤识别失败或除颤阈值高等情况的发生率很低,两者相加不足 5%。近 20 年,随着除颤技术的发展,现今 ICD 释放的最大除颤能量可达 40J。因此,2015 年,由四大国际性心电生理学会组织(HRS、欧洲心律学会、亚太心律学会、拉美心脏起搏与电生理协会)共同撰写的《植入型心律转复除颤器程控及测试优化专家共识》(《共识》)建议左胸经静脉植入 ICD 的患者术中可不进行除颤测试。但是,不进行除颤测试是有条件要求的:确认导线固定及连接良好、感知功能(5~7mV 以上)及起搏阈值在合理范围内。对于其他诸如梗阻性肥厚型心肌病、离子通道病、右胸经静脉植入或者不确定导线固定位置及功能,或右胸经静脉 ICD 更换时,《共识》推荐进行术中除颤测试。对于 S-ICD,尚无证据显示其免予除颤测试是否安全有效,因此《共识》建议常规进行术中除颤测试。具体建议级别:①对于植入 S-ICD 患者,建议常规进行除颤测试(推荐等级Ⅰ,证据等级 C)。②对于左胸经静脉植入 ICD 的患者,如果感知、起搏功能及阻抗测试数值理想,且 X 线提示右心室电极导线位置佳,可不进行除颤测试(推荐等级Ⅱa,证据等级 B)。③对于右胸经静脉植入 ICD 或行 ICD 更换的患者,推荐进行除颤测试(推荐等级Ⅱa,证据等级 B)。④除颤测试禁忌,已知的非慢性的心脏血栓;房颤、房扑未经充分、系统的抗凝;严重的主动脉狭窄;不稳定冠心病;近期发生卒中或短暂性脑缺血发作(TIA);血流动力学不稳定及合并其他可产生严重后果的并发症(推荐等级Ⅲ- 有害的,证据等级 C)。

小　结

● ICD 是猝死预防的重要手段。Michel Mirowski 医生是 ICD 的发明者,1980 年 2 月,Levi Watkins 医生在 Johns Hopkins 大学医院完成了第 1 例 ICD 植入术。

● ICD 脉冲发生器主要由电池、电子元件和外壳三部分组成。ICD 要求有能量更强大的电池以及电容处理器。现在的 ICD 体积越来越小,寿命越来越长。

● 经静脉除颤导线必须能够承受强大电流的冲击。目前均使用非同轴多腔设计,并趋向于 DF-4 标准连接器插头。除颤电极感知需要选择双极感知。

● 2015 年国际四大学会联合推出的《植入型心律转复除颤器程控及测试优化专家共识》推荐左胸经静脉植入 ICD 的患者术中可不进行除颤测试,ICD 更换手术、右侧 ICD 植入、心外膜 ICD 导线植入、全皮下 ICD 植入的患者除外。

（董颖雪）

参考文献

［1］　MIROWSKI M, REID PR, MOWER MM, et al.Termination of malignant ventricular arrhythmias with an implanted automatic defibrillator in human beings.N Engl J Med, 1980, 303 : 322-324.

［2］　MOSS AJ, ZAREBA W, HALL WJ, et al.Prophylactic implantation of a defibrillator in patients with myocardial infarction and reduced ejection fraction.N Engl J Med, 2002, 346 : 877-883.

［3］　KLEEMANN T, BECKER T, DOENGES K, et al.Annual rate of transvenous defibrillation lead defects in implantable cardioverter-defibrillators over a period of >10 years.Circulation, 2007, 115 : 2474-2480.

［4］　LURIA D, GLIKSON M, BRADY PA, et al.Predictors and mode of detection of transvenous lead malfunction in implantable defibrillators.Am J Cardiol, 2001, 87 : 901-904.

［5］　BARDY GH, LEE KL, MARK DB, et al.Amiodarone or an implantable cardioverter-defibrillator for congestive heart failure.N Engl J Med, 2005, 352 : 225-237.

［6］　WAZNI O, EPSTEIN LM, CARRILLO RG, et al.Lead extraction in the contemporary setting : the LExICon study : an observational retrospective study of consecutive laser lead extractions.J Am Coll Cardiol, 2010, 55 : 579-586.

［7］　WILKOFF BL, OUSDIGIAN KT, STERNS LD, et al.A comparison of empiric to physician-tailored programming of implantable cardioverter-defibrillators : results from the prospective randomized multicenter EMPIRIC trial.J Am Coll Cardiol, 2006, 48 : 330-339.

［8］　LARIA D, GLIKSON M, BRADY PA, et al.Predictors and mode of detection of transvenous lead malfunctionin implantable defibrillators.Am J Cardiol, 2001, 87 : 901-904.

［9］　BARDY GH, SMITH WM, HOOD MA, et al.An entirely subcutaneous implantable cardioverter-defibrillator.N Engl J Med, 2010, 363 : 36-44.

［10］　NIEBAUER MJ, WILKOFF B, YAMANOUCHI Y, et al.Indium oxide-coated defibrillation electrode, reduced shock polarization and improve defibrillation efficacy.Circulation, 1997, 96 : 3732-3736.

［11］　WAZNI O, EPSTEIN LM, CARRILLO RG, et al.Lead extraction in the contemporary setting : the Lexicon Study : an observational retrospective study of consecutive laser lead extractions.J Am Coll Cardiol, 2010, 55 : 579-586.

［12］　SAEED M, NEASON CG, RAZAVI M, et al.Progamming antitachycardia pacing for primary prevention in patients with implantable cardioverter defibrillators : results from the PROVE trial.J Cardiovasc Electrophysiol, 2010, 21 : 1349-1354.

［13］　SCHWAB JO.Optimizing ICD progamming for shock reduction.Fundam Clin Pharmacol, 2010, 24 : 653-659.

［14］　BARDY GH, SMITH WM, HOOD MA, et al.An entirely subcutaneous implantable cardioverter-defibrillator.N Engl J Med, 2010, 363 : 36-44.

［15］　UNTEREKER DF.The use of a microcalorimeter for analysis of load dependent processes occurring in a primary battery.J Electrochem Soc, 1978, 125 : 1907.

［16］　WILKOFF BL, FAUCHIER L, STILES MK, et al.2015 HRS/EHRA/APHRS/SOLAECE expert consensus statement on optimal implantable cardioverter-defibrillator programming and testing.J Arrhythmia, 2016, 32 (1): 1-28.

第 2 章
植入型心律转复除颤器的诊断

植入型心律转复除颤器(ICD)是预防心脏性猝死最为有效的手段,可以诊断并终止室性心律失常。而 ICD 仅干预两种室性心律失常,包括心动周期相对规则的室性心动过速(室速)和心动周期不规则且振幅很小的心室颤动(室颤),同时要鉴别室上性心动过速(室上速)等非致命性心律失常,ICD 的感知、识别功能显得非常重要。

ICD 的诊断分为基本识别和附加识别。基本识别包括频率和持续时间,用于室速 / 室颤的识别和再识别。附加识别包括突发性、稳定性、形态学以及双腔 ICD 的房室逻辑关系,用于室速和室上速的鉴别诊断。此外,还有针对预防过感知、导线故障、噪声干扰监测及非持续性室速鉴别等其他特殊功能,从而降低不恰当电击的发生。

一、感知

植入 ICD 后,ICD 需要和普通起搏器一样对房室信号进行识别和计数,也需要识别室速事件进行除颤放电,这对 ICD 的感知提出了更高的要求。要达到这一目的,一方面是术中植入部位的选择,要确保良好的 R 波感知;另一方面 ICD 合理的感知算法可以帮助正确诊断,并有效减少 ICD 的不恰当治疗。

(一) ICD 感知算法与普通起搏器感知算法的区别

普通起搏器为了滤过 T 波等不希望被"看"到的信号,通过设定一个固定的感知灵敏度,高于感知灵敏度值的信号被起搏器感知,低于该值的被滤过。而室颤或多形性室速时腔内振幅可能较 T 波更低,普通起搏器虽然可以有效滤过 T 波,但极易漏掉重要的室颤事件,贻误治疗。所以 ICD 采用特殊的感知算法,即感知灵敏度自动调整功能,在滤过 T 波的同时保证室颤的识别。

(二) 感知方法

普通起搏器可以通过单极或双极感知,而 ICD 只采用双极感知的方式,通过两个感知电极观察到不同的自身心室信号振幅,然后将信号进行放大和过滤,去除信号极性的影响,成为 ICD 看到的信号。当 ICD 放大心室信号后,会通过机器自带的窄通道滤波器过滤信号,滤过低频率的 T 波信号和高频率的肌电干扰(EMI)信号。各厂家的窄通道滤波器的滤波范围不同,如波士顿科学公司的滤波范围为 20~85Hz。与普通起搏器相同,ICD 在每次感知到心腔信号或是发放起搏之后,都会开启一段空白期,防止出现单一信号的多重感知现象。在空白期结束之后开启一段不应期。空白期与不应期的概念和自身传导系统的绝对不应期和相对不应期相似。在空白期内,感知到信号不会影响 ICD 的计时间期,也不会被计数器计数;而在不应期内,感知到信号虽然不会影响 ICD 的计时间期,但是会被计数器计数。

ICD 通过双极的感知回路形成感知通道,感知通道分为起搏 / 感知通道与除颤通道,起搏 / 感知通道识别间期与计数,除颤通道帮助进行形态学鉴别。根据设计的不同分为真双极感知与整合双极感知。真双极通过除颤线圈前端的两个环状电极组成感知回路,相较于整合双极感知回路更小;整合双极由除颤线圈与远端的环状电极组成感知回路,相较于真双极除颤线圈更加贴近心肌。两种设计方式各有特点,但根据真实世界 >5 000 次电击事件显示,由于噪声和过感知导致的不恰当电击的发生率,真双极导线和整合双极导线相当。

与普通起搏器相同,ICD 通过调整感知灵敏度改变心房心室的感知范围使其变得灵敏或者不灵敏。不同的是,ICD 既需要降低感知灵敏度的数值,从而正确识别频率较低的室颤事件。又需要提高感知灵敏度的数值,以便滤过 T 波等干扰信号,对心室信号进行正确的计数,避免不恰当电击。因此在 ICD 的感知算法中,感知灵敏度值是一个变动的值。在 ICD 的衰减算法中会将程控的感知灵敏度值作为基线进行算法的运作。如波士顿科学公司的 AGC 算法,在感知到振幅较高的心室信号时抬高感知灵敏度值,再逐渐衰减直至感知到新的心室信号。在感知到振幅较低的心室信号时感知灵敏度值也随之降低。不同制造商的设计理念基本相似,美敦力公司称为 AAS 算法,雅培公司称为 Decay Delay 算法。

(三) 如何确保精确感知(AGC 和空白期)

空白期和不应期对 ICD 的感知和起搏的影响十分重大。空白期和不应期的设定主要是为了避免发生心房或心室事件的多重计数,从而造成 ICD 的不恰当治疗。心房事件后的心室空白期和不应期与心室事件后的心房空白期和不应期称为交叉不应期,交叉不应期的作用是防止其他不同心腔内的信号互相影响发生过感知。

心室事件后心房空白期(PVAB)可以避免出现对心室起搏信号和远场 R 波的过感知。心室事件后心房不应期(PVARP)可以防止心室逆传心房而导致心房计时周期重整。

对于房性心律失常的患者,PVAB 过长,会导致真正的心房事件被隐藏,从而无法准确计数心房事件;而 PVAB 过短,又容易导致远场的 R 波被感知,错误地计数心房事件。两者都有可能造成 ICD 的不恰当治疗。ICD 的交叉空白期应根据患者的实际情况分析判断后合理调整,一般情况下设置较短。波士顿科学公司的 Samrt 交叉空白期算法可以在心事感知事件发生后,自动将心室后心房空白期缩短至 15ms,提高了房性心律失常计数的准备性,但对于存在室房逆传的患者需要关闭此功能并拉长 PVAB。

(四) ICD 感知灵敏度

自动调整功能是 ICD 在发生心室感知事件后,ICD 会逐搏检测 R 波的振幅相应的调整感知灵敏度。在心室后空白期将结束时,ICD 的感知阈值会处于一个比较高的数值,而后根据相应的算法衰减至下限值。因此 ICD 的感知灵敏度自动调整算法可以及时、准确地识别 R 波振幅较低的室颤和多形性室速,同时也降低 T 波过感知的风险。不同制造商的自动感知灵敏度调整功能也有细微差别。如果发生心室起搏事件,所有的 ICD 也会自动进行灵敏度的动态调整,从起搏后空白期的终末段开始,提高感知灵敏度(降低数字),使之能准确识别。

1. 波士顿科学公司出厂感知灵敏度设定在 1.0mV。在感知到心室事件后,将起始感知阈值设为感知 R 波幅度的 75%,最大值可达平均峰值的 1.5 倍。在空白期 +15ms 结束以后灵敏度逐步递减,每次振幅降低至上一次振幅的 7/8(图 2-1)。第一次的持续时间为65ms,此后每一次的时间为 35ms,大约经 170ms,将灵敏度降低至 R 波峰值幅度的一半。

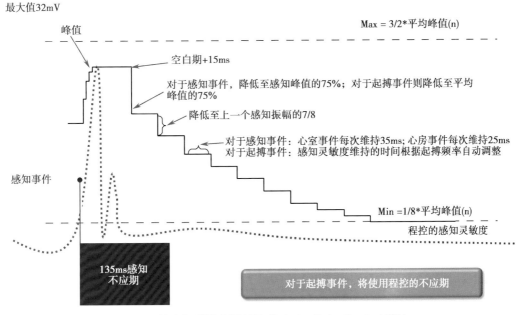

图 2-1　波士顿科学公司 ICD 的 Auto Gain Control 算法

最小值可达平均峰值的 1/8。

2. 美敦力公司出厂感知灵敏度为 0.3mV 左右。感知到心室事件后,重新设置感知阈值为初始灵敏度的 8~10 倍,最高可达感知 R 波振幅的 75% 左右。然后从感知空白期终末段开始,自动灵敏度调整程序使得灵敏度数值不断呈指数下降,经过一个时间常量(450ms),直至达到灵敏度设置的最大值。在出厂设定的感知灵敏度(0.3mV)上,大 R 波和小 R 波的灵敏度曲线没有差别。如果 R 波较大,整个自动灵敏度调整曲线将发生较大的改变,直至达到程控设置的最大灵敏度。

3. 雅培公司感知灵敏度出厂值为 0.3mV。在感知到 R 波可将感知灵敏度提高到所测量 R 波振幅的 62.5%,即 3~6mV。如果 R 波振幅超过上限 6mV 或低于下限 3mV,则阈值启动程序将感知阈值数值设定为上限和下限的 62.5%(即 3.75mV 和 1.875mV)。这个感知阈值可保持一个时间常量(60ms),即延迟衰减期,然后阈值以 3mV/s 的斜率下降。感知灵敏度提高的百分比和延迟衰减时间均可程控,范围分别为 50%~75% 和 0~220ms。

如果发生心室起搏事件,所有的 ICD 都会自动进行灵敏度的动态调整,从起搏后空白期的终末段开始,将感知阈值设置的更为敏感。

(五) ICD 心房感知

为了准确鉴别室上速与室速 / 室颤,心房事件的准确计数尤为重要。在发生房性心律失常事件时,由于 P 波较低,固定的感知灵敏度算法很难正确计数心房事件。心房感知阈值低,心房空白期和远场 R 波感知都会造成心房事件计数错误,将室上速误鉴别为室速。波士顿科学公司和美敦力公司的 ICD 可以通过心房灵敏度的自动增益功能避免远场 R 波的感知,Smart 交叉空白期功能,可以保证对心房快速事件的识别。两者配合使用可以将不恰当放电概率大大降低(图 2-2)。所有的 ICD 都可程控心室感知事件后的心房空白期。

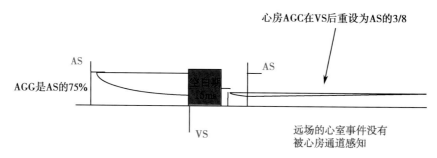

图 2-2 心房的 Smart 交叉空白期算法
AGC:自动增益调整;AS:心房感知;VS:心室感知。

(六) 如何避免不适当感知

当感知的主要来源是 T 波过感知以及导线或者肌电相关的噪声干扰,T 波过感知会导致机器将 T 波不恰当识别为独立的心室事件,使室速的计数错误的增加,导致机器错误的将其判断为室速事件而发放不正确的治疗。为了避免发生 T 波过感知,各公司通过不同的方面解决:

1. 滤波器滤过 T 波,不同的波有着不同的频率,一般情况下的 T 波或远场感知的 R 波是低频波,当 ICD 的滤波器的带通滤波范围高于低频的 T 波的频率就可以将 T 波过感知降到最低。如波士顿科学的带通滤波器的滤波频率在 20~85Hz。而美敦力公司的 T 波识别技术是一种在不影响感知室速 / 室颤灵敏度的前提下识别 T 波过感知的算法:临床上 R 波和 T 波的波形特征不同,通常 R 波相比 T 波具有更大的斜率(更高频),通过对右室腔内图进行信号处理放大 R 波与 T 波的这种差异(差分运算)来识别 T 波。

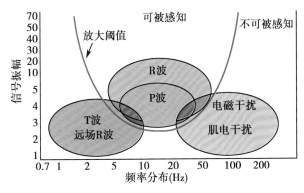

图 2-3　波士顿科学公司滤波功能示意

2. 提高 ICD 的感知灵敏度基线值,对于一些肥厚型心肌病的患者,T 波可能出现异常增高的情况,此时可能出现 T 波误感知,程控合理的感知灵敏度基线值可以使 ICD 感知算法在衰减过程中略过 T 波,避免误感知。

3. 调整空白期,起搏后发生的 T 波过感知可以通过拉长心室空白期进行纠正。

肌电干扰是指当 ICD 的感知灵敏度最大时捕获到了膈肌电位或是其他肌电位信号,并将其误识别为心室信号,抑制起搏并错误的进行计数,如果肌电干扰发生在心室,则有可能造成 ICD 的不恰当治疗,如果患者是起搏器依赖,则有可能造成晕厥的发生。降低心室感知灵敏度可以有效地避免肌电干扰的发生,但是在此之前需要对干扰进行评估,确定是否为外源性干扰,如果是导线相关的干扰,则需要重新对导线状态进行评估,必要时可选择重新植入导线。

针对外源性的干扰,高频的带通滤波器可以很好的消除肌电干扰的影响。一些 ICD 的功能也可帮助识别噪声并对感知灵敏度进行相应的调整。如动态噪声算法(DNA)可以根据噪声信号特殊的频率和能量确认是否为噪声信号,当噪声存在时,DNA 将保持感知阈值高于噪声信号。

二、基本识别功能

基本识别功能用于对室速 / 室颤的初步诊断，包括识别频率（间期）、持续时间。当心动过速频率达到设置的识别频率并满足持续时间的标准，ICD 即启动基本识别和再识别。目前临床实际 ICD 程控时，会通过提高诊断频率、延长诊断成立间期数，减少无论恰当及不恰当治疗，降低总死亡率，且不增加晕厥的风险。

1. **识别频率（间期）** 根据 2015 年《HRS/EHRA/APHRS/SOLAECE ICD 程控及测试优化专家共识》建议，对于一级预防的 ICD 患者，最慢的心动过速检测分区下限应当设置为 185~200 次 /min；对于已知室速发作频率的 ICD 二级预防患者，可以将最慢的心动过速检测分区下限设置为低于记录到的室速频率 10~20 次 /min 且不低于 188 次 /min 是安全的，同时不高于 200 次 /min，以减少所有恰当和不恰当的治疗。同时为了降低室上速的不恰当治疗风险，应提升室上速鉴别诊断频率区间至 200 次 /min，甚至 230 次 /min，关闭室上速鉴别诊断超时功能。

2. **持续时间（间期个数）** 持续时间（间期个数）在室速区为连续或累计计数，而室颤区为概率计数，设置室颤区短于室速区。2015 年《HRS/EHRA/APHRS/SOLAECE ICD 程控及测试优化专家共识》建议对于无论一级预防还是二级预防的 ICD 患者，心动过速检测成立的标准应当被设置为持续至少 6~12s 或 30 个心动周期。

在发放除颤治疗之前充电时 ICD 会进行再次识别：ICD 持续感知，以确认在发放电击之前心动过速仍然存在。在开始充电之后，ICD 必须在发放电击之前，通过计数 6 个室速或室颤，再次确认快速性心律失常的存在。确认快速性心律失常和完成充电之后，ICD 将与下一个室速或室颤事件一起同步发放电击。

3. **分区设置** 基于患者不同的基础疾病情况，ICD 可以根据不同频率分为 1 区、2 区、3 区，每个区均可单独程控不同识别频率和持续时间。1 区设置仅针对室颤提供除颤电击和除颤后备用心动过缓起搏。2 区设置针对室速和室颤进行分层治疗，在室速区的心律失常接受抗心动过速起搏治疗（ATP）和 / 或除颤电击，在室颤区的心律失常接受除颤治疗，适用于有能被 ATP 转复的患者。3 区设置适用于临床有 2 种不同频率室速的患者，分为室速 / 室颤 / 快频率室速（FVT）3 个区分层治疗。

三、附加识别功能

附加识别功能主要用于鉴别室上速、过感知、噪声干扰、导线故障等不需要 ICD 干预的临床情况，减少不恰当治疗（图 2-4）。

1. **突发性** 主要用于鉴别窦性心动过速（窦速）和室速。因为大多数窦速都是逐渐开始的，而室速大多突然发作，借此区别两者。突发性功能测定与计算非心动过速间期和心动过速间期之间的差值（通常采用各自四个心动周期平均值）有关。如果差值大于某时

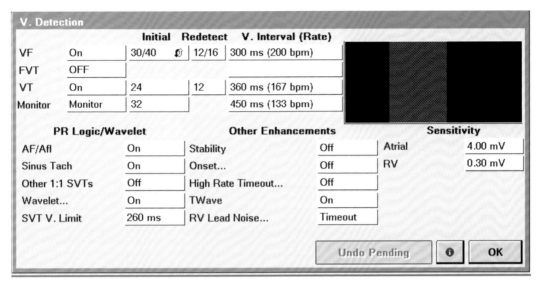

图 2-4　美敦力公司程控界面,提示不同分区设置的频率、间期个数、室上速鉴别等功能

间界限(如 100ms)或间期比例(如非心动过速间期的 80%),则 ICD 诊断为室速并进行干预治疗,反之则诊断为窦速而不进行干预。突发性仅能进行一次判定,无法进行判定后调整,故而需与其他附加识别功能联合应用。

2. **稳定性**　稳定性是指心动过速不同周长间差别的最大允许范围,意味着心动过速时心律的规整性,通常以毫秒(ms)表示,主要用于区分室速和心房颤动(房颤)伴快速心室率,房颤发作时心室率相对不规整,室速往往较为规则。心动过速事件满足初始识别和突发性之后,才会进行稳定性判定,具体数值在不同公司有所不同。值得注意的例外情况,如房颤的心室率极快而不规则性相对降低,再如,药物干预后单形性室速频率不稳定或多形性室速,都可能导致稳定性功能识别失误。因此该功能同样需与其他附加识别功能联合开启。

3. **形态学**　ICD 保存正常情况下 QRS 波形态腔内电图模板,心动过速发作时 ICD 自动与模板进行比较,从而鉴别室性还是室上性。不同公司的形态学鉴别方式不同。间歇性或新出现束支阻滞、室内差异性传导、窄 QRS 波室速时可能出现无法正确形态学鉴别,一旦出现,需要关闭模板自动更新功能。相对于突发性和稳定性,形态学鉴别具有更高灵敏度和特异性,尤其在单腔 ICD 中,该功能起到很大作用。但模板的准确获取非常重要,尤其避免将室性早搏(室早)存为模板的情况出现。

4. **房室逻辑关系(双腔 ICD)**　双腔 ICD 比单腔 ICD 增加了房室(AV)逻辑关系功能,与其他附加识别功能联合,进一步提高了室速的准确识别。ICD 一旦检测到心动过速,会分别测定心房率和心室率,通过比较两者频率分为 V>A、V=A、V<A 三种情况。若 V>A 则直接诊断为室速;若 V=A,则进行突发性和形态学鉴别;若 V<A,则进行稳定性和形态学鉴别。不同公司该功能的算法基本相似,但命名不同(美敦力公司称为 PR logic,雅培公司称为频率分支鉴别,百多力公司称为 Smart)。

5. 其他特殊功能 众多临床研究表明,相比抗心律失常药物,ICD 预防心脏性猝死的效果更优,并显著降低全因死亡率。当 ICD 植入 4~5 年,接近 1/3 的患者会经历至少一次放电事件,16%~18% 的患者会经历一次不恰当放电治疗(图 2-5)。不恰当放电可分为不恰当放电和不必要放电两类,不恰当放电是指放电并非由室速/室颤事件引起,放电原因通常为室上速或过感知;不必要放电是指放电确实由室速/室颤事件引起,但该事件可被无痛治疗终止或自行终止,放电原因通常为非持续性室速。不恰当放电的危害不仅在于降低患者的生活质量,甚至会影响患者的心衰发生率和死亡率。CABG 试验表明,ICD 患者的生活质量明显低于无 ICD 患者,而没有发生电击的 ICD 患者的生活质量与无 ICD 患者相同;Poole 等研究表明,植入 ICD 用作一级预防的心力衰竭患者,发生过电除颤的比没有的患者有更高的死亡风险,Mishkin 等研究表明,遭受 ICD 电击后的心力衰竭患者需长期加强对其心力衰竭失代偿的早期征兆和症状进行严密监测。随着临床上对减少 ICD 不恰当放电的需求不断增加、电子科学技术的不断发展,各 ICD 生产厂商均不断针对减少 ICD 不恰当放电的自动化功能进行优化研发,2015 年四大国际性心电生理学会组织(HRS,美国心律学会;EHRA,欧洲心律学会;APHRS,亚太心律学会;SOLAECE,拉美心脏起搏与电生理协会)亦共同撰写了《HRS/EHRA/APHRS/SOLAECE ICD 程控及测试优化专家共识》以规范化 ICD 的术后管理。

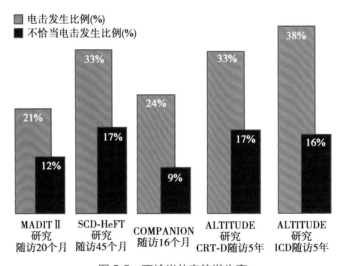

图 2-5 不恰当放电的发生率

6. 室上速的鉴别 ALTITUDE 研究结果表明,83% 的不恰当放电由室上速事件引起(表 2-1)。在"基本识别"中,除 ICD 对室速/室颤事件的频率、分区的诊断方法外,还介绍了通过突发性、稳定性、房室逻辑关系等方法鉴别室上速的基本功能。临床上,与室上速事件相比,室速/室颤事件的 QRS 波形态通常表现为宽大畸形,而形态学鉴别功能也是现代 ICD 鉴别室上速的重要手段之一。

表 2-1　不恰当放电的原因

原因	比例
恰当治疗(57%)	
室颤 / 多形性室速	40%
单形性室速	60%
不恰当治疗(43%)	
房颤 / 房扑 / 室上速(包括窦速)	83%
噪声 / 过感知	12%
节律终止后明确的电击	5%

(1)美敦力公司的 Wavelet 功能(图 2-6):可自动或手动(可程控)收集患者窦性心律时的 QRS 波形态模板。当心率落入室速 / 室颤识别区后,回看诊断成立前的 8 个心搏,将每一个心搏 QRS 波与存储的窦性心律模板进行比对打分,若该 QRS 波形态匹配度超过程控值(默认为 70%)则定义为与窦性心律模板"匹配"。若 8 个心搏中至少有 3 搏"匹配",则 ICD 会判定该事件为室上性事件而抑制预计发放的室速 / 室颤治疗。图 2-7 为一Wavelet 正确鉴别室上速而避免 ICD 不恰当放电的案例。临床研究表明,与关闭 Wavelet相比,开启 Wavelet 减少不恰当放电率 58.8%。

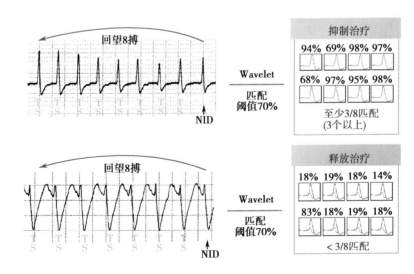

图 2-6　美敦力公司 Wavelet 功能运作原理

对于 ICD 而言,保证对室速 / 室颤事件识别的敏感性达到 100% 对保障患者安全至关重要。因此 Wavelet 在运作时会受到以下条件约束:①仅运作于初始识别阶段,再识别阶段不工作。②运作受 "SVT Limit"(可程控)限制,即 ICD 设定一个鉴定室上速的心动周期上限(如 260ms,PainFree SST 研究推荐除特殊适应证人群外,提升 SVT Limit 到

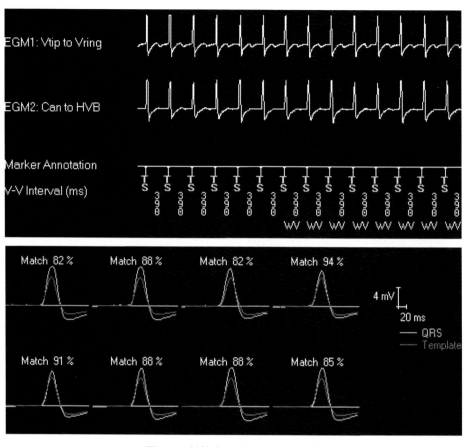

图 2-7　美敦力公司 Wavelet 功能举例

222~230 次 /min 以减少不恰当放电）。若事件发作的心动周期小于 260ms，则认为心率过快，为保证安全，不进行室上速的鉴别，Wavelet 功能也不会运作。③运作受 "High Rate Timeout"（可程控）限制，即 ICD 设定一个因鉴别为室上速而抑制室速 / 室颤治疗的时间上限（如室颤区开启，0.75min），当 Wavelet 等鉴别室上速的功能抑制治疗超过时间上限，则诊断室速 / 室颤事件成立按原计划发放治疗（图 2-8）。

　　（2）雅培公司的远场形态学鉴别功能 morphology match：每 3h 更新窦性心律模板，当心室率达到室速 / 室颤检测频率时开始比对，比对采用进场通道信号进行对齐，采用远场通道信号进行形态匹配，匹配度超过 90%（可程控）定义为 "匹配"，10 个心搏中至少 3 个匹配则判定为室上速事件。

　　（3）波士顿科学公司的形态学鉴别功能：集成在 Rhythm ID 模式中，不可单独程控，窦性心律模板同样可以自动或手动收集。Rhythm ID 利用一种基于形态学的方法，结合其他以间期为基础的鉴别标准，被称作向量定时相关性（vector timing and correlation，VTC）。

　　7. 过感知的鉴别　过感知引起的不恰当放电约占 12%。临床上主要由以下两类事件引起：① T 波过感知造成心室的重复计数，误判为室速 / 室颤事件（图 2-9）。②非心脏

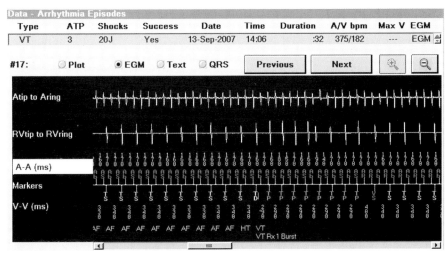

图 2-8　美敦力公司 High Rate Timeout 程控与案例

事件造成心室的重复计数,误判为室速/室颤事件,如导线脱位、绝缘层或导体损伤、导线与器械连接问题造成的干扰、肌电干扰或来自其他植入设备的干扰(如起搏器、神经刺激仪及左室辅助装置等)。《HRS/EHRA/APHRS/SOLAECE ICD 程控及测试优化专家共识》中推荐植入时开启 T 波识别功能和导线故障的预警和噪声识别功能,以避免过感知引起的不恰当放电。

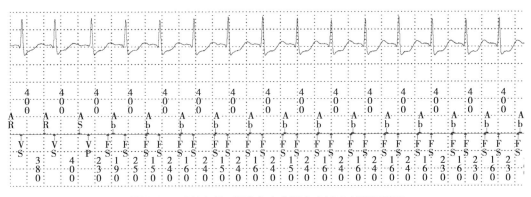

图 2-9　T 波过感知导致心室率进入室速/室颤识别区

不同生产厂商避免 T 波过感知的功能设计原理不同,雅培公司、波士顿科学公司、百多力公司主要应用滤波算法过滤干扰信号,美敦力公司则采用精确识别并标记出 T 波的算法以保证信号信息的完整性。

1. 雅培公司专为减少 T 波过感知设计了新型滤波器——LFA 低频滤波器　这种增强型滤波器能够将 R/T 振幅比值提高 2~3 倍,从而改善感知性能以减少 T 波过感知的可能性,与原产品相比,增强型滤波器可减少 91% 的 T 波过感知,且并未造成额外的 R 波感知不良。

2. **波士顿科学公司采用 20~85Hz 的带通滤波器** 允许 R 波信号正确感知的同时，滤过低频的 T 波信号（<20Hz）和高频的肌电干扰（>85Hz），并采用动态噪声算法（DNA）避免噪声干扰 DNA 利用噪声信号频率和能量特点将信号判定为噪声。在一定范围内提高感知灵敏度数值高于检测到的噪声信号以避免感知噪声，DNA 对所有三种感知通道（心房、右心室、左心室）都自动有效（图 2-3）。

3. **百多力公司同样采用带通滤波的方法避免 T 波过感知和非心脏事件干扰** 对于心室起搏后和心室感知后的 T 波过感知采用不同的处理策略，对于心室起搏后的 T 波感知，可程控"Post pace T-wave suppression"开启，通过调整感知灵敏度和带宽设置来避免。对于心室感知后的 T 波感知，可程控成"TWS"，通过调整全波 / 半波整流方式来避免。

4. **美敦力公司 T 波识别技术** 首先通过差分滤波放大 R 波与 T 波的幅度差异，取 3 组 R 波 +T 波的幅度均值作为识别阈值以区分两者，在不过滤掉 T 波的情况下准确识别 T 波，从而校准 RR 间期（图 2-10）。区别 R 波和 T 波需满足以下条件：① R 波与 T 波腔内图振幅稳定；② R-T 间期稳定且满足 R 波、T 波交替的模式标准；③差分滤波前 EGM 的 R/T 比例必须小于差分滤波后 EGM 的 R/T 比例。

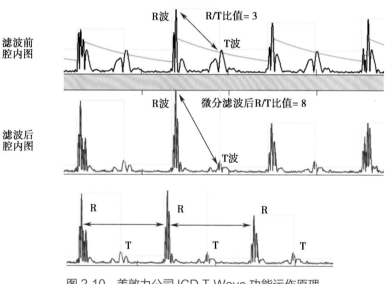

图 2-10 美敦力公司 ICD T-Wave 功能运作原理

噪声信号干扰通常具有的 3 个典型特点：①噪声信号产生的 RR 间期是极短的，非生理性的；②噪声信号在近场通道（RVtip—RVring）中出现，在远场通道（RVtip—RVcoil）中并不存在；③短 RR 间期频繁出现。

基于此，对于避免非心脏性事件的干扰，美敦力公司一系列功能组合的运作方式。

（1）间期 <120ms 的事件诊断为干扰（默认，不可程控）。

（2）右室导线噪声识别（RVLND）功能：对比近场与远场的信号感知，如果远场通道相应位置没有信号,或幅度差异满足机器设定的标准,则判定当前信号来自右室噪声,当室速/室颤事件诊断成立时,抑制室速/室颤治疗发放。

(3)导线完整性报警(LIA)功能:60d 内满足以下 3 个条件中的 2 个,将会以 ICD 报警及远程随访网络报警的形式提示右室导线可能存在故障,并将室颤诊断条件中的识别室速所需的 RR 间期数目(number of interval for detection,NID)延长至 30/40,以减少不恰当放电:①右室起搏阻抗变化超过 250Ω;②发生 2 次及以上频率高于 220ms 的非持续性室速(RR 间期持续 6 个但不满足室速/室颤检测标准);③ 3d 内出现 30 个以上短于 150ms 的 RR 间期感知。临床研究表明,相比于传统阻抗监测,LIA 功能可识别额外 67% 的导线故障。

8. 非持续性室速的鉴别　目前避免非持续性室速导致的不恰当放电的方式主要有三种:①适当延长诊断窗口:PREPARE 研究表明,室颤区初始识别(NID)延长至 30/40 可降低不恰当放电 63%。②适当设置 ATP 治疗:室颤事件诊断成立后,ICD 可在充电前或充电过程中先发放一次 ATP 治疗,保证不延误治疗的前提下减少不必要放电。③充电过程中或结束时对心律失常事件终止与否的再确认:美敦力公司 Comfirmation+ 功能依据检测心律失常的周长评价节律是"继续"或"终止",从而更好地识别在充电时心动过速被 ATP 终止或自动终止并放弃电击,避免在充电结束时由于单个室早或单个快速事件导致的不恰当电击。

小　结

● 与普通起搏器相同,ICD 通过调整感知灵敏度改变心房、心室的感知范围,使其变得灵敏或者不灵敏。不同的是,ICD 既需要降低感知灵敏度的数值,从而正确识别频率较低的室颤事件,又需要提高感知灵敏度的数值,以便滤过 T 波等干扰信号,对心室信号进行正确的计数,避免不恰当电击。因此在 ICD 的感知算法中,感知灵敏度值是一个变动的值。在 ICD 的衰减算法中会将程控的感知灵敏度值作为基线进行算法的运作。如波士顿科学公司的 AGC 算法,在感知到振幅较高的心室信号时抬高感知灵敏度值,再逐渐衰减直至感知到新的心室信号。在感知到振幅较低的心室信号时感知灵敏度值也随之降低。不同制造商的设计理念基本相似,美敦力公司称为 AAS 算法,雅培公司称为 Decay Delay 算法。此外,利用 T 波频率和形态特征,可以帮助 ICD 避免 T 波过感知。通过动态噪声算法可以识别肌电、电池干扰,提高 ICD 感知准确性。

● 2015 年《HRS/EHRA/APHRS/SOLAECE ICD 程控及测试优化专家共识》建议,对于一级预防的 ICD 患者,最慢的心动过速检测分区下限应当设置为 185~200 次/min;对于已知室速发作频率的 ICD 二级预防患者,可以将最慢的心动过速检测分区下限设置为低于记录到的室速频率 10~20 次/min,建议对于无论一级预防还是二级预防的 ICD 患者,心动过速检测成立的标准应当被设置为持续至少 6~12s 或 30 个心动周期。同时为了降低室上速的不恰当治疗风险,应提升室上速鉴别诊断频率区间至 200 次 /min,甚至 230 次 /min,关闭室上速鉴别诊断超时功能。

● 附加识别功能主要用于鉴别室上性心动过速、过感知、噪声干扰、导线故障。附加识别功能包括猝发性、稳定性、形态学和房室逻辑关系等。

（何　浪）

参考文献

［1］FOGOROS RN.Impact of the implantable defibrillator on mortality:the axiom of overall implantable cardioverter-defibrillator survival.Am J Cardiol,1996,78(5A):57-61.

［2］POWELL BD,ASIRVATHAM SJ,PERSCHBACHER DL,et al.Noise,artifact,and oversensing related inappropriate ICD shock evaluation:ALTITUDE noise study.Pacing Clin Electrophysiol,2012,35(7): 863-869.

［3］DESAI H,ARONOW WS,AHN C,et al.Risk factors for appropriate cardioverter-defibrillator shocks, inappropriate cardioverter-defibrillator shocks,and time to mortality in 549 patients with heart failure. Am J Cardiol,2010,105(9):1336-1338.

［4］MORGAN JM,STERNS LD,HANSON JL,et al.A trial design for evaluation of empiric programming of implantable cardioverter defibrillators to improve patient management.Curr Control Trials Cardiovasc Med,2004,5(1):12.

［5］POWELL BD,SAXON LA,BOEHMER JP,et al.Survival after shock therapy in implantable cardioverter-defibrillator and cardiac resynchronization therapy-defibrillator recipients according to rhythm shocked.The ALTITUDE survival by rhythm study.J Am Coll Cardiol,2013,62(18):1674-1679.

［6］GOLDBERGER JJ,HORVATH G,DONOVAN D,et al.Detection of ventricular fibrillation by transvenous defibrillating leads:integrated versus dedicated bipolar sensing.J Cardiovasc Electrophysiol, 1998,9(7):677-688.

［7］PATTON KK,HELLKAMP AS,LEE KL,et al.Unexpected deviation in circadian variation of ventricular arrhythmias:the SCD-HeFT(Sudden Cardiac Death in Heart Failure Trial).J Am Coll Cardiol,2014,63 (24):2702-2708.

［8］SAXON LA,BRISTOW MR,BOEHMER J,et al.Predictors of sudden cardiac death and appropriate shock in the Comparison of Medical Therapy,Pacing,and Defibrillation in Heart Failure(COMPANION) Trial.Circulation,2006,114(25):2766-2772.

［9］KATRITSIS DG,SIONTIS KC,BIGGER JT,et al.Effect of left ventricular ejection fraction and QRS duration on the survival benefit of implantable cardioverter-defibrillators:meta-analysis of primary prevention trials.Heart Rhythm,2013,10(2):200-206.

［10］SAXON LA,HAYES DL,GILLIAM FR,et al.Long-term outcome after ICD and CRT implantation and influence of remote device follow-up:the ALTITUDE survival study.Circulation,2010,122(23): 2359-2367.

［11］HALDAR SK,STEED B,WATKINS S,et al.When ventricular safety stand by does not work.J Cardiovasc Electrophysiol,2017,28(5):574-575.

［12］AOUKAR PS,POOLE JE,JOHNSON GW,et al.No benefit of a dual coil over a single coil ICD lead: evidence from the sudden cardiac death in heart failure trial.Heart Rhythm,2013,10(7):970-976.

［13］WILKOFF BL,WILLIAMSON BD,STERN RS,et al.Strategic programming of detection and therapy parameters in implantable cardioverter-defibrillators reduces shocks in primary prevention patients：results from the PREPARE（Primary Prevention Parameters Evaluation）study.J Am Coll Cardiol，2008，52（7）：541-550.

［14］ TAN VH，WILTON SB，KURIACHAN V，et al.Impact of programming strategies aimed at reducing nonessential implantable cardioverter defibrillator therapies on mortality：a systematic review and meta-analysis.Circ Arrhythm Electrophysiol，2014，7（1）：164-170.

［15］ GASPARINI M，LUNATI MG，PROCLEMER A，et al.Long Detection programming in single-chamber defibrillators reduces unnecessary therapies and mortality：the ADVANCE Ⅲ trial.JACC Clin Electrophysiol，2017，3（11）：1275-1282.

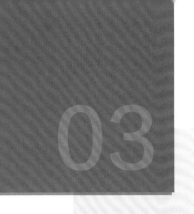

第3章
植入型心律转复除颤器的治疗

植入型心律转复除颤器(ICD)会对致命性心律失常进行有效识别和干预,ICD 的干预治疗包括高能量除颤、低能量同步转复、抗心动过速起搏(anti-tachycardia pacing,ATP)及抗心动过缓的 4 种分层治疗。高能量除颤和低能量转复其实是同一种治疗形式,即ICD 输出一个电能,作用于心脏而达到除颤效果。目前 ICD 最大释放能量为 35~40J,通常低能量转复的能量是 2~15J,高能量除颤的能量在 15J 以上,以上两者均属有痛性治疗,可引起患者疼痛等不适。而 ATP 和抗心动过缓起搏不增加患者痛苦,属于无痛性治疗。ICD 电击,无论是恰当的还是不恰当的,不仅影响患者的生活质量和心理状况,进一步影响患者心功能及预后,同时影响 ICD 的使用寿命、增加更换次数并导致感染风险上升。因此临床工作中应合理应用 ICD 的不同治疗形式,在确保患者生命安全的同时,合理设置无痛治疗,尽可能减少患者恰当及不恰当电击治疗,延长器械使用年限。

一、抗心动过缓起搏

ICD 分为单腔 ICD 和双腔 ICD,除了心动过速时予以干预而预防猝死外,还具有单腔或双腔起搏器的功能。目前,对于双腔和单腔 ICD 对照试验(DAVID)发现,与程控为 VVI,40 次 /min 模式的 ICD 组相比,程控为 DDDR 70 次 /min 的双腔 ICD 组,没有显示临床益处,可能会增加联合终点的死亡率及心力衰竭(心衰)住院率($P \leqslant 0.03$),这与DDDR-70 次 /min 组增加了右室起搏有关。

2015 年《HRS/EHRA/APHRS/SOLAECE ICD 程控及测试优化专家共识》对如何程控ICD 起搏模式做出了建议:①对于合并病态窦房结综合征(病窦综合征),且存在指南支持的心动过缓起搏适应证的 ICD 患者,双腔起搏模式有益于减少心房颤动(房颤)和卒中的风险、避免起搏综合征以及提高患者生活质量目前的。②对于没有指南支持的心动过缓起搏适应证的 ICD 患者,无论单腔或双腔 ICD,建议调整参数最小化右室起搏,以提高患者生存率、降低心衰住院率。③对于窦性节律、无或仅伴轻度左室功能不全、房室传导阻滞、预期其需要心室起搏的 ICD 患者,优先选择双腔 ICD 而非单腔 ICD 是合理的。因双腔起搏可以避免起搏器综合征,提高生活质量。④对于窦性节律、伴轻中度左室功能不全、房室传导阻滞预期其需要心室起搏的 ICD 患者,优先选择心脏再同步治疗除颤器(CRT-D)而非双腔 ICD 是合理的。因 CRT 可以降低心衰住院、左室扩大及死亡的风险。⑤对于合并变时性功能不全的 ICD 患者,设置开启频率应答功能是获益的,特别对于年轻的或者有体力活动需求的患者。⑥对于自身 PR 间期短于 230ms 的双腔 ICD 患者,建议程控调整其起搏模式或开启自动模式转换功能,鼓励患者自身房室传导,以最小化右室起搏。

　　指南及共识统一的推荐仍是:尽可能地减少不必要的右心室起搏! 近期多项分析也支持这些结论,强调右心室起搏潜在的不良后果。这些结果促使人们形成这种观念:ICD 使用双腔起搏模式可能促发或加重心衰,这可能由不必要的右心室起搏引起。另外,双腔 ICD 由于多 1 根起搏导线,其并发症的概率也较单腔 ICD 高,因此,在没有起搏需求的患者中,并不会像普通起搏器一样来选择双腔 ICD。在起搏适应证的患者,也应采用最小化不必要右心室起搏的起搏方案。

二、抗心动过速起搏

　　1. 无痛治疗的定义　ICD 无痛治疗主要是指 ATP,通过 ICD 发放比室性心动过速(室速)频率更快的短阵快速起搏或程序刺激来终止室速,是现代 ICD 终止室速的重要治疗方法。在安全的前提下,无论是一级预防还是二级预防患者,ATP 可以合理替代电除颤。

　　2. ATP 治疗的有效性与安全性　PainFree 系列试验表明,ATP 治疗低于 200 次 /min 的室速有效率高达 78%~94%;但对于更快的室速,ATP 的疗效较低(41%~79%),同时加速心动过速的可能性较高(5%~55%)。第一项 PainFree Rx 研究将标准化的室速检测和 ATP 方案应用于 220 例 1 100 例自发性室速发作的患者,慢室速 ATP 治疗成功率为 92%,快室速(>188 次 /min)成功率为 89%。但该试验中没有放电与 ATP 的安全性数据对比。PainFree Rx Ⅱ研究对放电和 ATP 治疗快室速(>188 次 /min)进行直接安全性比较。研究纳入 634 例缺血性或非缺血性心肌病患者,随访 1 年,发生慢室速、快室速和心室颤动(室颤)共计 1 760 例。试验结果表明,单次 ATP 方案(间期为记录到的室性心律失常间期 ×88% 8 个脉冲),可以安全终止 77% 的快室速和 90% 的慢室速。同时,跟放电组对照,减少了 70% 的放电次数。而且与放电组相比,ATP 不会增加猝死、晕厥甚至心律失常加速,ATP 组的生活质量优于放电组,验证了 ATP 的安全性与有效性。另外,Michele 等研究显示,约 81% 的快室速事件在放电前被 ATP 所终止。

　　3. ATP 治疗的起搏方式及设置　ATP 最基本的起搏方式有 4 种。

（1）猝发起搏（Burst）：常用检测到室速 RR 间期的 79%~90%，为 S_1S_1 的刺激间期进行猝发起搏（每阵快速起搏包含的脉冲数目多为 4~12 个，连续 3~5 阵），可简单描述为阵内、阵间两不变。

（2）扫描起搏（Scan）：扫描起搏时第一阵中的 S_1S_1 间期常程控为室速 RR 间期的 79%~90%，而随后的每阵 S_1S_2 刺激中，依次递减 5~20ms（多为 10ms），最短 S_1S_2 不少于 200ms。可简单描述为阵内不变、阵间递减。

（3）递增起搏（Ramp）：是比扫描式 ATP 更积极的一种治疗。猝发刺激开始时的第一个 S_1S_1 间期常程控为室速 RR 间期的 79%~90%，然后阵内的 S_1S_2 刺激间期的设定值依次递减 5~25ms（多减 10ms），最短 S_1S_2 仍不少于 200ms。该刺激可发放一阵或多阵，而每阵的设置相同。可简单描述为阵内递减、阵间不变。

（4）复合起搏（Ramp+Scan）：是 ATP 治疗中最激进的刺激方式，是递增起搏与扫描起搏的混合体，每阵中 S_1S_2 刺激间期逐渐递减（如减 10ms），每阵之间再次递减（如减 10ms），可描述为阵内、阵间均递减。

ATP 的以上 4 种基本程序在治疗强度上呈递增性，Burst<Scan<Ramp<Ramp+Scan。Burst 的起搏脉冲在同一阵之间间期相同，每阵的间期递减。例如图 3-1、图 3-2，Ramp 的起搏脉冲在一阵间期递减，每阵序列增加一个脉冲。Ramp+ 是 Burst 与 Ramp 的结合：一阵 Ramp 序列（2 个脉冲）后紧跟一阵 Burst 序列，每阵增加一个起搏脉冲（图 3-3）。另外，ATP 脉冲发生的最快频率也受程控所限制。

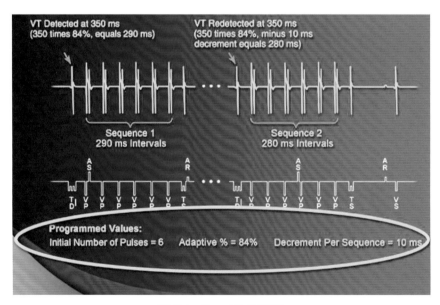

图 3-1　Burst 治疗示意

监测到周长为 350ms 的室速事件（VT detected at 350ms）并发放 Burst 治疗。Burst 的第 1 阵治疗（Sequence 1）刺激脉冲周长为心动过速周长的 84%（Adaptive%=84%），即 350ms × 84%=290ms，脉冲数为 6（Initial Number of Pulses=6）。此后再次对心动过速周长进行监测（VT Redetected at 350ms），在心动过速周长的 84% 基础上每阵刺激脉冲的周长再减 10ms（Decrement Per Sequence=10ms），故第 2 阵治疗（Sequence 2）刺激脉冲周长为 350ms × 84%−10ms=280ms。Programmed Values：程控参数设置。

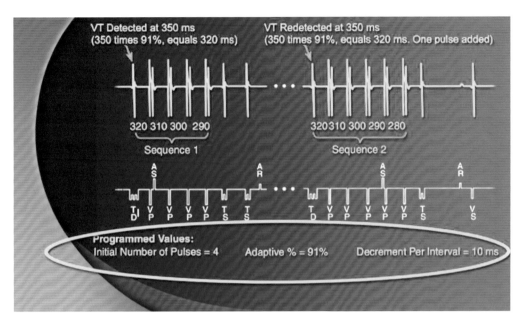

图 3-2　Ramp 治疗示意

监测到周长为 350ms 的室速事件（VT Detected at 350ms）并发放 Ramp 治疗。Ramp 的第 1 阵治疗（Sequence 1）首个刺激脉冲周长为心动过速周长的 91%（Adaptive%=91%），即 350ms × 91%=320ms（350 times 91%，equals 320ms），首阵刺激脉冲数为 4（Initial Number of Pulses=4），该阵内每个刺激脉冲的时间间期之间依次递减 10ms（Decrement Per Interval=10ms），依次为 320ms、310ms、300ms、290ms。此后再次对心动过速周长进行监测（VT Redetected at 350ms）并发放第 2 阵治疗（Sequence 2），其较第 1 阵治疗多 1 个刺激脉冲。Programmed Values：程控参数设置。

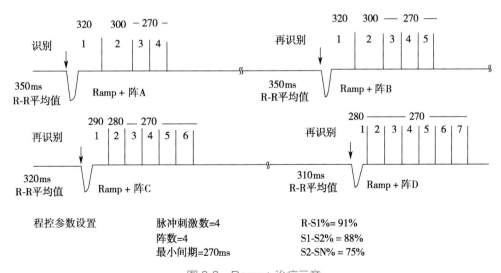

图 3-3　Ramp+ 治疗示意

在临床运用中，ATP 可程控的参数有阵数、脉冲和发放脉冲的间期。阵数（sequence）是指一次治疗中 ATP 发放的次数，一般不超过 10 次；脉冲（pulse）每阵起搏中发放的起搏脉冲数；发放脉冲的间期一般为记录到的室性心律失常间期的百分比或者某固定值。

那么 4 种治疗方式的效果是否类似呢？ Michele 等研究显示，在终止快室速（FVT）事件表现上，Burst（8 个脉冲，脉冲间期为发生室速间期的 88%）比 ramp（8 个脉冲，脉冲间期为发生室速间期的 91%）更为有效。

另外 3 项非随机的对比为 Burst，Ramp 和 Ramp+ 应对自发快速室速的研究也得出了相似的结论。Gillis 等的研究表明，Burst 的有效性为 86%，而 Ramp 的有效性为 38%。在 Schaumann 的研究中，20 个 ATP 对 Burst 和 Ramp 的有效性分别为 86% 和 77%。最近，Peters 等发现 Ramp 更少有效，与更频繁的加速有关。

根据 ATP 的发放时间可以分为 ATP During Charging™ 和 ATP Before Charging™ 两种，ATP During Charging™ 是在电容器充电时释放 ATP 治疗而不延迟必要的电击，而 ATP Before Charging™ 在电容器充电前和充电时各释放一阵 ATP。这两种模式之间可以通过程控切换，但当患者没有及时进行程控时，部分 ICD 判断 ATP 有效性后也可以进行自动转换切换，例如美敦力公司的 ChargeSaver™ and Switchback™ 功能，可以在两次随访间自动程控最适合患者的 ATP 治疗方案，当连续 N 次（N 为程控值）ATP 成功，则转为 ATP Before Charging。连续 2 次 ATP 不成功，则 ATP Before Charging 转换为 ATP During Charging。如 Smart Mode 程控为 ON，总计 ATP 连续失败 4 次则终止发放 ATP，包括在 ATP Before Charging 和 ATP During Charging（图 3-4）。

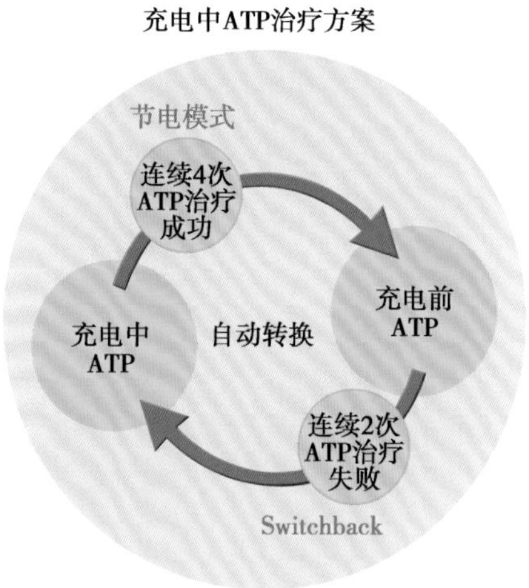

图 3-4　ChargeSaver™ 和 Switchback™ 功能示意

4. ATP 治疗设置指南推荐　2015 年《HRS/EHRA/APHRS/SOLAECEICD 程控及测试优化专家共识》对 ATP 的设置做了以下推荐：①所有的结构性心脏病且植入具有 ATP 治疗功能的 ICD 的患者，都应在所有的室速检测区（包括上至 230 次 /min）设置 ATP 治疗，以减少 ICD 电击治疗。已经证实的 ATP 无效或致心律失常患者除外。②所有的结构性心脏病且植入具有 ATP 治疗功能的 ICD 的患者,都应设置至少 1 阵 ATP 治疗室速,以减少 ICD 电击治疗。每阵 ATP 至少包含 8 个刺激,刺激周长设置为室速周长的 84%~88%。已证实的 ATP 无效或致心律失常患者除外。③相比较 Ramp 模式,应当优先设置 Burst 模式的 ATP,以提高 ATP 终止室速的成功率。④在所有的室速检测区都设置电击治疗是合理的,以提高终止室速的成功率。

5. ATP 治疗的局限性　ATP 终止室速确切有效,但它尚有不足之处。一方面,ATP 治疗需要时间,包含 ICD 识别心律失常及程序刺激的发放均需耗时,一些 ATP 有多种设置,即完成整个 ATP 治疗有时甚至需要几分钟。因此,对于血流动力学不稳定或晕厥的患者并不适用。理想的 ATP 适用于血流动力学相对稳定的单形性室速,患者病情稳定且没有明显症状。另一方面,有 1%~6% 的室速在 ATP 治疗时有加速为室颤的风险(图 3-5),需要紧急的电击治疗。所以,了解 ATP 的治疗原理,根据患者情况进行个体化程控设置十分重要。

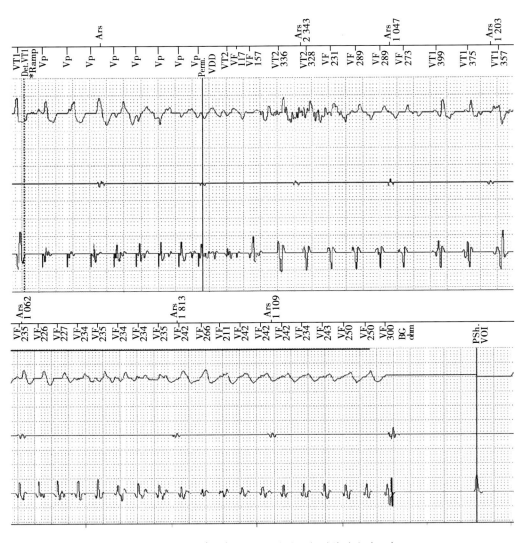

图 3-5　室速(VT)在 ATP 治疗后加速为室颤(VF)

三、除颤后起搏

1. **为什么需要除颤后起搏**　对于 ICD 了解不深的人群而言,电击后起搏是容易被忽视的内容,因为我们往往会忽略除颤后起搏与普通的心动过缓起搏之间的区别。单独设置除颤后起搏,是因为高能量的电击可能会引起某些患者起搏阈值的临时升高。这时若仍采用原来心动过缓的起搏参数起搏,而该患者同时具有心动过缓的适应证,会导致 ICD 因为输出电压低于起搏阈值,造成起搏器无法正常起搏,患者极有可能感到胸闷等症状,严重时甚至会出现心脏停搏。故而除颤后起搏参数的设置显得尤为重要。

2. **除颤后起搏模式**

(1)除颤后间歇:在 ICD 发放高能量除颤电击后,ICD 会进入除颤后间歇的状态,该状态可在几秒之内是可程控的参数。除颤后间歇默认的参数为 2s。设置该间歇是因为高能量除颤电击治疗之后,若即刻进行心动过缓起搏,可能会导致心律失常,从而再次发放电击,存在进入电击 - 心律失常 - 电击的恶性循环的可能性。2s 后再进行起搏,延迟了除颤后起搏的启动,允许受损心肌组织的恢复,有助于避免不必要的电击,减少病患痛苦并节约 ICD 的电量。

(2)除颤后基本频率:在度过除颤后间歇之后,ICD 就开始进入除颤后起搏的运行模式。除颤后起搏的基本频率通常可以在 35~100 次 /min 选择。具体选用多少基本频率,是一个值得考量的问题,需要参考患者的基础情况进行个体化设置。一个较慢的除颤后起搏频率,使得心脏组织有足够的时间恢复,降低再次心律失常的可能性。而一个较快的除颤后起搏频率,可能有助于患者从低血压中恢复。

(3)除颤后输出:由于在除颤后存在临时的起搏阈值升高的情况,故除颤后起搏通常以较高的输出,例如 7.5V 电压和 1.5ms 脉宽,以弥补起搏阈值的临时升高,保证心脏的起搏不受电击影响。

(4)除颤后起搏的持续时间:在 ICD 检测到心律失常时,若此时心率符合其内部的治疗算法,就会发放高能量除颤电击,之后根据预先设置好的除颤后起搏参数进行心动过缓起搏。该阶段的起搏时间是可以由程控调整的,根据患者的具体情况,在 30s~10min 的范围内调整。若之前有发放过电击,可根据患者的感受进行调整。

(5)除颤后模式:ICD 在患者发作心律失常时,会启动发作起搏模式。可在 VVI、DDI、AAI 之间程控。在 ATP 治疗和电击治疗过后,若 ICD 成功检测到窦性心律,则转换为除颤后起搏模式。适用的除颤后模式有 AAI、VVI、DDI 或 DDD,此时频率适应性模式是不适用的。

3. **除颤后起搏的益处**　除颤后起搏对于 ICD 植入患者有许多重要的益处。首先,由于除颤后间歇的存在,配合较低的除颤后起搏频率,可以让心脏的肌肉组织得到充分的休息,有助于降低心律失常的再发可能性。其次,除颤后起搏会以远高于平时的心动过缓起搏输出,以应对临时的起搏阈值升高,保证患者安全。

四、高能量除颤治疗

(一)室颤治疗方法

如上所述,室颤是由心室心肌细胞之间电位状态的混乱引起的,每个细胞都处于动作电位的不同阶段。所以想要治疗室颤,关键在于使细胞重新排列,统一其动作电位,回归同步状态。电击治疗室颤就是基于该原理。

图 3-6 显示了一只兔子的心脏发生颤动时,其心脏细胞的动作电位。可以看出,在发生电击之前,所有细胞都在它们动作电位的不同阶段。而在电击后,所有原本处于不同阶段动作电位的细胞,均重新排列。

电击治疗室颤的关键之处在于能否成功夺获细胞。只要能夺获细胞,无论其正处于什么阶段,电击治疗都能够成功。影响夺获与否的因素,其一为足够高的电击能量,其二是尽量夺获尽可能多的细胞(图 3-7)。

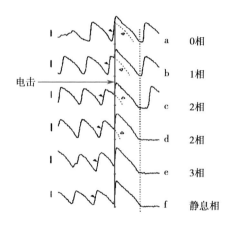

图 3-6 兔心脏细胞的动作电位
红线左侧为电击前动作电位,
右侧为电击后。

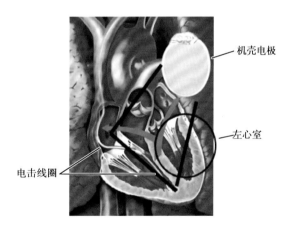

图 3-7 除颤回路示意
图中除颤线圈位于右室心尖部和上腔静脉处,黑线部分代表电击回路经过的心肌区域。图中电击回路覆盖了大部分的心肌细胞,ICD 可以有效夺获心肌细胞。

(二)高除颤阈值

1. **定义** 除颤阈值(defibrillation threshold,DFT)指 ICD 终止室速/室颤所需要的最小除颤能量。高 DFT 指除颤阈值不足以保证 ICD 设置 10J 安全范围。许多医生相信,ICD 提供的最大除颤能量,与终止室速/室颤的能量阈值,两者的差值 >10J 时,是一个较为安全的数值。也有人将高 DFT 定义为除颤阈值 ≥ 25J。这一数值来源于业界内 ICD 能提供的最大除颤能量,普遍 35~36J(雅培 ICD 可提供最大 40J 能量)。因此具备高能量的除颤器可以有效地确保 ICD 的除颤效果,以前各起搏器公司的除颤能量均在 30J 以下,随着科技的发展,目前在市场上常见的 4 个起搏器公司(雅培、美敦力、百多力、波士顿科学)的除颤能量均达到 30J 以上,其中雅培的除颤能量最高,可以达到 40J,其中 3 个起搏器公司最高除颤能量均在 35J 左右。

2. 高 DFT 发生率　大部分 ICD 植入的患者拥有一个较低的除颤阈值,高 DFT 仅发生在一小部分群体当中。尽管高 DFT 发生的概率较低,但是对于这部分群体而言,一旦室颤发生,ICD 提供的最大除颤能量若无法成功除颤,将会危及生命安全。目前 DFT 在 21~30J 的概率为 3.8%,DFT>31J 的概率为 0.9%,统计的样本量为 1 530。

在其他报道 DFT 的文献中,指出 ICD 植入时,高 DFT 的发生率高达 10%。多达 16% 的 ICD 患者在植入后 DFT 升高 10J 或更多。多达 9% 的 ICD 患者在 2 年内 DFT 升高至 ≥ 25J。长期胺碘酮治疗可增加大约 62% 的除颤所需能量。

3. 高 DFT 人群　目前为止,仍没有明确的证据能够帮助准确判断高 DFT 人群。但有研究显示,高 DFT 患者通常具备以下特征:①较低的左心室射血分数;②高 NYHA 分级(纽约心功能分级);③有旁路手术史;④有室颤史;⑤在过去 6 周内服用过胺碘酮。

另外,较低的年龄、男性性别、严重的左室功能障碍也同样是高 DFT 的独立预测因子。有多种危险因素的患者以增量方式增加高 DFT 的风险,有 4 个或更多预测变量的患者有 8.9% 的高 DFT 的可能性。

4. 高 DFT 的潜在后果　对于出现高 DFT 的 ICD 植入患者,会出现许多异于通常情况的现象,从而为手术和术后的管理造成许多麻烦。比如高 DFT 患者,由于其特殊性,手术时间通常会长于低 DFT 患者。手术时间的延长,紧随而来就是感染风险的增加,并且术中需要更多的麻醉,对于某些严重患者而言可能并不合适。另一个比较重要的影响是高 DFT 可能会造成植入产品的更换,重新放置导线会增加各种并发症的风险。在皮下植入排列导线是另一种应对高 DFT 的方法,相对应的,可能出现的并发症是疼痛、不适和增加穿孔风险等。最重要的是,高 DFT 可能会连续、多次诱发致命的室速 / 室颤。

5. DFT 测试　由于临床患者存在出现高 DFT 的可能性,有时在术中需要进行 DFT 测试。但是在术中,患者发生室速或室颤的概率不高,同时难以在进行测试时发作,所以需要术中诱颤,以顺利进行 DFT 测试。术中诱颤的方法大致分为 3 种,分别是 Burst 模式,DC 模式(direct current,直流电,是默认的工作模式),Shock-on-T 模式。在启动诱颤之前,必须保证 ICD 的心动过速治疗已经程控为打开,必要时需要准备体外除颤装置!

Burst 模式是通过一阵短周长的刺激来进行诱颤,刺激通过起搏 / 感知的导线发放,刺激的间期通常为 30ms。

DC 模式以一阵直流电通过 HV 除颤导线,以达到诱颤的效果。该模式诱颤有 600ms 的不应期,且不适用于心房。DC 模式因其高成功率的特点,是最常使用的模式。

Shock-on-T 模式工作流程为超速起搏最多至 12 个刺激,紧跟一个适时的高能量电击,从而引发室颤。电击之后的不应期为 1 000ms。

采用以上 3 种方式之一成功诱颤后,即可观察 ICD 是否成功除颤,重复试验后确定 DFT 的具体范围。

然而,尽管 DFT 测试可以识别高 DFT 患者,目前临床几乎不进行该测试。目前临床上应用的 ICD 最大除颤释放能量为 35~40J,可确保除颤效果。SIMPLE 研究作为迄今为止最大规模的多中心、随机、对照研究,得出结论:DFT 测试和不测试一样安全,常规 ICD 植入中可以首选不做 DFT 测试。SIMPLE 研究的局限性,不可能支持完全取消术中 DFT 测试。在临床实践中,针对部分患者,应做选择性的"个体化"DFT 测试。以下情况建议行 DFT 测试:①二级预防。②一级预防,无房颤患者,射血分数不能过低及一般情况尚可。③ICD 更换手术符合以下条件,射血分数显著降低,导线系统完整性出现问题,DFT 安全范围较窄,药物对 DFT 测试有影响。④有高 DFT 危险的患者,包括非经典的 ICD 植入手术,如右侧 ICD、皮下 ICD,严重的扩张型和肥厚型心肌病。⑤植入后参数测试不佳(R 波感知过低),除颤导线无法全部植入心室。

6. 高 DFT 的处理　由于高 DFT 的危险性极高,所以必须有常规的应对方法来保证患者的生命安全。临床上应对高 DFT 的方法有很多,但在具体考虑采用何种方案时,首先需要排除以下因素的干扰。①导线故障,如脱位、导线缝合方式错误、绝缘层老化等问题。②螺丝未拧紧,ICD 与导线连接处的螺丝若未拧紧,可能会导致异常高的阻抗,影响 ICD 能量释放。③气胸。④药物影响,如胺碘酮的使用。

在排除以上因素后,再考虑应对方式。常见的应对方式分为两大类,即非侵入性方式和侵入性方式。

(1)非侵入性方式:

1)调整极性:研究显示,RV 作为阳极,在 88% 的时间内更有效,通常默认 RV 为阳极。在 RV 作为阳极效果不理想时,可尝试调整其极性。

2)关闭/打开 SVC 线圈:在 HV 阻抗 <40Ω 的情况下,部分患者关闭除 SVC coil(上腔静脉线圈)可有效降低 DFT。但对于部分老旧型号的 ICD 是不能通过程控的方式,无法开关 SVC 线圈,只能通过侵入性的手术方式移除上腔静脉线圈,会令患者承担不必要的痛苦。

3)调整波形(单相波/双相波):程控仪可以对电击的波形进行调整,在单相波和双相波之间,根据需要进行转换。单相波电击会导致一些不必要的后果,比如对电击线圈附近的细胞过度刺激,可导致电击后的传导问题;对远离电击线圈的细胞可能进行边缘刺激,从而引发新的波阵面。对于双相波,电击的第二相修复受到刺激的细胞,可使细胞具备正常的电击后传导。并且第二相去除了可能重新引发颤动的边缘细胞残余电荷(图 3-8)。

(2)侵入性方式:相对于非侵入性方式,侵入性方式由于需要再次手术,会对患者造成二次损伤,建议在排除非侵入性方式中的原因后,再行尝试。侵入性方式主要包括以下途径。

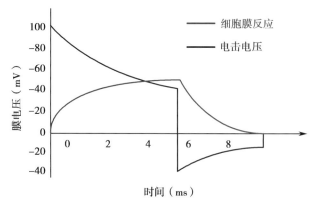

图 3-8　双相电击过程中细胞膜的反应

第 1 相的目的是"夺获"心肌细胞,使其同步,对应的是图中红线上升的部分。第 2 相的目的是去除细胞边缘可能会重新引发室颤的残余电荷,对应图中红线下降的部分。研究显示,双相波能降低 DFT,且再次发生颤动的概率低于单相电击。

1) 更换更高能量的 ICD:更高能量的 ICD 对于高 DFT 患者而言,意味着更大概率的成功除颤,40J 可以将 DFT 的发生率从 4%~6% 降到 0.9%,植入时如患者合并有 DFT 高危因子,应尽量选用最大能量的除颤 ICD。

2) 调整右室导线位置:经典的右室导线位置为尽可能靠近心尖,近端线圈位于右心房与 SVC 交界处,从而使得覆盖的范围更广。更广的覆盖范围意味着尽可能多心肌细胞的除颤,从而起到更好的效果。如果除颤线圈放置得不够远,无论是术中有意放置,抑或是术后的脱位,都有可能导致 DFT 的升高。这在高 DFT 患者身上尤其要注意,除颤导线需要尝试尽可能远的位置。右室流出道(RVOT)间隔位为备选位置,也可以有较低的 DFT 值,而不会出现晚期的脱位现象。

3) 在冠状静脉窦(CS)或奇静脉添加除颤线圈:CS 或奇静脉(图 3-9)位于左室的后方,在其中植入除颤线圈使得除颤电场覆盖整个左心室,获得更好的除颤向量。

在手术方面,冠状静脉窦处增加除颤线圈,相较于奇静脉与植入皮下阵列,CS 植入除颤导线方法简单且不需要额外植入工具,可以作为高 DFT 的首要侵入性方案。

4) 变化不同的除颤向量可能会降低 DFT:在常规状态下,会将右室线圈作为阳极,奇静脉或冠状窦线圈与机壳作为阴极(图 3-10),若没有放置 CS 或奇静脉线圈,则单独

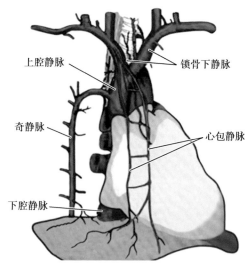

上腔静脉

锁骨下静脉

奇静脉

心包静脉

下腔静脉

图 3-9　奇静脉解剖

的机壳作为阴极。若该常规设置下,仍有较高的 DFT,可尝试右室线圈作为阴极,奇静脉或冠状窦线圈与机壳作为阳极,DFT 存在降低的可能性。

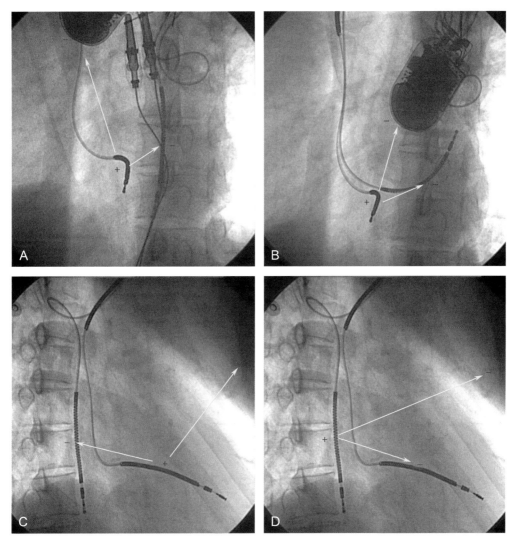

图 3-10　不同除颤向量组合

A、C、D 为奇静脉线圈和右室线圈组成不同的除颤向量组合,

B 为冠状窦线圈和右室线圈的除颤向量组合。箭头为向量方向。

5)添加皮下线圈:增加皮下(sq)阵列是降低 DFT 的常见策略。通常情况下,在放置右室引线并确认高 DFT 后,可以尝试添加皮下线圈(图 3-11)。对于高 DFT 的患者植入皮下线圈(6996SQ,美国美敦力公司),若右室电极是单线圈电极,皮下线圈连接至 SVC 线圈插口;若原先电极是双线圈电极,则与 SVC 线圈应用 Y 接口连接于 SVC 线圈。这种技术可能是痛苦的,通常需要全身麻醉或深度镇静,以降低患者术中疼痛。研究结果显示,皮下线圈的植入会平均降低 DFT 达 10J。这说明皮下线圈对于解决高 DFT 安全、有效。这种方式的缺陷在于,相较于冠状窦除颤线圈,需要更多的工具和额外的技术手段。

6) 药物治疗:部分药物如胺碘酮、美西律、西地那非等药物的使用会增加 DFT;部分药物如普罗帕酮对 DFT 无影响;部分药物如多非利特、索他洛尔可以降低 DFT。可以经验性地应用索它洛尔以尝试降低 DFT。

(3) 其他处理高 DFT 的方式:延迟进行 DFT 测试也是一种行之有效的方法。长时间的 DFT 测试可能导致短暂的心室功能不全,尤其是在射血分数降低的患者中出现,从而促使 DFT 增加。DFT 测试中应用的麻醉药物以及造成的心肌损伤或局部缺血,可导致交感神经张力的改变,从而导致 DFT 的急剧增加。因此在 DFT 测试不成功时,可以延迟进行 DFT 测试,以避免上述因素导致的 DFT 短暂增加。

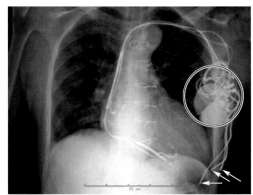

图 3-11　皮下线圈

小　　结

● ICD 的分层治疗包括抗心动过缓起搏、抗心动过速起搏、低能量电转复和高能量电击治疗。

● 减少不必要的心室起搏是 ICD 抗心动过缓起搏的核心。对于心功能降低,心室起搏比例高的患者,考虑 CRT-D 治疗。除颤后起搏治疗有助于恢复心肌电同步性、改善低心排状态,起搏脉冲常在电击治疗后 2s 发放,最大输出起搏。

● ATP 包括 Burst、Ramp 和 Ramp+ 等方案。目前指南对抗心动过速起搏治疗设置建议:①所有的室速检测区(包括上至 230 次 /min)设置 ATP 治疗,已经证实的 ATP 无效或致心律失常患者除外。②设置至少 1 阵 ATP 治疗室速,每阵 ATP 至少包含 8 个刺激,刺激周长设置为室速周长的 84%~88%。③相比较 Ramp 模式,应当优先设置 Burst 模式的 ATP,以提高 ATP 终止室速的成功率。

● 电击治疗有助于恢复室颤心肌电同步性。然而较低的左心室射血分数、高 NYHA 分级、有旁路手术史、有室颤史、在过去 6 周内服用过胺碘酮的患者常出现高除颤阈值。改变除颤向量、波形,增加除颤线圈可以提高电击治疗成功率。

(何　浪)

参考文献

[1] JACOB S,PANAICH SS,ZALAWADIYA SK,et al.Phantom shocks unmasked:clinical data and proposed mechanism of memory reactivation of past traumatic shocks in patients with implantable cardioverter defibrillators.J Interv Card Electrophysiol,2012,34(2):205-213.

［2］ MISHKIN JD，SAXONHOUSE SJ，WOO GW，et al.Appropriate evaluation and treatment of heart failure patients after implantable cardioverter-defibrillator discharge：time to go beyond the initial shock. J Am Coll Cardiol，2009，54（22）：1993-2000.

［3］ WILKOFF BL，COOK JR，EPSTEIN AE，et al.Dual-chamber pacing or ventricular backup pacing in patients with an implantable defibrillator：the Dual Chamber and VVI Implantable Defibrillator（DAVID）Trial.JAMA，2002，288（24）：3115-3123.

［4］ WILKOFF BL，FAUCHIER L，STILES MK，et al.2015 HRS/EHRA/APHRS/SOLAECE expert consensus statement on optimal implantable cardioverter-defibrillator programming and testing.Heart Rhythm，2016，13（2）：e50-86.

［5］ WATHEN M.Implantable cardioverter defibrillator shock reduction using new antitachycardia pacing therapies.Am Heart J，2007，153（4 Suppl）：44-52.

［6］ WATHEN MS，SWEENEY MO，DEGROOT PJ，et al.Shock reduction using antitachycardia pacing for spontaneous rapid ventricular tachycardia in patients with coronary artery disease.Circulation，2001，104（7）：796-801.

［7］ WATHEN MS，DEGROOT PJ，SWEENEY MO，et al.Prospective randomized multicenter trial of empirical antitachycardia pacing versus shocks for spontaneous rapid ventricular tachycardia in patients with implantable cardioverter-defibrillators：Pacing Fast Ventricular Tachycardia Reduces Shock Therapies（PainFREE Rx II）trial results.Circulation，2004，110（17）：2591-2596.

［8］ GULIZIA MM，PIRAINO L，SCHERILLO M，et al.A randomized study to compare ramp versus burst antitachycardia pacing therapies to treat fast ventricular tachyarrhythmias in patients with implantable cardioverter defibrillators：the PITAGORA ICD trial.Circ Arrhythm Electrophysiol，2009，2（2）：146-153.

［9］ GILLIS AM，LEITCH JW，SHELDON RS，et al.A prospective randomized comparison of autodecremental pacing to burst pacing in device therapy for chronic ventricular tachycardia secondary to coronary artery disease.Am J Cardiol，1993，72（15）：1146-1151.

［10］ SCHAUMANN A，VON ZUR MüHLEN F，HERSE B，et al.Empirical versus tested antitachycardia pacing in implantable cardioverter defibrillators：a prospective study including 200 patients.Circulation，1998，97（1）：66-74.

［11］ DILLON SM.Synchronized repolarization after defibrillation shocks.A possible component of the defibrillation process demonstrated by optical recordings in rabbit heart.Circulation，1992，85（5）：1865-1878.

［12］ SHUKLA HH，FLAKER GC，JAYAM V，et al.High defibrillation thresholds in transvenous biphasic implantable defibrillators：clinical predictors and prognostic implications.Pacing Clin Electrophysiol，2003，26（1 Pt 1）：44-48.

［13］ TOKANO T，PELOSI F，FLEMMING M，et al.Long-term evaluation of the ventricular defibrillation energy requirement.J Cardiovasc Electrophysiol，1998，9（9）：916-920.

［14］ PELOSI F Jr，ORAL H，KIM MH，et al.Effect of chronic amiodarone therapy on defibrillation energy requirements in humans.J Cardiovasc Electrophysiol，2000，11（7）：736-740.

［15］ SHIH MJ，KAKODKAR SA，KAID Y，et al.Reassessing risk factors for high defibrillation threshold：The EF-SAGA risk score and implications for device testing.pacing Clin Electrophysiol，2016，39（5）：483-489.

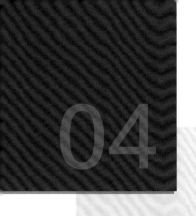

第4章
植入型心律转复除颤器的信息存储

植入型心律转复除颤器(ICD)对于心脏性猝死(SCD)的预防和治疗效果确实,而读取 ICD 内存储的信息是管控临床患者疾病的关键一环。ICD 的信息存储功能主要包括基本信息回顾、心内电图存储、远程信息随访、ICD 及其导线的信息存储和心衰监控等内容。ICD 所存储的信息可以实时获取,也可以通过存储器进行回访,ICD 内信息所显示的内容对临床患者病情监测的同时也是对心脏电活动的"内视"。实时回顾 ICD 内存储的信息,有助于及时了解病情发展,并对治疗做出相应调整。

一、基本信息的回顾

1. ICD 基本信息回顾 开始查看 ICD 存储信息时,快速浏览设备信息摘要是十分重要的。信息摘要可以在短时间内为临床医生提供全面的简要信息,方便全面掌握情况,例如通过查看自上次随访至目前为止这段时间内患者病情变化概况,进而决定是否需要更仔细地查看相应事件的具体内容,以优化患者治疗方案。

美敦力公司的 Quick Look Ⅱ提供了患者病情的主要指标摘要。其中包括设备和导线的完整性监测(以确保 ICD 正常运行)、心律失常事件的记录及 ICD 对特殊事件的报警(图 4-1)。通过快速浏览这些事件摘要,可以在短时间内确定下一步的诊疗方案。而在事件摘要记录中,主要可以对以下 4 个方面进行回顾:

(1) ICD 剩余电池寿命。

(2)导线的完整性。

(3)起搏和感知信息。

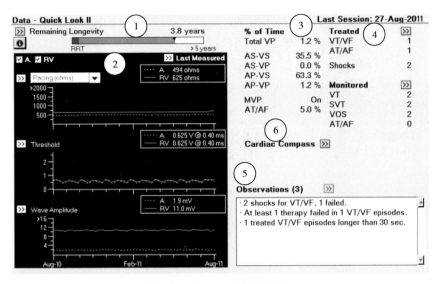

图 4-1　ICD 的概况回顾图
1. 剩余寿命估计, 2. 导线工作状态, 3. 感知和起搏, 4. 心律失常事件监控,
5. 治疗概述, 6. 心脏指南针。

（4）心律失常事件的基本回顾。

通过对基本情况的掌握分析，可以快速了解 ICD 是否临近择期更换指征（elective replacement indicator，ERI）状态、导线的完整性和心律失常事件的治疗情况，其中囊括了不同类型的心律失常事件发生及相应治疗信息，从而对未能积极治疗的心律失常事件进行及时关注。

2. **心律失常事件的回顾**　对于每个单独的心律失常事件而言，ICD 可以通过对事件不同的记录形式进行回顾，从而有助于明确心律失常的诊断。事件记录的表达形式有 4 种：点状图、文本摘要、腔内电图及波形匹配。对多种记录形式的综合阅读分析有助于对事件的性质做出清晰判断。

（1）点状图：是一个关于心房间期和心室间期的综合监测图表。通过点状图可以对心律失常事件进行各方面监测。

1）心率间期的测量：监测房性心动过速（atrial tachycardia，AT）/ 心房颤动（atrial fibrillation，AF）前的诱发节律。

2）事件的治疗时间。

3）心律失常事件发生的起点及终点。

（2）腔内电图：室性心律失常事件发作时，当连续 3 个连续片段落于室性心动过速（ventricular tachycardia，VT）区、室速监测区（ventricular tachycardia monitor，VT-Moniter）区或心室颤动（VF）区，ICD 会开始存储室性心律失常的腔内电图（electrograms，EGM）信息。

而当房性心律失常事件发生时，如果 AT/AF 事件记录功能被开启的情况下，ICD 会对房性心律失常事件进行记录。同时会至少记录心律失常事件发生前 5s 的 EGM。

（3）文本摘要：心律失常事件会有文字记录的文本文件 "text"，对于每个心律失常事件,最大心房率、心室率等基本信息都有文字记录,有文本方便查询和浏览。

(4)波形匹配:当心律失常事件发生时,ICD 会搜集感知到的 EGM 图,并将该 EGM 图与 ICD 中存贮的模板进行阈值匹配计算(图 4-2)。同时连续记录至少 8 个波形,在这 8 个波形中,如存在 ≥ 3 个波形与模板匹配,则判定为室上性心律失常事件;如 <3 个波形与 ICD 存储的模板能够匹配,则该事件被认定为室性心律失常事件。此时 ICD 会对该事件 进行进一步鉴别诊断,从而判定是否进行抗心动过速起搏(antitachycardia pacing,ATP)治疗或直接电击治疗(图 4-3)。

通过分析上述多种形式记录的结果,可以对心律失常事件及治疗效果做出综合判断。

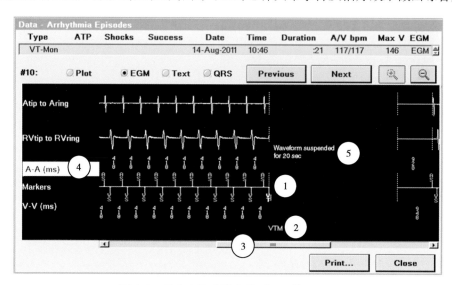

图 4-2　发生心律失常事件时记录的 EGM

ICD 监测到快速心律失常事件,心率落入 VT Monitor 区,开始进行波形鉴别诊断。

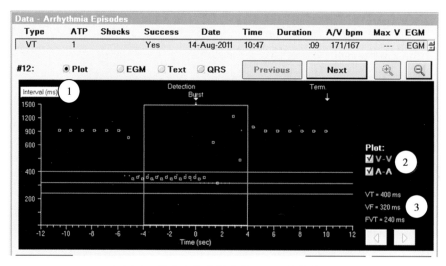

图 4-3　发生心律失常事件时记录的点状图

ICD 监测到 VT 事件,进行了 ATP 治疗,VT 从而得以中止。

二、腔内电图的存储

在进行心律失常的评估时,分析 EGM 是很重要的,与体表心电图直接从体表获取电信号的方法不同,EGM 主要通过心腔内电极对于电信号的感知获得,因此 EGM 对于心电活动的识别极为准确。故想要分析 ICD 对于患者事件的发生是否做出了恰当的反应,对 EGM 的准确评估必不可少。

1. EGM 的分类　熟悉 ICD 的 EGM 分类有助于对 ICD 记录事件的理解。

(1)通过电极对电信号的感知环路的不同,可以将 EGM 分为近场 EGM 和远场 EGM。

1)近场 EGM:EGM 的记录需要一根导线,而近场 EGM(记录局部电图)记录了双极导线阴极到阳极(例如心室头端到心室环状电极分别作为阴极和阳极)之间电信号。因此

近场 EGM 记录的是导线局部有限范围内的心肌电活动电图,相对远场 EGM 感知更为灵敏。故此双极电图在 ICD 进行频率感知及进行心律失常的鉴别诊断中占据了重要地位。

2)远场 EGM:远场 EGM(例如选择远端线圈电极到机壳作为阴极和阳极,或上腔静脉电极到 ICD 机壳之间作为阴极和阳极)所展示的 EGM 图形会更类似于体表电图的图形。通过对近场 EGM 及远场 EGM 的对比,可以对导线噪声进行精确识别,防止 ICD 误放电。因此,远场电图对评估 ICD 是否进行了正确的诊断及治疗起到了重要作用。

(2)从获取的时限上,EGM 分为实时 EGM 和储存 EGM。

1)实时 EGM:设备程控时患者的 EGM、体表模拟电图及程控前的 2 000 次心搏均会被同时记录(该数据来源于美敦力公司的 Flash back 功能),而通道注释标记也会被一同记录,通道注释标记解释了 ICD 对心脏电活动的识别过程。不同厂家在通道注释上存在有一定区别,但往往均会备注图例进行解释说明。

2)存储 EGM:EGM 可被存储和及时冻结记录在装置内存中,以便存储和分析。当发生特殊事件或心律失常事件时,这些事件和心律失常均会被记录在 EGM 中,这些信息有助于评估治疗的有效性。同时会和心律失常事件的基本信息(如事件发生时间及 ICD 做出的相应处理等)一同记录于文本摘要(text)中。而既往发作的心律失常事件可以在 List 中找到记录,其中不包含 EGM 和具体程控内容,仅存留心律失常事件的基本信息。这些内容可以在程控仪上直接显示或者作为报告打印出来。ICD 的存储空间是有限的,最大存储时间与时间记录开启的通道数目有关,记录通道越多,存储时间越短,不同厂家的最大存储时间不同。随着新事件的发生,旧事件的 EGM 会随之覆盖,但在"List"中可以保留下来,所以定期检测 ICD 存储内容并及时将既往心律失常事件进行存盘,对患者病情监测有重要意义。

2. EGM 通道的存储　选择各个厂家的 ICD 的存储通道选项大致相近。

(1)单腔 ICD:可以存储一个或两个心内 EGM 通道。而存储一个或两个 EGM 通道取决于程控设置。心室通道提供了基本的频率监测信息(即近场 EGM),通过程序设置可以添加远场通道(即远场 EGM),从而为病情提供更精准的诊断依据。

(2)双腔 ICD:可以增添心房通道,此时双腔 ICD 可以存储多达 3 个 EGM 通道。但

过多的 EGM 通道显示会影响 ICD 事件片段的存储时限，以波士顿科学公司的双腔 ICD 为例，单导联录制，EGM 最多可以存储 19min，而双导联录制时间会降至 9.5min，而三导联同时开启会导致录制时间降至 6min。在部分 ICD 中可以开启心律失常前的 EGM 监测，该项功能（仅限于美敦力公司的 Pre-arrhythmia EGM 功能）可以回顾心律失常事件发生前的短时间心 EGM。

3. EGM 存储的触发设备　检测到以下事件可以触发 EGM 存储（表 4-1）。

表 4-1　EGM 存储的触发

触发	ICD
心房快速性心律失常（AT/AF 检测，AMS）	√
心室颤动（VF）	√
室性心动过速（VT）	√
非持续性室性心动过速（NSVT）	√
高心室率（VT-Monitor）	√
噪声反应	√
磁场反应	√
模板更新（参考模板）	√
起搏器介导的心动过速（pacemaker-mediated tachycardia，PMT）	√（不通用）

（1）房性快速性心律失常：如果心房率超过房性心动过速检测区域（即 AT/AF 检测设置范围），或者触发模式转换[自动模式转换设置（automatic mode switch，AMS）]的情况下，可以触发 EGM 存储。

（2）室颤：ICD 检测 VF 区域中的心动过速可以触发 EGM 存储。

（3）室速：ICD 检测到 VT 区域中的心动过速可以触发 EGM 的存储。

（4）非持续性室速（NSVT）：当 ICD 检测到超过程序设定数量和频率的连续室性早搏（PVCs）时（例如室性早搏频率 >175 次 /min 并超过 5 个周期但未达 VT 的诊断标准），ICD 会将本次心律失常事件判定为 NSVT，可以触发 EGM 存储。

（5）高心室率（VT-Monitor）：当超过心室率系统设定值（常设定为 140 次 /min 左右，但并未达到 VT 诊断频率，此时会落入 VT-Monitor 区）一段时间后可以触发 EGM 存储。

（6）噪声反应：当发生心房和 / 或心室噪声反应（连续高频感知）时，可以触发 EGM 存储。

（7）磁反应：当患者将磁铁放置在 ICD 上时，可以触发 EGM 存储（即"患者触发的事件存储"，对于不同品牌的 ICD 而言，不一定都会触发 EGM 存储，本数据来源于波士顿科学公司 ICD）。

（8）模板更新（参考模板）：每次自动更新参考模板时，都会触发 EGM 存储。

除此之外，在 Analyst ™和 Analyst-Accel ™系统可以存储看起来类似于体表 ECG 的远场 EGM，并可用于监测 ST 段的改变（ST 段压低，ST 段隆起）。存储设备会将这些事件分类记录，在进行设备程控时可以对其进行快速回顾。除了 EGM，发作期间的基本信息也被囊括其中,包括存储日期、时间、持续时间和最大心房和心室率。对于大多数的心律失常事件,存储内存是有限制的,如果当内存已满时,较旧的事件会被较新的事件覆盖。但如果发生高危紧急事件,ICD 会持续报警,直至事件危机解除,才会开始下一次的事件记录。

4. **如何阅读 EGM**　EGM 信息是 ICD 存储信息中的重要组成部分,能够显示 ICD 诊断心律失常类型及进行何种治疗的具体信息,阅读 EGM 对于诊断心律失常类型、确定电击治疗的有效性以及分析是否需要调整药物治疗有重大价值。

(1)单腔 ICD 的诊断及鉴别诊断:根据形态学,规律性和突发性的分析设置,有助于对室上性心动过速(superventricular tachycardia,室上速)及 VT 的鉴别诊断。

1)形态学(wavalet):90%~95% 的患者 VT 时会产生激动顺序和 EGM 形态学的改变,因此将腔内记录电图与存储的室上速模板电图进行比对,如果存储电图类似于腔内的模板电图,ICD 将会把本次事件划分为室上速事件,但仅仅依据相似性对心律失常事件进行诊断也会出现一定程度上的误诊。例如,对于室上速伴束支传导阻滞常被误诊为 VT。

2)稳定性(stability):根据 RR 间期的稳定性鉴别 AF 和 VT,对于 RR 间期稳定的心动过速常诊断为 VT,而 RR 间期不稳定的心动过速则大概率为 AF,但发生 AF 伴速快的心室率时,RR 间期常常会变得十分规律而无法鉴别。而当发生多源性 VT 时,RR 间期不规律的情况也会发生(即当多种形态室速同时出现,ICD 可能会误诊为是室上速而未对患者进行放电治疗,对患者构成一定的危险性)。

3)突发性(onset):心律失常事件的突发性是鉴别窦性心动过速及 VT 的一个关键点,窦性心动过速常是逐渐增快的,而 VT 的特点是突发性的,可以根据这一特点对两者进行鉴别。但仅根据突发性对 VT 事件进行鉴别诊断往往会导致室性心律失常事件的误诊或漏诊。例如,快速运动导致心室率增快后突发 VT。由于心率呈渐进性增快,ICD 会误诊断为室上性事件,故突发性鉴别必须同高频事件识别功能同时开启,即如发生持续 45s(或超过预设时间)以上的高频事件,无论是否是室性心律失常事件,ICD 均会给予相应的治疗。

(2)双腔 ICD 的诊断及鉴别诊断:相比单腔 ICD,双腔 ICD 对心律失常事件的诊断能力有所提高,VT 可以和心房扑动(atrial flutter,AFL)/AF 同时发生,故通过对 EGM 信息进行形态学分析,结合 AV 顺序的判断及 ATP 的治疗效果可以进一步提升对于心律失常的鉴别能力。

1)形态学、稳定性及突发性:仍是双腔 ICD 进行心律失常事件鉴别的基础。

2)AV 事件的时间和数量:对于心房率超过心室率事件,诊断为室上速,而当心室率超过心房率时可做出 VT 的诊断,但是 VT 和 1:1 室房传导的鉴别是一大问题,此时结合形态学分析,可以对室上速与 VT 1:1 室房逆传进行鉴别。

3)初始事件的 AV 顺序:对于 VT 与室上速的鉴别,记录 PP 间期与 RR 间期的长短,和 P 波与 R 波发生的相对顺序(即 P-Rlogic),对室上速与 VT 的鉴别有很大意义。

4)心动过速的发作方式:对于 AT 而言,AT 往往发生于一个房早之后伴随一个短 PP 间期,而 VT 常发生于一个室性早搏早后短的 RR 间期。室上速的常见类型(即慢快型)常发生于一个房早后伴随 P 波及 R 波的融合。

5)根据 ATP 治疗的效果鉴别室上性心律失常:对于 ATP 治疗后心律失常会发生不同反应,

根据 ATP 治疗后心房是否拖带及心律失常是否终止,可以对房速、房扑和室上速进行鉴别。

5. EGM 存储的意义　新一代的 ICD 可以提供更多丰富的信息,其中包括对患者以往治疗经过的详细记录,也包括患者对于不同治疗方案的反应情况。而这些信息,有助于还原心律失常事件全貌,帮助分析 ICD 诊断和医生诊断是否符合,同时也有助于及时发现 ICD 系统故障。

首先,临床医师可以根据 ICD 所记录到的心律失常事件的相关信息,及 ICD 所做出的相应治疗(ATP 或放电治疗)的效果,分析 ICD 对该事件的诊断和治疗是否正确。通过对 ICD 内参数设置进行调整,从而更好地对患者的心律失常事件进行诊断及治疗。

ICD 内存储的信息可以让临床医师及时发现潜在危险,例如 ICD 导线断裂或 ICD 电池耗竭等,从而指导临床医师及早做出相应处理。

更重要的是,ICD 存储的信息不仅为临床心律失常事件提供了较全面的信息记录,还为心律失常事件的发生机制提供了解读思路,通过阅读 EGM,对心律失常事件的诱发机制进行分析,从而决定是否采用其他治疗手段提前预防心律失常事件的发生。

三、设备和导线的信息存储

ICD 会全天候自动记录设备和导线的信息,并以文本及趋势图形式将数据记录情况显示出来。有关电容和导线设备最近情况的基本信息也会被存储下来,而这其中包含了自动更新的信息及定期外界程控信息。其中可供查看的信息主要包括两个方面:设备及电极导线的电学参数;导线的感知、阻抗和阈值变化。结合不同信息内容,可用来评估设备及导线的工作情况。

1. ICD 中电学参数的记录　ICD 设备中记录了大量的电学参数,而这些电学信息主要包含电容充放电情况、发出能量及高压阻抗等不同内容(图 4-4)。这些电学参数提供了 ICD 电容状态及除颤导线系统的相关信息。而这些信息可用于多个不同方面,如估算 ICD 电池使用寿命、电池更换时间及显示电容充、放电事件的信息等。

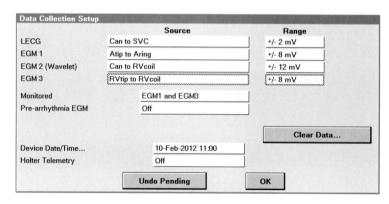

图 4-4　腔内电图的选择

（1）设备及导线的基本信息：基本信息囊括了 ICD 和导线关键指标的最新值，而这些数值主要来自对系统测试的自动测量和手动测量。包括① ICD 剩余寿命；②电容电压；③电容充电情况；④最近一次放电事件；⑤导线的感知及阻抗。

通过对 ICD 基本信息的查看，可以对 ICD 工作状况及电极情况进行初步了解，同时对患者心律失常事件进行基本评估。

（2）ICD 的使用寿命及更换时间的估测：ICD 会在程控时或每天固定时间对设备相关电学参数进行测量，同时根据每日电池电压自动测量值、植入时间、参数设置和设备记录事件自动计算 RRT 之前剩余的估计时间。将估测的剩余寿命、最短寿命和最长寿命以数年或数月的时限进行报告，并将这些内容以图表形式表现出来，以便医生参考。

（3）电容的充电及放电情况：装置记录的信息包括电池电压的提示及最后一次充电及放电治疗的信息。在充电及放电事件中会记录设备充电时的日期、充电时间和能量范围。而对于放电事件，还会记录放电时测量的阻抗及输出的能量。电容充电时间往往可以作为确定电池状况的一个重要指标。有时尽管 ICD 还未到达 ERI，但由于充电时间过度延长，此时往往提示 ICD 需要更换。

2. 导线的感知、阻抗及阈值变化　导线的感知、阻抗和阈值变化信息的记录也是极其重要的。导线是 ICD 系统中最薄弱的组成部分，机械应力常常导致导线出现绝缘层破损（最常见问题）及导线断裂等。尽管目前导线故障的发生率正逐步减少，但是导线故障所导致的并发症仍时有发生，常常表现为心室导线失夺获、导线阻抗异常波动及感知不良等各种异常状态。而对 ICD 存储信息进行及时检查分析可尽早发现导线故障，以便对相关问题做出积极处理（图 4-5）。

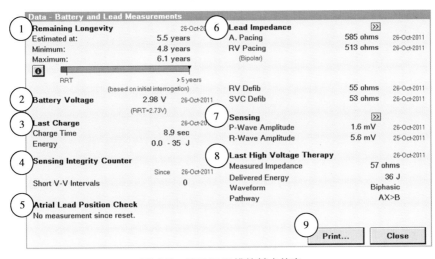

图 4-5　ICD 及导线的基本信息

1. 剩余寿命；2. 电池电压；3. 电容充电相关情况；4. 短 V-V 间期记数；5. 心房导线位置检测；6. 最近一次导线阻抗监测；7. 每日自动监测感知结果；8. 最近一次放电治疗；9. 打印相关报告。

导线的评估主要是通过对导线阻抗、感知,起搏阈值和心室 EGM 等参数进行分析得出的。如导线阻抗与基线值相比下降 30% 以上或者阻抗在 200~250Ω 以下,常常提示绝缘层的破损。与之相反,导线阻抗骤然增加,通常提示导线断裂。这种评估方法对于心室感知导线及双腔 ICD 的心房导线同样适用。而对于除颤导线,目前 ICD 可对其阻抗进行单独记录,除颤导线在静脉系统中正常测量值在 30~100Ω,超过或低于这一正常范围,同样提示导线破损或断裂。

除此之外,心室导线记录的 EGM 变化也能对导线的故障提供一定的诊断依据。心室导线的断裂常常会导致过感知现象的发生,即检测到不恰当的心律失常事件,从而产生误放电现象。当右室导线的完整性出现问题,不同厂家的 ICD 会做出相应处理,比如美敦力公司的 ICD 会延长监测时间,减少不恰当放电的发生,同时每 4h 进行重复报警,提示患者及时就诊。更改 EGM 存储方式及进行事件报警的各种调整,可防止过感知事件发生导致的不恰当放电现象的产生。如果此时 EGM 记录到了短于 220ms 的心律失常事件,依据参数设置会记录更加详细的 EGM 信息,以便对 EGM 进行分析,判断是否出现了过感知现象,从而明确右室导线是否断裂。对于心室导线而言,导线断裂的出现常常不伴有任何预警事件,而导线阻抗骤然改变往往会伴随过感知事件的发生。所以对于心室导线状况的定期检测及随访极其重要(图 4-6)。

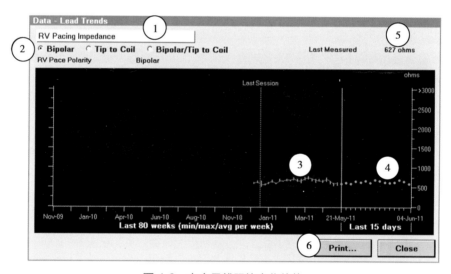

图 4-6　右室导线阻抗变化趋势

1. 选择的测量项目;2. 选择的测量极性;3. 每周阻抗最大值、最小值及平均值;4. 最近测量值;5. 最后测量值;6. 打印相关内容。此趋势图详细记录了右室导线阻抗变化趋势,通过观测导线阻抗的变化可对导线完整性进行评估。如导线阻抗与基线值相比下降 30% 以上,或者阻抗在 200~250Ω 以下,常提示绝缘层的破损。

四、特殊功能

1. ICD 的远程信息随访　ICD 的远程随访询问实现了对患者实时、方便、安全的监控,使患者得以减少门诊就诊频次。目前,不同厂商提供的 ICD 均具有一定的远程随访功能,该项功能可将存储的数据或实时采集的数据通过网络传输至计算机服务器上,医生可根据收到的信息情况对患者当前状况进行分析。目前患者大多以每隔 6~12 个月的频率进行定期的医院门诊随访,患者常常存在许多亟待解决的问题。该项远程随访功能使 ICD 存储的信息得以充分利用,使之能够随时监测患者情况。ICD 远程随访功能如果能够得到充分利用,可以大幅度减少患者就诊次数。

　　监测设备会将 ICD 显示的信息上传至安全网络,医生可通过特定客户端进行随访并查看上传内容,其中可供远程随访的信息包括 ICD 设定的特殊事件及 ICD 报警事件,这些内容可供医生对患者当前情况进行及时分析处理。例如及时调整临床用药或处理新发心律失常事件。同时能够有效监测 ERI 值,并及时提醒患者对 ICD 进行更换(图 4-7)。

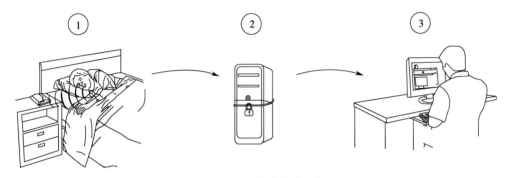

图 4-7　远程信息随访示意

1. ICD 设备监测到心律失常事件或报警事件;2. 信息将通过电话线或手机蓝牙经由安全信息网络传输到服务器,再由特定的管理人员进行事件管理;3. 医师通过网络客户端对收到的信息进行阅读分析,从而监测患者事件情况,对患者给予相应处理。

　　2. 心力衰竭(心衰)管理存储功能　目前对于心脏性猝死而言,最有效的预防方法是植入 ICD,而对于心衰患者若能在病情恶化早期及早进行干预,则能有效防止心功能进行性恶化。

　　心力衰竭评估方法主要包括:①心律失常事件的监控(主要包括 VT/VF 事件的发生次数及治疗方法和 AT/AF 事件的发生次数)。②监测时一定间期中心房及心室的起搏比。③ ICD 定义的与心衰相关事件:对于心衰评估方法中所包含的 1~2 条的监测均属于常规临床事件的监测,这些信息可反映患者的基础情况,帮助对患者心衰状况进行分析管理。尽管心衰相关事件这一特殊部分,所提供的信息并未全面应用于临床,但其仍可作为对将要发生心衰事件的提示。

　　心衰相关的事件主要包括了液体指标监测、心率变异性、患者活动度和心率监测图。这四项指标对于心力衰竭病情进展均有一定预示作用,同时相关指标都会被记录于 ICD 中,但并非每项指标异常均可诱发 ICD 事件报警。

　　(1)心衰相关报警事件:ICD 通过液体指标监测系统可对心衰事件进行预警,并可以在病情变化时进行报警。临床研究表明,肺淤血是与心衰相关的主要表现,并且是反复住院的常见原因。中度至重度心衰患者由于体循环淤血和肺循环淤血而有进一步失代偿的风险。早期发现胸腔积液可以更及时进行治疗调整。临床数据表明,胸内阻抗和胸腔或肺部积液的变化呈负相关。当患者肺部液体增加时,胸内阻抗呈下降趋势。反之,患者肺部液体减少时,胸内阻抗呈上升趋势。如美敦力公司(OptiVol 系统)的液体状态监测功能通过右室线圈至 ICD 机壳途径测量患者的胸内阻抗。通过胸内阻抗的改变可监测患者临床心衰程度。同时该监测系统会定时收集阻抗信号,每日计算阻抗水平,从而建立参考范围。而 OptiVol 系统通过液体指数(即每日阻抗与参考阻抗之间连续差异的累积)的改变对患者临床心衰状况进行预警。当患者液体指数超过一定阈值时,会发出固定的声音报警。OptiVol 系统通过对胸内阻抗异常值的监测,可提前 14d 发现临床异常情况,及早用药,从而减少心衰住院率(图 4-8)。

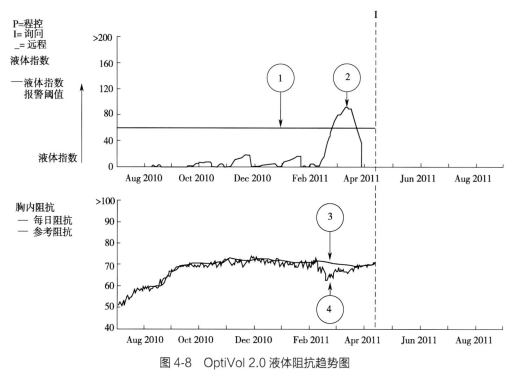

图 4-8　OptiVol 2.0 液体阻抗趋势图

1. OptiVol 报警阈值;2. OptiVol 2.0 液体指数:每日阻抗和参考阻抗之间差异的累积,根据患者个体差异进行调整;3. 参考阻抗随日常阻抗变化缓慢更改;4. 每日测量阻抗:每日测量阻抗是每天多次阻抗测量的平均值。该图展示了心衰监测系统监测到的积液指标。根据液体指数的改变,对患者心衰情况进行监测。

(2)心衰相关预警事件

1)心率变异性(HRV):是心率的逐搏变化差别(即 RR 间期的改变)。该指标可作为自主神经状态和神经内分泌激活的一个间接指标,是心衰中的一个重要的病理生理现象。如 HRV 降低,则意味着交感神经活性增强,提示患者发生心血管事件的风险较高。而 ICD 可以通过记录患者全天 HRV 的改变,帮助预测患者心血管事件的发生情况。

2）ICD 对患者活动耐量进行监测：通过活动传感器对患者活动耐量的记录，反映患者目前的生理状况。患者活动耐量的改变可以作为进行性心衰的早期提示。而患者活动耐量增加预示着心衰症状好转。

3）ICD 昼夜心率记录提供的信息同样可以提示与心衰有关的自主神经功能问题。心率逐渐增加可以提前预示失代偿的发生。

4）心衰监测：对与心力衰竭相关的临床信息进行分析有助于跟踪患者病情的变化，并将这些变化与 ICD 程控、药物治疗、患者活动耐量或症状的变化联系起来。尽管并非所有种类的 ICD 均具有以上所有的心衰监测功能，但心衰监测与患者的临床症状相结合，对于心力衰竭患者的管理是十分有益的。

小　结

本章主要通过基本信息、EGM、设备及导线和特殊功能这四大方面介绍了 ICD 的信息存储。基本信息为临床医师提供了本段时间内的大致概要，使临床医师对本段监测时间内的事件发展能够一目了然。存储的 EGM 为明确患者心律失常的机制、触发心律失常的事件、对治疗的反应及有无室上速的发生提供了大量信息，同时也是目前程控参数设置是否得当的重要判断依据。而通过解读设备及导线的相关信息，可以让临床医师及时发现潜在危险，例如 ICD 导线断裂或 ICD 电池耗竭等，从而指导临床医师及早做出相应处理。

● 近年来，随着 ICD 不断上市更新，每一代的 ICD 都在性能及功能方面有所创新。而在大部分情况下，这些特殊功能并不是为日常需求所设置的，它所包含的信息被用来为更复杂、特殊的情况提供预警或解决方案。本章介绍了 ICD 的心衰管理及远程随访这两大方面特殊功能。随着 ICD 的进一步更新升级，相信 ICD 还会为临床医师提供更多信息，从而进一步保障复杂高危患者的健康安全。

（任学军）

参考文献

［1］Kenny T.ICD 基础教程 . 郭继鸿，译 . 北京：北京大学医学出版社，2007.
［2］罗兰 .ICD 图解阶梯教程 . 蔡琳，译 . 天津：天津出版传媒集团，2016.
［3］GRIMM W，FLORES BF，MARCHLINSKI FE.Electrocardiographically documented unnecessary spontaneous shocks in patients with implantable cardioverter defibrillators.Pacing Clin Electrophysiol，1992，1：1667-1673.
［4］RINALDI CA，SIMON RD，BASZKO A，et al.A 17-year experience of inappropriate shock therapy in patients with implantable cardioverter-defibrillators：are we getting any better？ Heart，2004，90：330-331.
［5］LEITCH JW，GILLIN AM，WYSE G，et al.Reduction in defibrillator shocks with an implantable device combining antitachycardia pacing and shock therapy.J Am Coll Cardiol，1991，18：145-151.
［6］EPSTEIN AE，KAY GN，PLUMB VJ，et al.Combined automatic implantable cardioverter-defibrillator

and pacemaker systems:implantation techniques and follow-up.J Am Coll Cardiol,1989,13 :121-131.

[7]　KLEIN LS,MILES WM,ZIPES DP.Antitachycardia devices:realities and promises.J Am Coll Cardiol, 1991,18 :1349-1362.

[8]　SAKSENA S,MEHTA D,KROL RB,et al.Experience with a third-generation implantable cardioverter-defibrillator.Am J Cardiol,1991,67 :1375-1384.

[9]　MARCHLINSKI,FRANCIS E.The automatic implantable cardioverter-defibrillator:efficacy, complications,and device failures.Ann Intern Med,1986,104 :481.

[10]　HOOK BG,MARCHLINSKI FE.Value of ventricular electrogram recordings in the diagnosis of arrhythmias precipitating electrical device shock therapy.J Am Coll Cardiol,1991,17 :985-990.

[11]　CALLANS DJ,HOOK BG,MARCHLINSKI FE.Use of bipolar recordings from patch-palch and rate sensing leads to distinguish ventricular tachycardia from supraventricular rhythms in patients with implantable cardioverter defibrillators.Pacing Clin Electrophysiol,1991,14 :1917-1922.

[12]　SARTER BH,HOOK BG,CALLAND DJ,et al.Effect of bundle branch block on local electrogram morphology:potential cause of arrhythmia misdiagnosis(abstr).Pacing Clin Electrophysiol,1992,15 :562.

[13]　VOLOSIN KJ,BEAUREGARD LM,FABISZEWSKI R,et al.HL Waxman Spontaneous changes in ventricular tachycardia cycle length.J Am Coll Cardiol,1991,17 :409-414.

[14]　ECHT DS,ARMSTRONG K,SCHMIDT P,et al.Clinical experience,complications and survival in 70 patients with the automatic implantable cardioverter/defibrillator.Circulation,1985,2 :289-296.

[15]　MALONEY J,MASTERSON M,KHOURY D,et al.Clinical performance of the implantable cardioverter defibrillator:electrocardiographic documentation of 101 spontaneous discharges.Pacing Clin Electrophysiol,1991,14 :280-285.

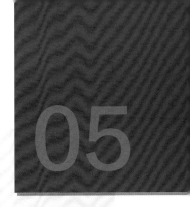

第5章
植入型心律转复除颤器的参数设置

　　植入型心律转复除颤器(ICD)自20世纪80年代应用于临床至今,功能越来越强大、体积越来越小、使用寿命越来越长。ICD除了起搏的功能外,更重要的功能是针对恶性室性心律失常的识别和治疗,其软件和算法的优化以确保正确地识别和有效地治疗一直以来是临床医师和工程师追求的目标,而术后ICD工作参数的设置则是充分发挥各项功能以及保证患者安全的重要环节。从ICD参数设置的系统来说,可以分为起搏系统设置和除颤系统设置,这两套系统可以分开程控互不干涉。从患者接受治疗的角度来说,分为一级预防的参数设置和二级预防的参数设置,以下逐一进行论述。

一、一级预防参数设置

　　1. 起搏模式的选择与设置
　　(1)对于合并病态窦房结综合征(病窦综合征),且存在指南支持的心动过缓起搏适应证的ICD患者,DDD模式有益于减少心房颤动(房颤)和卒中的风险、降低起搏综合征的发生、提高患者生活质量;对于合并窦房结功能不全或变时性功能不全的患者,首选DDDR模式,尤其是对于年轻的或者有体力活动需求的患者。
　　(2)对于没有指南支持的心动过缓起搏适应证的ICD患者,无论单腔或双腔ICD,建议调整参数最小化右室起搏,以提高患者生存率、降低心衰住院率。多项大型临床研究证实右心室起搏比例高(通常超过40%~50%)可增加房颤、心力衰竭再住院以及死亡的风险。常规方法包括低限频率设置为40次/min、延长房室传导(AV)间期、开启房室传导搜索(AV search)功能,选择有AAI与DDD模式转换(MVP、SafeR)的双腔起搏器。

（3）对于窦性节律、伴有房室传导阻滞、预期需要心室起搏的 ICD 患者，如果无或仅伴轻度左室功能障碍，优先选择双腔 ICD 而非单腔 ICD。如果合并轻中度左室功能不全，优先选择心脏再同步治疗除颤器（CRT-D）而非双腔 ICD，依据是 BLOCK HF 研究证实双室起搏相比起右室起搏可以降低心衰住院、左室扩大及死亡的风险。

（4）对于自身 PR 间期短于 230ms 的双腔 ICD 患者，建议程控调整其起搏模式或开启自动模式转换功能，包括 MVP、SafeR 功能，鼓励患者自身房室传导，以最小化右室起搏。

（5）对于永久性房颤合并高度房室阻滞伴变时性功能不全的患者，首选 VVIR 起搏模式。

（6）对于植入 CRT-D 的患者，应当尽可能提升双心室起搏比例至 98% 以上，以提高患者生存率，降低心衰住院率。MADIT-CRT 亚组分析显示，当植入 CRT-D 患者的双心室起搏比例 <90% 时，其心衰和死亡风险与未接受 CRT 的 ICD 患者相比，差异无统计学意义。

（7）对于 AV 间期的管理，来自 DANPACE 及 MVP 试验的结果均显示，过长的 AV 间期（>230ms）易诱发心衰及房室折返性心律失常，因此在常规程控中应避免过度延长 AV 间期，通常不应超过 250~300ms。然而，对于合并肥厚型梗阻性心肌病的患者，为改变心室激动顺序，通常需将 AV 间期程控至 120~150ms。对于接受再同步治疗的患者，建议开启 AV 间期负向搜索功能、AV 间期及 VV 间期自动调整功能，以获得更高比例的再同步起搏，降低临床事件的发生风险。Adaptive CRT 可定期测量自身传导时限并进行动态调整，当房室传导正常时行单左心室起搏，出现房室阻滞时则双心室起搏。研究结果证实，Adaptive CRT 可以延长器械使用寿命并替代人工参数优化流程。此外，CLEAR 研究结果显示，基于心内传导加速信号（peak endocardial acceleration，PEA）系统的算法亦可自动优化 AV/VV 间期，提升 CRT 疗效，改善纽约心功能（NYHA）分级。

2. 起搏频率的设置

（1）对于不需要频率支持的 ICD 患者，无论是单腔还是双腔，应将低限频率设置在 40 次 /min，以最大程度鼓励自身激动。

（2）对于病窦综合征合并房室阻滞的患者，其低限频率的设置应根据患者的基础疾病进行个体化调整。上限跟踪频率应高于最快的自身窦性心率。

（3）对于持续或间歇性窦房结功能障碍或变时性心功能不全的患者，建议开启频率应答功能。研究表明，单腔起搏器患者，频率应答功能可以改善生活质量和运动能力，而在双腔起搏器的患者，频率应答功能并未显示出显著优势。

（4）对于永久性心房颤动（房颤）合并高度房室阻滞伴变时性功能不全的患者，或者接受过房室结消融的房颤患者，应提高下限频率（如 70 次 /min），以补偿房颤所引起的心房充盈障碍；开启频率应答功能，可以改善生活质量；但应限制上限传感器频率（如 110~120 次 /min），以减少过度起搏所引起的起搏器综合征，尤其对于合并冠心病的患者。

3. ICD 识别参数的设置　ICD 如何正确地识别室性心动过速（室速）是 ICD 工作的关键一环，正确和准确识别可以减少不必要的电击和不恰当的电击。SCD-HeFT 研究和 MADIT Ⅱ 研究证实，不恰当电击增加了死亡的风险，大型的 ALTITUDE 注册研究也证实电击是增加死亡率的独立危险因素。因此，如何正确识别室速、减少不必要电击一直以来是临床的研究热点。近年来的研究主要围绕以下方面开展:提高识别频率、延长诊断时间、设置充分的抗心动过速起搏(ATP)治疗、增强室上性心动过速(室上速)鉴别诊断以及避免感知各种噪声干扰等。

(1)感知灵敏度:正确感知 QRS 波是诊断心动过速性质的根本,ICD 是利用心内电图(IEGM)提供的自主心电信号对心律进行分类的,因此 ICD 必须有较高的感知灵敏度,以充分识别室速。设置和调整感知灵敏度,以及设置参数以保证感知 QRS 波,而避免感知 T 波、起搏脉冲及其他干扰信号,建议开启感知灵敏度自动调整功能和 T 波识别功能。

(2)识别区的设置:对于室速 / 心室颤动(室颤)识别的基本法则包括心动过速的频率(室速的频率、室颤的频率)的界定、心动过速的诊断时间(概率计数、连续计数)的定义、分区设置[室速区(VT 区)、快频率室速区(FVT 区)、室颤区(VF 区)],以便正确地诊断和治疗(图 5-1)。

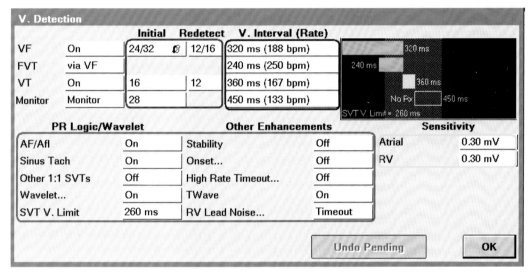

图 5-1　ICD 识别参数设置界面
识别参数的设置包括持续时间(红色框内)、心动过速分区(蓝色框内)、
感知(黄色框内)、鉴别诊断的参数设置(绿色框内)。

1)心动过速的分区设置:现代 ICD 允许将心动过速划分为单个或多个的识别和治疗区域,一般设置 VT 区、FVT 区、房颤区(AF 区)、检测区,这种设置的优势体现在:①可以在每个区设置不同的识别标准;②对不同的心动过速进行分层治疗,可以根据室速的频率分区,也可以根据患者血流动力学特征进行分区,对于慢 VT 和血流动力学稳定的室速提供更多的 ATP 治疗,以减少不必要的电击;③有些品牌的 ICD 将室上速鉴别算法与特定的 VT 区相联系,使得鉴别室速和室上速方面具有更高的特异性。因此,分区设置的应用使得在检测、鉴别和治疗方面的程控策略具有灵活性和有效性。尽管 MADIT-RIT 研究的目的是比较常规方法与延长诊断时间的不同,但是结果显示双区或三区的设置相比起单区设置,明显减少了不恰当电击。因此心动过速的分区设置原则:①设置一个以上的心动过速检测区,以允许更有效的分层治疗及室上速鉴别诊断;②针对更快的心动过速设置较短的延迟诊断;③可以考虑设置一个无治疗的心动过速监测区,用以提示临床关注未被治疗的心动过速。

2)心动过速的诊断时间:起搏器储存的 IEGM 资料发现,从心动过速发作至 ICD 开始治疗这一段时间内,有相当一部分心动过速可以自行终止,因此,临床开始探索延长诊断时间的策略。针对一级预防的 PREPARE 研究(700 例)首次报道了延长诊断时间 30/40 相比起 12/16 来讲,显著减少了不恰当电击,且不增加患者晕厥的发生率。类似的结果在 RELEVANT 研究(324 例)得以证实,研究入选的是双腔 ICD 的患者,延长诊断时间的策略减少了不恰当的电击和因心衰住院。同时,现代 ICD 大多具有 ATP 功能,即在充电之前或充电期间使用 ATP,更长的检测时间对患者有益。因此,推荐对于一级预防植入 ICD 的患者,诊断成立的时间放宽至心动过速持续 6~12s 或持续 30 个心动周期,以减少不必要的治疗。

3)室速的检测频率:ICD 对于心律失常检测主要基于心率,因此心率是心律失常鉴别的重要参数。一般来讲,室速的频率快于室上速,但是室速在室上性快速性心律失常或窦性心动过速的频率范围内也有较高的发生率,因此,对于室速检测频率的设置需要平衡灵敏度和特异性。针对一级预防患者的 MADIT-RIT 研究,平均随访 1.4 年,与传统的检测频率(170 次 /min)相比,将检测频率提高至 200 次 /min 时,接受适当治疗的患者比例有显著下降,分别是 22% 和 9%,而由于减少了电击,两组间病死率也有显著差异,分别是 6.6% 和 3.2%。最近的一项一级预防研究显示,室上速和室速的心室率之间有相当大的重叠,大多数不适当电击发生在 181~213 次 /min。以 200 次 /min 作为诊断频率可以减少潜在的可避免的治疗,再次支持了一级预防患者提高诊断频率是安全的。因此,推荐对于一级预防的 ICD 患者,最慢的心动过速检测分区下限应当设置为 185~200 次 /min,以减少所有的治疗。应当程控室上速鉴别诊断算法工作区间至 200 次 /min 以上,甚至达到 230 次 /min(有禁忌证者除外),以减少不恰当治疗。

(3)室速鉴别诊断的相关设置:ICD 对于心动过速的识别首先是满足频率的诊断标准,如果频率符合室颤区,则直接进行电击治疗;如果频率符合 VT 区,则进一步进行鉴别,该诊断功能在单腔与双腔 ICD 中有所不同。总体来说,单腔 ICD 辅助识别功能主要包括 QRS 波形态学鉴别、稳定性(stability)及突发性(onset)鉴别。而双腔 ICD 则可以同时利用心房波(P 波)和心室波(R 波)的逻辑关系进行进一步的综合的鉴别诊断。

1)突发性:主要用于鉴别突然发作的室速和加速的窦性心动过速,前者大多具有突发性,而后者是逐渐增加频率,程控 RR 间期突然缩短的间期或者是 RR 间期突然缩短的百分比,用于鉴别逐渐的频率增加(窦性心动过速)和突发的频率增加(室速),但需要考虑除外窦性心动过速突然并发室速的风险,应结合临床进行鉴别。

2)稳定性:这里是指 RR 间期的稳定性,该算法主要基于房颤时心室律绝对不齐而室速时心室律较为规整而设置的。在使用稳定性进行鉴别时应注意两种特殊情况。①房颤心室率 >170 次 /min 时,RR 间期可能会相对稳定;②使用抗心律失常药物可能会引起单形性室速的间期不规整或多形性室速发作频率降低，而落入室上速 - 室速鉴别区。

3）形态学：QRS 波形态学鉴别是唯一不依赖 IEGM 的 RR 间期的算法，算法的工作方式是提取窦性心律时 EGM 特征并存储作为基线的初始模板。在大多数 ICD 中，初始模板的获取和随后的模板更新都是自动化的。当有事件发生时，计算事件与模板的匹配率，如果心室 EGM 的形态模板的形态足够相似，则将心动过速分类为室上速。需要注意的是，室内差异传导、EGM 截顶现象、新出现的束支传导阻滞等情况可导致该功能无法鉴别，需要手动设置。同时对于 CRT-D 患者，也必须手动收集模板。

与突发性和稳定性相比，形态学鉴别的灵敏度和特异性更高，是单腔 ICD 主要的鉴别算法，建议常规开启。而双腔 ICD 相比于单腔 ICD 增加了分析 AV 关系的功能，所以双腔 ICD 的鉴别是以 P 波和 R 波的逻辑关系为基础的，再结合突发性、稳定性以及形态学进行综合判断。目前的观点是如果植入心房导线的原因仅仅是为了室上速鉴别诊断，那么优先选择单腔 ICD 而非双腔 ICD，目的是减少导线相关的并发症及降低 ICD 治疗费用，除非有已知的可能进入室速治疗区的室上速存在。

4）P 波与 R 波的逻辑关系：双腔 ICD 较单腔 ICD 增加了 AV 关系分析功能，心动过速时 ICD 分别测试心房率和心室率，通过比较心房率和心室率将心动过速分为 V>A、V=A、V<A 3 种情况，再结合单腔 ICD 的鉴别算法进行诊断。如果 V>A，诊断为室速；如果 V=A，则进行形态学和突发性的鉴别，可能的情况有窦性心动过速、室上速 1:1 下传、有 1:1 室房逆传的室速；如果 V<A，则进一步形态学和稳定性的鉴别，可能的情况有房颤、室上速不等比下传。

值得注意的是，AV 关系的正常运行有赖于心房导线的正确感知，应用时需要注意：①植入术中测定心房导线的感知；②植入的初期导线不稳定，暂时不开启此功能，同时也禁用于已知心房导线脱位、心房感知不良的患者；③避免远场 R 波（far field R wave，FFRW）的过感知，可通过降低感知灵敏度或者延长心室后心房不应期的方法规避；④永久性房颤患者关闭此功能。

（4）有关心室过感知的参数设置：由心室过感知所引起的不恰当放电的比例虽然不高，但其往往可导致反复放电，导致患者不适，甚至是严重的后果。心室过感知多由 T 波过感知和 ICD 导线相关的噪声所引起。

1）T 波过感知（T-wave over sensing，TWOS）：是指 ICD 对于 R 波和 T 波进行了双计数，从而导致误电击。T 波过感知的识别设置包括：①调整心室导线的感知灵敏度及感知极性；②采用高频滤波器以减少低频 T 波信号；③不同的厂商通过不同的算法改变感知衰减的参数来避免 T 波过感知（图 5-2、图 5-3）。

发生 T 波过感知的原因一方面常见于肥厚型心肌病、长 QT 综合征、Brugada 综合征、高血钾患者，QT 间期延长和 T 波异常增高容易导致 T 波误感知。更主要的因素是除颤导线部位的 R 波振幅降低，R 波振幅降低与患者心肌病变的进展和导线微脱位有关。当发生 R 波振幅降，ICD 的感知起始高度就明显降低，在同样的感知灵敏度提高的过程中很容易感知到 T 波，从而导致 ICD 双倍计数并产生不恰当电击。

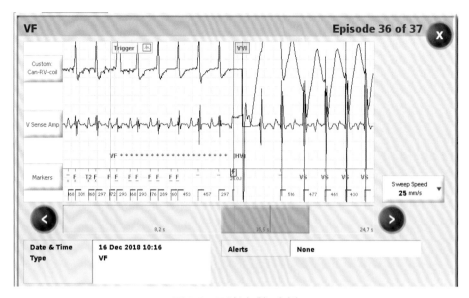

图 5-2 T 波过感知实例

T 波误感知的程控界面,心室通道对 QRS 波和 T 波进行了双计数,ICD 错误地识别为室颤事件

VS:心室感知;F:室颤识别;VF:室颤;HV:高电压放电治疗。

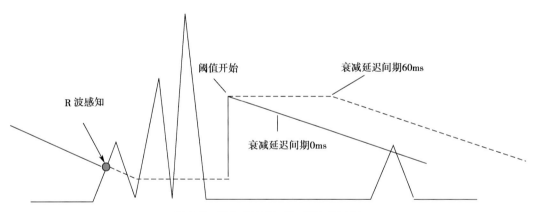

图 5-3 避免 T 波过感知算法的示意

感知到心房或心室激动,ICD 可以根据腔内电图的振幅逐搏自动调整感知灵敏度的衰减斜率。同时可以程控衰减延迟间期(Decay Delay),当 Decay Delay=0ms(实线)时可感知到 T 波,当开启衰减延迟间期 Decay Delay=60ms(虚线)可滤过 T 波。

2)ICD 导线相关的噪声:是指由于导线磨损及断裂所引起的噪声而产生的过感知,当前的识别方法主要基于导线相关噪声的 3 种特征性表现:①短 RR 间期、非生理性的心室激动;②短时且反复出现;③在起搏感知回路中出现的信号,在除颤回路中并不存在(图 5-4)。

为了抑制导线噪声引起的不恰当电击,参数设置应注意:①对于所有 ICD 患者,建议开启导线故障监测及报警,以检测潜在的导线问题,随访医生应当仔细分析此类报警数据,确认导线是否存在故障,可以考虑打开导线噪音鉴别算法;②开启远程监测功能,导线过感知和阻抗趋势的突然变化可以更早地预警导线故障;③对于真双极 ICD 导线,如果阳极存在故障风险,可以考虑将感知向量由真双极改为整合双极,作为非永久的解决方案,以减少不恰当的电击。

3)肌电干扰:少数患者可以出现肌电干扰(图 5-4)。

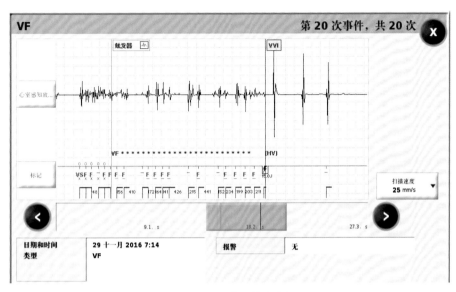

图 5-4　肌电干扰实例
VF:室颤;VS:心室感知;F:室颤识别。

4. ICD 治疗参数的设置　ICD 对快速性心律失常的治疗包括 ATP 和电击(shock)治疗,也是目前被证实唯一可以降低心脏性猝死的方法。然而 ICD 电击治疗不仅给患者带来疼痛、焦虑、恐惧,而且既往研究结果显示,无论电击是否恰当,都可增加患者死亡风险。SCD-HeFT 研究结果显示,接受恰当电击治疗的患者病死率增高 5 倍,而接受不恰当电击治疗的患者病死率增加 2 倍。ICD 能否发放恰当的电击治疗取决于患者特征,包括植入适应证、服用抗心律失常药物情况、ICD 的程控以及随访情况。因此如何优化 ICD 的治疗参数,进行个体化的参数设置,以尽可能避免不必要的电击治疗显得尤为重要。目前的观点,更高的室速 / 室颤识别频率、更长的诊断时间、室上速鉴别功能的开启,以及 ATP 治疗的充分发放,均可减少不必要的电除颤,提高生活质量(图 5-5)。

Detection		Interval (Rate)	Initial	Therapies...
VF	On	300 ms (200 bpm)	18/24	ATP During Charging, 20J, 35J x 5
FVT	OFF			All Rx Off
VT	On	360 ms (167 bpm)	16	Burst(3), Ramp(3), Ramp+(3), Burst(3), 20J, 35
Detection (V.)...		Wavelet, Stability, Onset, VT Monitor		

图 5-5　ICD 治疗参数的设置
ICD 治疗参数的设置,包括心动过速分区、心动过速频率及持续时间、ATP
的设置以及鉴别诊断功能的使用。

(1)ATP 的参数设置:ATP 治疗室速的安全性及其提高生存率的有效性已经得到了整

体上的肯定,尤其是在预防不必要电击方面。PainFree Rx Ⅱ 研究最先证实,针对频率在188~250 次 /min 的快室速(FVT),ATP 可以有效减少 71% 的电击,且不增加患者晕厥事件的发生率。EMPIRIC 研究结果提示,与医生根据经验所设定的个体化程控参数相比,通过室速的标准化识别并规范 ATP 治疗参数设定可明显减少 ICD 电击次数。因此建议所有因结构性心脏病植入具有 ATP 治疗功能的 ICD 患者,应在所有心室率 <230 次 /min 的治疗区开启 ATP 治疗,以减少不必要的放电,除非已有证据证实 ATP 治疗无效或可致心律失常。

对于 ATP 的设置参数包括① ATP 的基本形式:短阵快速起搏(Burst)和周长递减起搏(Ramp),前者是指在同一阵起搏中,周长相等且短于心动过速周长的起搏;后者是指在同一阵起搏中,周长逐渐缩短的起搏方式。②阵数(Sequence):即一次治疗中 ATP 发放的次数。③脉冲(Pulse):每阵起搏中发放脉冲的个数(1~15 个)。④发放脉冲的频率(% 或ms)。研究显示,对于慢室速,Burst 和 Ramp 的有效性和安全性相当,而对于快室速,Burst的有效性更高,加速心动过速的风险更低。对于 ATP 治疗发放的次数,现有的临床证据多支持设置最多给予 2 次 ATP 治疗。ADVANCE-D 研究提示,每阵 ATP 设置 8~15 个刺激脉冲更为有效。PITAGORA ICD 研究提示,相对于刺激周长为 91% 的 Ramp 治疗,刺激周长为 88% 的 Burst 治疗能够更有效地终止快室速。建议所有因结构性心脏病植入具有 ATP 治疗功能的 ICD 的患者,都应设置一阵不少于 8 个脉冲的 ATP 治疗,并将脉冲发放间期设置为室速周长的 84%~88%,以减少不必要的放电,除非已有证据证实 ATP 治疗无效或可致心律失常。建议在 Ramp 治疗前优先设置 Burst 治疗,以提高 ATP 治疗转复的成功率(图 5-6)。

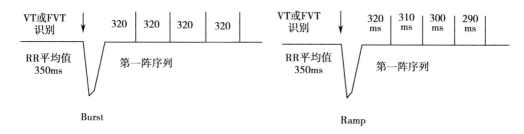

图 5-6　ATP 的基本形式示意

短阵快速起搏(Burst)是指周长相等且短于心动过速周长的起搏方式;

周长递减起搏(Ramp)是指周长逐渐缩短的起搏方式。

有关 ATP 的进一步设置包括①在 ATP 失败的患者,ICD 会自动关闭 ATP 功能,而启动后续治疗,而成功的 ATP 可被 ICD 记忆,作为下一次治疗的首选;②可设置在充电的同时(ATP During Charging)或者充电前(ATP Before Charging)给予 ATP,两者间可以有条件的转换。ATP During Charging 是指 ICD 在充电的同时释放 ATP,如果成功转复心动过速,ICD 则放弃电击;成功的 ATP During Charging 可被记忆,ATP 作为下一次治疗首选的同时自动选择 ATP Before Charging;如果 ATP Before Charging 的第一阵 ATP 不能成功转复心动过速,则自动转换为 ATP During Charging,此设置在保证安全的同时,可以减少电能的消耗,这些功能已被临床证实是安全有效的(图 5-7)。

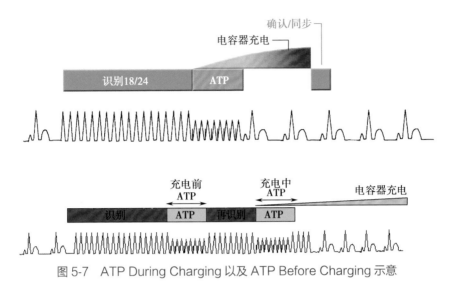

图 5-7　ATP During Charging 以及 ATP Before Charging 示意

(2)除颤参数的设置:电击根据能量分为低能量电转复和高能量除颤。需要设置的参数包括①输出能量;②电击的极性。对于室速,建议在所有室速识别和治疗区设置电除颤治疗,以提高室性心律失常转复的成功率。而对于室颤,因为室颤持续时间延长可能会导致除颤阈值(DFT)的增高,建议将室颤区第 1 次电除颤治疗的能量程控至最大值,以达到第 1 次电除颤治疗即可成功转复室性心律失常的效果,除非前期的除颤测试已证实低能量除颤是成功的。

关于电击前再确认和再识别标准:电击前再确认功能的开启后,ICD 在充电的过程中对心律失常进行再确认,所释放的电击称为非约定式电击(non-committed shock)。在确认过程如果满足放弃治疗的标准,则 ICD 停止充电,不再电击。关闭此功能后的电击被称为约定式电击(committed shock),即充电结束后必定电击。因此,开启电击前再确认功能可以避免对自行终止的室速 / 室颤的不必要电击,建议常规开启。ICD 给予治疗后进行再识别,判断心律失常事件是否终止,是否需要发放下一步的治疗,再识别一般仅仅采用频率标准和持续时间标准,不再采用和结合其他辅助识别标准。ICD 治疗参数设置的原则是具有"渐进性",以确保接下来治疗等同于或比前一个治疗更积极。

二、二级预防参数设置

二级预防的参数设置在遵循一级预防参数设置原则的前提下做个体化设置。ICD 的二级预防是针对有过恶性室性心律失常病史的患者,即往心脏事件的病史以及心律失常发作的资料有助于抗心动过速策略的制订,尤其是发作时的心电图、远程监测的心电资料、ICD 记录到的腔内电图都可以作为具体方案的依据。二级预防 ICD 的参数设置要点包括以下几点。

1. **心动过速的识别频率** 既往针对识别频率的研究结果显示,与二级预防相比,一级预防患者的室速频率更快,而室上速频率相对较低,两者重叠频率多在 181~213 次 /min。针对二级预防患者,尚缺乏随机化的临床研究证据支持。然而,ADVANCE Ⅲ 二级预防子研究结果显示 188 次 /min 的频率设置是安全的。建议二级预防患者可根据术前发作的室速频率进行设定,设置 2~3 个治疗区并将 VT 区识别频率设定为低于所记录的室速频率 10 次 /min,但不高于 200 次 /min。当患者接受抗心律失常药物治疗时,有可能减慢室速再发时的频率,应该注意识别频率的设置要符合患者的情况。

2. **心动过速的诊断时间** 针对二级预防诊断时间的设定,目前尚缺乏大型临床研究的证据支持。ADVANCE Ⅲ 的亚组分析证实,在二级预防患者中延长诊断时间同样可减少不必要的电击,并不增加晕厥及死亡的发生率。建议 ICD 二级预防的患者,诊断成立的标准应将诊断时间放宽至心动过速持续 6~12s 或持续 30 个心动周期,以减少不必要的治疗。心动过速间期与频率直接相关,虽然没有直接证据支持当心室率超过 250 次 /min 时不可以延迟 2.5s 以上诊断,但有证据证实在此频率下检测 30 个心动周期再做出诊断是安全的。

3. **治疗参数的设置** 二级预防治疗参数的设置要充分考虑患者既往发作心动过速时的血流动力学状况,血流动力学上耐受性较好的慢速、单形性室速建议采用至少 2~3 个序列和至少 8 个脉冲的 ATP 治疗。有研究证实,即使是在快室速范围(188~250 次 /min)内,使用第二次 ATP 治疗也将有效性从 64% 提高到 83%,但是还没有证据显示患者会从超过 2 阵 ATP 治疗中获益。多项研究证实哪怕是恰当的电击,反复电击不但降低患者的生活质量,还会增加患者病死率,尤其是二级预防的患者接受电击的可能性高于一级预防患者,因此,在反复发作的患者以及与室上速频率存在重叠而导致电击的室速,建议调整抗心律失常药物的方案或者尝试射频消融。

小　结

● ICD 具有识别和治疗恶性室性心律失常的功能,术后各项参数的设置则是充分发挥各项功能以及保证患者安全的重要环节。ICD 参数设置的系统可以分为起搏系统设置和除颤系统设置。

● 起搏系统的设置　分为起搏模式和起搏频率的设置,原则是根据是否合并起搏适应证选择起搏模式,利用起搏相关的功能调整起搏频率,个体化选择恰当的参数以满足合理的起搏比例,CRT 患者应尽可能地提升再同步起搏比例。

● 有关 ICD 识别参数的设置　建议提高诊断频率,延长诊断成立间期数,无论一级预防或二级预防,可以减少不恰当治疗,降低总病死率,且不增加晕厥的风险;提高室上速鉴别诊断频率区间至 200 次 /min,甚至达 230 次 /min,关闭室上速鉴别诊断超时功能,降低不恰当治疗的风险;推荐预先开启 T 波过感知识别功能和导线故障的早期预警功能及导线噪声识别功能。

　　● 有关 ATP 参数的设置　建议所有因结构性心脏病植入具有 ATP 治疗功能的 ICD 患者,应在所有心室率 <230 次 /min 的治疗区开启 ATP 治疗,并应设置一阵不少于 8 个脉冲的 ATP 治疗,建议在 Ramp 治疗前优先设置 Burst 治疗,并将脉冲发放间期设置为室速周长的 84%~88%,以减少不必要的放电,除非已有证据证实 ATP 治疗无效或可致心律失常。

　　● 有关除颤参数的设置　建议在所有室速识别和治疗区设置电除颤治疗,以提高室性心律失常转复的成功率。建议将室颤区第 1 次电除颤治疗的能量程控至最大值,除非前期的除颤测试已证实低能量除颤是成功的。

　　● ICD 二级预防参数设置要注重个体化　建议二级预防患者可根据术前发作的室速频率进行设定,设置 2~3 个治疗区并将 VT 区识别频率设定为低于所记录的室速频率 10 次 /min,但不高于 200 次 /min;建议诊断成立的标准应将诊断时间放宽至心动过速持续 6~12s 或持续 30 个心动周期,以减少不必要的治疗;要充分考虑患者既往发作心动过速时的血流动力学状况,血流动力学上耐受性较好的慢速、单形性室速建议采用至少 2~3 个序列和至少 8 个脉冲的 ATP 治疗。

(李　莹)

参考文献

[1] WILKOFF BL,FAUCHIER L,STILES MK,et al. 2015 HRS/EHRA/APHRS/SOLAECE expert consensus statement on optimal implantable cardioverter defibrillator programming and testing.Heart Rhythm,2016,13(2):50-86.

[2] 中华医学会心电生理和起搏分会,中华医学会心血管病分会,中国医师协会心律学专业委员会植入型心律转复除颤器治疗专家共识工作组 . 植入型心律转复除颤器治疗的中国专家共识 . 中华心律失常学杂志,2014,18(4):242-253.

[3] 宿燕岗,秦胜梅 . 心血管植入型电子装置术后管理 . 上海:上海科技出版社,2017.

[4] NIELSEN JC,THOMSEN PEB,HOJBERG S,et al.A comparison of single-lead atrial pacing with dual-chamber pacing in sick sinus syndrome.Eur Heart J,2011,32(6):686-696.

[5] LAMAS GA,ORAV EJ,STAMBLER BS,et al.Quality of life and clinical outcomes in elderly patients treated with ventricular pacing as compared with dual-chamber pacing.N Engl J Med,1998,338(16):1097-1104.

[6] CASTELNUOVO E,STEIN K,PITT M,et al.The effectiveness and cost-effectiveness of dual-chamber pacemakers compared with single-chamber pacemakers for bradycardia due to atrioventricular block or sick sinus syndrome:systematic review and economic evaluation.Health Technol Assess,2005,9(43):1-246.

[7] WILKOFF BL,COOK JR,EPSTEIN AE,et al.Dual-chamber pacing or ventricular backup pacing in patients with an implantable defibrillator:the Dual Chamber and VVI Implantable Defibrillator(DAVID) Trial.JAMA,2002,288(24):3115-3123.

[8] GRADAUS R,BODE-SCHNURBUS L,WEBER M,et al.Effect of ventricular fibrillation duration on

the defibrillation threshold in humans.Pacing Clin Electrophysiol,2002,25(1):14-19.

［9］ KLEIN RC,RAITT MH,WILKOFF BL,et al.Analysis of implantable cardioverter defibrillator therapy in the Antiarrhythmics Versus Implantable Defibrillators(AVID)Trial.J Cardiovasc Electrophysiol, 2003,14(9):940-948.

［10］ DAUBERT JP,ZAREBA W,CANNOM DS,et al.In appropriate implantable cardioverter-defibrillator shocks in MADIT Ⅱ:frequency,mechanisms,pre-dictors,and survival impact.J Am Coll Cardiol,2008,51 (14):1357-1365.

［11］ POOLE JE,JOHNSON GW,HELLKAMP AS,et al.Prognostic importance of defibrillator shocks in patients with heart failure.N Engl J Med,2008,359(10):1009-1017.

［12］ WILKOFF BL,WILLIAMSON BD,STERN RS,et al.Strategic programming of detection and therapy parameters in implantable cardioverter-defibrillators reduces shocks in primary prevention patients: results from the PREPARE(Primary Prevention Parameters Evaluation)study.J Am Coll Cardiol, 2008,52(7):541-550.

［13］ MOSS AJ,SCHUGER C,BECK CA,et al.Reduction in inappropriate therapy and mortality through ICD programming.New Engl J Med,2012,367(24):2275-2283.

［14］ GASPARINI M,MENOZZI C,PROCLEMER A,et al.A simplified biventricular defibrillator with fixed long detection intervals reduces implantable cardioverter defibrillator(ICD)interventions and heart failure hospitalizations in patients with non-ischaemic cardiomyopathy implanted for primary prevention:the RELEVANT［Role of long dEtection window programming in patients with LEftVentriculAr dysfunction,Non-ischemic eTiology in primary prevention treated with a biventricular ICD］study.Eur Heart J,2009,30(22):2758-2767.

［15］ SAEED M,HANNA I,ROBOTIS D,et al.Programming implantable cardioverter-defibrillators in patients with primary prevention indication to prolong time to first shock:results from the PROVIDE study.J Cardiovasc Electrophysiol,2014,25(1):52-59.

［16］ SWEENEY MO,WATHEN MS,VOLOSIN K,et al.Appropriate and inappropriate ventricular therapies,quality of life,and mortality among primary and secondary prevention implantable cardioverter defibrillator patients:results from the pacing fast VT reduces shock therapies(PainFree Rx Ⅱ)trial.Circulation,2005,111(22):2898-2905.

［17］ WILKOFF BL,OUSDIGIAN KT,STERNS LD,et al.A comparison of empiric to physician-tailored programming of implantable cardioverter-defibrillators:results from the prospective randomized multicenter EMPIRIC trial.J Am Coll Cardiol,2006,48(2):330-339.

［18］ KLOPPE A,PROCLEMER A,ARENAL A,et al.Efficacy of long detection interval implantable cardioverter-defibrillator settings in secondary prevention population:data from the Avoid Delivering Therapies for Non sustained Arrhythmias in ICD Patients Ⅲ(ADVANCE Ⅲ)trial.Circulation,2014,130 (4):308-314.

［19］ ANGUERA I,DALLAGLIO P,SABATÉ X,et al.The benefit of a second burst anti tachycardia sequence for fast ventricular tachycardia in patients with implantable cardioverter defibrillators.Pacing Clin Electrophysiol,2013,37(4):486-494.

第6章
植入型心律转复除颤器的随访

植入型心律转复除颤器(ICD)是预防心脏性猝死的唯一有效治疗手段。ICD 患者常常是合并严重心功能不全或危及生命的恶性室性心律失常。ICD 术后随访尤为重要,是 ICD 治疗的重要环节。通过随访,可以了解患者心律失常发作情况,ICD 各项参数是否正常,ICD 治疗情况,及时发现和处理 ICD 相关并发症和故障,使患者得到最佳的治疗效益。

一、随访目的

ICD 患者随访主要目的:了解患者术后整体情况,包括临床症状改善、心功能状态、生活质量及心理影响;了解患者心律失常发作情况,包括次数、症状以及是否合并有晕厥;了解患者药物治疗情况,包括基础心脏疾病用药以及抗心律失常药物应用情况;及时发现和处理 ICD 手术并发症,包括囊袋及导线可能并发症;ICD 程控,包括 ICD 参数测试及优化,评估 ICD 诊断和治疗准确性、有效性;优化 ICD 参数,减少放电治疗。识别和处理 ICD 功能故障,包括不适当识别与不适当治疗,以及漏识别与漏治疗。

二、随访时间

ICD 常规随访分为 3 个阶段。

1. **ICD 植入后首次随访** 通常在术后 3 个月。首次随访目的是评估是否有手术相关并发症,包括导线稳定性和囊袋愈合情况。测试导线各项参数,做必要的参数调整。

2. **ICD 中期随访** 通常是指术后 3 个月到 ICD 电池耗竭前半年这段时间。中期随访通常每 6 个月随访一次。中期随访目的是评估患者病情进展、临床疗效、患者心律失常发作情况、ICD 各项参数、ICD 疗效及 ICD 故障排除。

3. ICD 终末期随访 通常是指 ICD 电池耗竭前半年到 ICD 更换术之间这段时间。终末期随访通常 1~3 个月随访一次。终末期随访主要目的是评估电池状态,选择择期更换的时机。

三、非常规随访

除了 ICD 常规随访外,ICD 患者在出现以下临床情况时,建议及早随访。

1. **感知到 ICD 电击治疗** 由于 ICD 植入早期不恰当识别和治疗发生率可达 10%~20%,因此患者一旦出现 ICD 电击治疗,应尽快随访。其目的是了解心律失常类型,ICD 识别和治疗是否准确、及时;评估是否存在不适当识别和治疗,是否需要调整相应的诊断和治疗参数。

2. **患者再次出现心悸、晕厥或晕厥前兆等 ICD 植入之前心律失常相关症状** 若患者在术后再次出现晕厥,需要除外 ICD 治疗不及时或存在漏治疗。因此需要及早随访,了解患者心律失常发作情况,ICD 诊断及治疗发放时间,必要时做相应参数调整。

3. **ICD 电风暴** 24h 内出现 3 次及以上 ICD 放电治疗,中间间隔时间超过 5min,为 ICD 电风暴。一旦患者出现电风暴,常常提示患者心功能及心电活动的不稳定,是预后不良的危险因素。反复 ICD 电击治疗会增加交感兴奋性,加重室性心律失常发作。因此电风暴是 ICD 紧急情况,需要立即住院治疗及 ICD 程控,必要时暂时关闭 ICD 治疗功能。

4. **进行性心功能恶化** ICD 患者通常合并器质性心脏病及心功能不全。ICD 主要针对恶性室性心律失常发作发放相应治疗。尽管 ICD 对于基础心脏病及心功能状态并无改善作用。但心功能状态与室性心律失常密切相关,相互影响,互为负反馈作用。因此一旦患者出现心功能恶化,及早随访,强化药物治疗,改善预后。

四、随访方式

ICD 随访方式由多种因素决定,包括患者基础心脏病情况、心律失常发作情况、ICD 类型、是否具备远程监测功能、患者居住地医疗情况,以及患者就医路途远近及是否方便。目前随访的主要方式是传统的诊室随访,即患者需要到医院起搏随访诊室进行随访程控。随着远程监测设备临床应用增加,远程监测已经成为常规诊室随访的重要补充。远程监测功能可实时监测植入性器械的工作状态及患者心律情况,与门诊常规随访相比,远程监测系统有助于个体化按需随访,并能更早发现临床相关事件,给患者提供更高的保障,对于指导临床治疗和改善预后方面有重要的意义(图 6-1)。

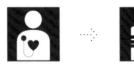

图 6-1　远程监测示意

ICD 中信息通过接收器发送到无限网络。计算机终端收到信息后,加以整理归类。医生或技术工作人员阅读信息后做成诊断。必要时通知患者进行复查。

五、随访内容及步骤

1. **病史及临床评估**　询问随访间期患者的症状。①心律失常症状:是否有头晕、黑矇、心悸、晕厥等;是否有电击治疗? 如有电击治疗,应了解治疗的次数;治疗前患者是否有心悸、胸闷、头晕、黑矇等症状;电击当时患者正在做什么;治疗后患者情况以及治疗前的症状是否消失。②心绞痛症状:胸闷、胸痛、憋气等。③心功能不全症状:活动耐力下降、气短、水肿、夜间阵发性呼吸困难等。④脉冲发生器囊袋局部:有无红、肿、渗液及破溃等(图 6-2)。

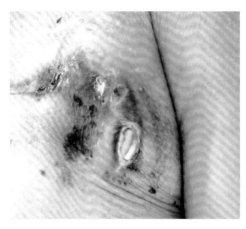

图 6-2　起搏器囊袋破溃

可见囊袋局部多处皮肤破损,脓性分泌物及血痂。局部脉冲发生器外露。

体格检查:除了常规查体外,重点是检查囊袋局部皮肤有无红、肿、破溃,有无变薄、发暗;局部有无浅表静脉扩张;同侧颈部和手臂有无肿胀及静脉曲张的表现。

相关检查:①普通心电图,了解患者心率、心律情况,了解 ICD 的起搏和感知功能正常性。②Holter,发现间歇起搏感知不良,监测自身心律、心率及心律失常发作情况。③X 线胸片,评估有无肺淤血及肺水肿;了解并比较起搏导线位置变化;了解导线完整性。

2. **测试 ICD 导线相关参数**　在 ICD 随访过程中,必须要完成以下参数的测试,包括①电池电量;②导线阻抗及高压除颤导线;③起搏阈值;④感知阈值。需要强调的是,完整的测试才能对患者的 ICD 的功能和工作状态有全面的判断。即使在故障处理时,也要先完成起搏测试后,再做出结论,避免遗漏。因为测试最主要的目的就是确定 ICD 基本起搏感知功能是否正常。

(1)电池电量和导线阻抗:在完成初步询问后,就可自动显示当前的电池电量和电池状态。电池状态常包括以下几个阶段。① BOL(beginning of life):为植入后初期。② MOL(middle of life):为植入后中期。③ EOL(end of life):为终末期。一旦 ICD 达到终末期,ICD 将失去对快速性心律失常的治疗功能,应及时更换。ICD 还可以通过电容器格式化时间来反映电池状态。电容器格式化时间即 ICD 最大能量冲、放电时间。通常情况下,格式化时间通常为 7~9s。若超过 13s,常常提示电池电量下降。过长的格式化时间会导致 ICD 充电时间过长,除颤治疗发放延长,导致患者血流动力学恶化。

导线阻抗包括起搏导线的起搏阻抗和除颤导线的高压阻抗。通常起搏阻抗 300~1 000Ω,有些高阻抗导线可以高达 1 500Ω。有些 ICD 还可以记录长期的阻抗变化。当阻抗波动超过 50% 或小于 200Ω 或大于 2 000Ω 常常提示导线绝缘层破裂或导线断裂。高压阻抗代表了除颤线路的工作状态。通常高压阻抗不高于 100Ω。若高压阻抗明显增高,会降低除颤效率,影响 ICD 治疗成功率,必要时需要更换除颤导线。

(2)起搏阈值测试:在进行起搏阈值测试时,要对起搏参数做适当调整。这种调整多是在测试的界面上进行,可以是一种临时调整,一旦完成测试,起搏器会自动恢复原有的起搏参数。在双腔起搏器中,测试心房阈值时,需要提高基础起搏频率,保证起搏频率高于自身心房节律,保证夺获。在测试心室阈值时,如在双腔模式下测试,需要缩短房室间期;如在单腔模式下测试,需要提高起搏频率,以保证心室被起搏器夺获,调整好参数后就可以进行测试。目前的起搏器测试的方式包括手动和自动两种。前者需要测试通过程控仪上显示波形变化,判断是否夺获,以确定起搏阈值。一旦发现失夺获,需要手动终止测试。而后者,起搏器会自动判断起搏的有效性,当发生失夺获时,自动停止测试。

(3)感知测试:同样,在进行感知测试,有时也需要对起搏参数进行一些调整。这也是一种自动终止的临时调整。在测试心房 P 波高度时,需要降低起搏频率,促进自身 P 波夺获心房,以便于测试 P 波振幅高度。而测试心室 R 波高度时,如在双腔模式下,需要延长房室间期,促进房室结自身下传;如在单腔模式下,需要降低起搏频率,保证自身 R 波夺获心室,以便测试。对参数进行适当调整后,就可以开始感知测试。目前多数起搏器的感知测试都是自动完成的,测试结束后,程控仪上会自动显示出相应的 P 波和 R 波的振幅。需要强调的一点是,对于心室起搏依赖的完全性房室阻滞,自身心率低于 30 次 /min 的患者,感知测试常常给患者极大不适,因而对于这些患者不必强求测试结果。一方面,过低的频率会增加患者发生恶性室性心律失常的风险。另一方面,由于自身心律的缺失,这些患者对起搏器感知灵敏度设置的要求较低。

3. ICD 诊断信息回顾 现代 ICD 具有强大的信息存储记忆功能,可将心律失常发作以及治疗过程的信息存储起来。通过体外程控,医生可以读取相关信息,帮助临床诊断,判断 ICD 治疗效果,以便及时调整诊断和治疗参数。

(1)室性心律失常事件:ICD 中存储的室性心律失常事件包括室性心动过速(室速)事件、心室颤动(室颤)事件、非持续性室速事件。在室性心律失常事件中 ICD 会详细记录事件发生时间、持续时间、ICD 诊断和鉴别诊断过程、室速 / 室颤事件发作时的心率、发放 ATP 和除颤治疗的次数、ATP 治疗方案和电击治疗的能量、ICD 治疗成功与不成功以及治疗放弃的次数。同时 ICD 还会存储事件的腔内心电图。在美敦力公司的 ICD 中,还会记录事件中各个心腔心率的散点图。这些存储的信息被用于判断患者室性心律失常类型,用于判断 ICD 是否发生不适当识别和治疗的依据。同时,也可用于评价药物及 ICD 治疗疗效依据。诊断信息为医生判断和分析 ICD 的工作情况提供了非常有价值的信息,在每次随访中均应回顾 ICD 中存储的信息(图 6-3、图 6-4)。

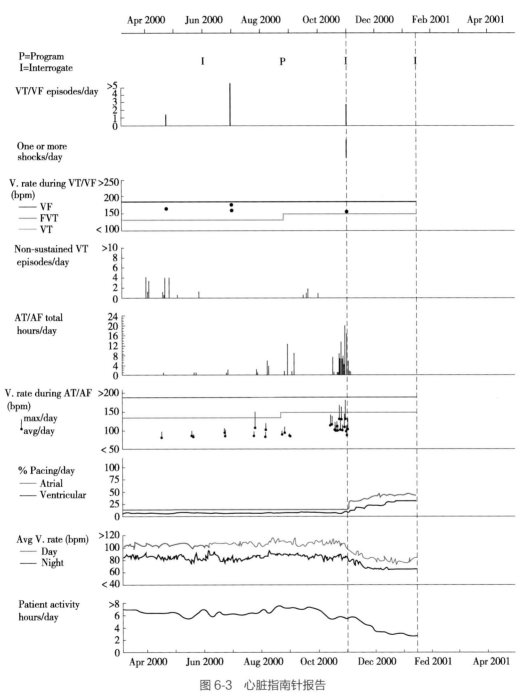

图 6-3　心脏指南针报告

美敦力公司特有的 ICD 信息记录报告,其内容涵盖房性和室性心律失常发作情况,起搏比例,患者活动耐力情况。包括室性心律失常事件数、发作时频率、非持续性室速/室颤事件数、房颤事件数、房颤事件中心室率快慢、起搏比例、昼夜平均心率、患者每日活动量。

ID#	Date/Time	Type	V. Cycle	Last Rx	Success	Duration
	(No data since last session.)					
---------------Last Session (Jun 12, 2008) ---------------						
41	Apr 01 13:47:48	VT	490 ms	VT Rx 2	Yes	17 sec
40	Apr 03 22:14:24	VT	490 ms	VT Rx 2	Yes	15 sec
39	Apr 03 22:13:53	VT	490 ms	VT Rx 2	Yes	16 sec
38	Apr 03 22:12:21	VT	480 ms	VT Rx 5	Yes	1.1 min
37	Mar 06 15:29:35	VT	470 ms	VT Rx 3	Yes	27 sec
36	Nov 05 16:08:53	VT	460 ms	VT Rx 3	Yes	31 sec
35	Oct 03 15:01:34	VT	480 ms	VT Rx 2	Yes	20 sec
34	Oct 02 15:25:56	VT	490 ms	VT Rx 2	Yes	17 sec
33	Sep 19 23:55:33	VT	450 ms	VT Rx 4	Yes	43 sec
32	Sep 18 15:36:50	VT	490 ms	VT Rx 1	Yes	11 sec
31	Aug 20 14:54:56	VT	490 ms	VT Rx 1	Yes	11 sec
30	Aug 13 17:29:06	VT	490 ms	VT Rx 1	Yes	13 sec
29	Jul 26 23:31:51	VT	470 ms	VT Rx 2	Yes	18 sec
28	Jul 16 23:54:04	VT	490 ms	VT Rx 3	Yes	26 sec
27	Jun 20 15:30:47	VT	480 ms	VT Rx 2	Yes	22 sec
26	Jun 20 15:20:28	VT	480 ms	VT Rx 1	Yes	11 sec
25	Jun 20 15:12:41	VT	480 ms	VT Rx 1	Yes	11 sec
24	Jun 18 15:32:40	VT	480 ms	VT Rx 1	Yes	11 sec
23	Jun 13 05:36:26	VT	480 ms	VT Rx 3	Yes	27 sec
22	Jun 13 04:10:27	VT	470 ms	VT Rx 4	Yes	42 sec
21	Jun 13 02:30:30	VT	440 ms	VT Rx 5	Yes	1.0 min
20	Jun 07 06:06:31	VT	460 ms	VT Rx 3	Yes	26 sec
19	Apr 23 14:42:20	VT	480 ms	VT Rx 1	Yes	12 sec
18	Mar 28 17:17:31	VT	490 ms	VT Rx 2	Yes	17 sec
17	Mar 13 15:54:22	VT	480 ms	VT Rx 2	Yes	15 sec
16	Feb 17 15:20:58	VT	490 ms	VT Rx 1	Yes	11 sec
15	Aug 23 04:50:57	VT	490 ms	VT Rx 2	Yes	16 sec
14	Aug 23 04:46:33	VT	480 ms	VT Rx 3	Yes	26 sec
13	Aug 22 18:03:31	VT	440 ms	VT Rx 4	Yes	44 sec
12	Mar 15 22:14:59	VT	480 ms	VT Rx 3	Yes	31 sec
11	Jan 15 19:49:47	VT	480 ms	VT Rx 2	Yes	27 sec
10	Jan 15 19:22:03	VT	490 ms	VT Rx 1	Yes	9 sec
9	Dec 25 23:08:48	VT	470 ms	VT Rx 1	Yes	13 sec
8	Dec 07 15:26:38	VT	470 ms	VT Rx 3	Yes	28 sec
7	Sep 27 22:08:46	VT	490 ms	VT Rx 1	Yes	8 sec
6	Sep 27 22:07:44	VT	450 ms	VT Rx 3	Yes	29 sec
5	Jul 16 06:37:03	VT	350 ms	VT Rx 1	Yes	12 sec
4	Jul 14 07:36:29	FVT	310 ms	VT Rx 1	Yes	15 sec
3	Jul 13 06:18:25	VT	340 ms	VT Rx 1	Yes	13 sec
2	Jul 12 19:02:54	FVT	350 ms	FVT Rx 1	Yes	15 sec
1	Jun 04 08:55:13	VF	190 ms	VF Rx 1	Yes	9 sec

图 6-4　ICD 室性心律失常事件日志

CD 记录室性心律失常发作时间,事件类型,心律失常周长,发放治疗个数,
是否治疗成功以及整个事件持续时间。

(2)房性心律失常事件:根据诊断信息的设置,在双腔 ICD 中,还会记录房性心律失常事件。研究显示,DDD 起搏器患者无症状房性心律失常事件的比例可达 58%~100%。而这些无症状性房颤同样会增加患者卒中风险。ICD 可以记录房性事件次数、发生时间、持续时间、发作时心房和心室节律情况,有些 ICD 还同时具有房性事件干预功能,ICD 同时还能记录相关的治疗信息。带有通道标识的事件缩略图能提供房性和室性间期信息,有助于判断 ICD 诊断的正确性。房性心律失常事件的记录有助于诊断阵发性房颤,评估房

颤发作次数和负荷,评估心室率控制情况,是否需要抗心律失常药物治疗,判断是否需要抗凝治疗(图 6-5)。

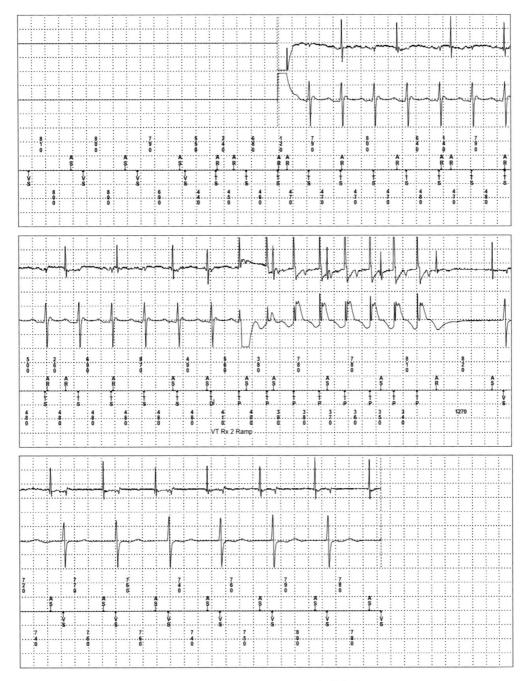

图 6-5　ICD 中记录到一次室速事件

ICD 诊断为室性心动过速,诊断成立后发放一阵 Burst 治疗,室速被终止。TS:室性心动过速感知,TD:室性心动过速诊断成立,TP:抗心动过速治疗,VS:心室感知;AS:心房感知;AR:不应期内心房感知。

（3）其他诊断信息：ICD 还可以提供心功能状态的实时监测。其内容包括患者日常活动度、昼夜心率及心率变异性。部分 ICD 还可以通过对经胸阻抗的监测来发现肺水肿。当肺水肿指数明显增高，达到报警阈值时，ICD 会自动报警，提醒患者就医，避免发生严重心力衰竭。

4. ICD 参数优化　在完成上述病史询问、参数测试及诊断信息回顾后，就要对患者参数进行优化。其目的都是在于个体化程控 ICD，实现患者在治疗中获益最大化。

（1）ICD 识别参数优化：ALTITUDE 研究显示，无论是恰当或不恰当的放电治疗都会增加患者病死率。在 MADIT-RIT 研究中，延长 ICD 识别间期，延迟 ICD 发放治疗能降低不适当治疗和病死率，同时不会增加患者晕厥事件。因此目前指南对于 ICD 患者无论是一级预防还是二级预防，都建议延长 ICD 识别间期。ICD 不适当识别和治疗发生率可达到 10%~20%，尤其在植入早期。不适当识别常常是由于误识别室上性心动过速（室上速），因此 ICD 也具有多种鉴别诊断功能，包括心律稳定性、猝发性以及形态学鉴别（图 6-6~6-8）。心律稳定性有助于鉴别心房颤动（房颤）和室速。猝发性有助于鉴别窦性心动过速和室速。形态学 ICD 有助于其他室上速。根据患者合并室上性心律失常类型以及是否发生不适当治疗，程控不同鉴别诊断方案，提高 ICD 诊断准确性。

（2）ICD 治疗参数优化：ICD 抗心动过速治疗包括抗心动过速起搏（ATP）、低能量转复和高能量的电击治疗。对于血流动力学稳定的室速，ICD 通常采用 ATP 治疗。ATP 治疗方案包括 Burst 和 Ramp（图 6-9、6-10）。若 ATP 治疗有效，可以保留原有的治疗方案。若 ATP 疗效欠佳，多次 ATP 都无法终止心动过速，在除外不适当识别后，可程控更为积极的 ATP 治疗方案，包括增加起搏刺激个数及提高起搏频率。若某一 ATP 治疗方案不但不能终止心动过速，反而导致心动过速加速或恶化，建议关闭该治疗方案。PainFree 系列研究显示，ATP 治疗能终止多数由于频率达到室颤区的快室速，而避免放电治疗。因此目前多数的 ICD 都具有 ATP During Charge 的功能（图 6-11），减少给患者带来不适的电击治疗，应常规给予打开。目前多数 ICD 患者在术中不再常规进行除颤阈值测试（DFT）。对于有血流动力学不稳定室速或室颤，建议及早给予电击治疗，提高治疗成功率。对于室速，可先给予低能量转复治疗，再给予最大能量电击治疗。而室颤，应直接程控最大能量电击治疗。若出现电击治疗失败，多次电击治疗才能终止心律失常时，应进行 DFT 测试，根据结果调整相应除颤参数，包括除颤波时限、方向以及位相等，以确保能及时终止心动过速。

（3）频率优化：在促进自身心率的同时，保证患者心率满足新陈代谢的需要。但在 ICD 患者中要避免不必要的右室心尖部起搏。在 DAVID 研究中，在病死率和心衰住院率方面，VVI 40 次 /min 后备起搏要优于 DDDR 70 次 /min 起搏。其原因是 DDDR 70 次 /min 组中心室起搏大大增加。因此对于单腔 ICD 患者不建议打开频率应答起搏。而在双腔 ICD 中打开频率应答起搏后应程控合适 AV 间期滞后功能，避免增加不必要的心室起搏。

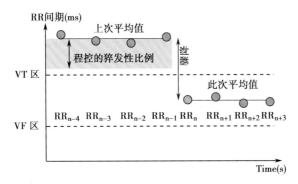

图 6-6　猝发性示意

后 4 个 RR 间期平均值与前 4 个 RR 间期平均值比,如果差
超过了程控值(如 20%),则满足猝发性标准,ICD 判断为室速。

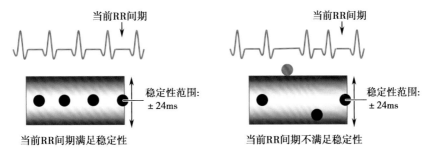

图 6-7　突发性标准

左侧当前 RR 间期与前 3 个 RR 间期比较,都在 ±24ms 内,满足稳定性标准,诊断为
室速。右侧中 RR 间期与前 3 个 RR 间期比较,超过 ±24ms,则 VT 计数器归 0。

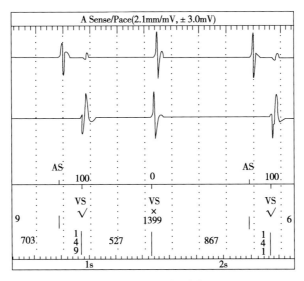

图 6-8　形态学鉴别诊断

每一心搏都与存储的模板相比较,√为匹配;X 为不匹配。ICD 中默认匹配
度 60%,模板匹配标准 7/12,即:匹配度 > 60%,且 12 个心动周期中超过 7
个心动周期达到匹配标准,ICD 诊断为室上速。Sense:感知;Pace:起搏;AS:
心房感知;VS:心室感知。

（4）AV 间期优化：ICD 患者中不必要的心室起搏会增加患者病死率和心衰住院率。在 DAVID Ⅱ研究中，AAIR 70 次 /min 组在病死率和心衰住院率方面与 VVI 40 次 /min 后备起搏相当。因此对非房室阻滞的患者，促进房室结自身下传，减少不必要的心室起搏。对于心室起搏依赖的患者，优化起搏部位或双心室起搏减少对患者心功能影响。

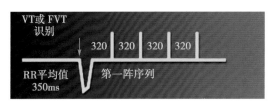

图 6-9　Burst 示意

发放一阵相同间期的脉冲，每阵的间期递减。VT：室速；FVT：快室速。

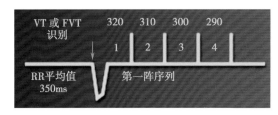

图 6-10　Ramp 示意

一阵间期递减的起搏脉冲，每阵序列增加一个脉冲。VT：室速；FVT：快室速。

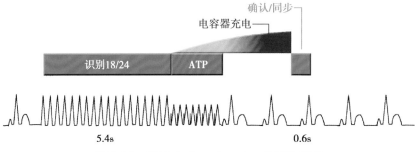

图 6-11　ATP during charging 的工作示意

ICD 诊断室颤成立，诊断时间为 5.4s，在充电过程，ICD 给予 1 阵 ATP 治疗后，终止了这次心动过速。ICD 确认后放弃放电治疗。

小　结

● ICD 术后随访尤为重要，是 ICD 治疗的重要环节。通过随访，可以了解患者心律失常发作情况，ICD 各项参数是否正常，ICD 治疗情况。及时发现和处理 ICD 相关并发症和故障，使患者得到最佳的治疗效益。

● ICD 常规随访分为 3 个阶段　①ICD 植入后首次随访：通常在术后 3 个月。② ICD 中期随访：通常是指术后 3 个月到 ICD 电池耗竭前半年这段时间。③ ICD 终末期随访：通常是指 ICD 电池耗竭前半年到 ICD 更换术之间这段时间。除了 ICD 常规随访外，当患者感知到 ICD 电击治疗；术后再次出现晕厥；ICD 反复放电或进行性心功能恶化，需要及时随访。

● ICD 随访内容包括病史及临床评估、电池状态评估、ICD 导线参数测试、存储信息回顾以及参数优化。

（陈若菡　陈柯萍）

参考文献

［1］ CANTILLON DJ, WILKOFF BL.Antitachycardia pacing for reduction of implantable cardioverter-defibrillator shocks.Heart Rhythm,2015,12（6）:1370-1375.

［2］ MOSS AJ,SCHUGER C,BECK CA,et al.Reduction in inappropriate therapy and mortality through ICD programming.N Engl J Med,2012,367 :2275-2283.

［3］ TARAKJI KG,WILKOFF BL.Management of cardiac implantable electronic device infections:the challenges of understanding the scope of the problem and its associated mortality.Expert Rev Cardiovasc Ther,2013,11（5）:607-616.

［4］ WILKOFF BL.Improved programming of ICDs.N Engl J Med,2012,367（24）:2348-2349.

［5］ WILKOFF BL,COOK JR,EPSTEIN AE,et al.Dual-chamber pacing or ventricular backup pacing in patients with an implantable defibrillator:the Dual Chamber and VVI Implantable Defibrillator（DAVID）Trial.JAMA,2002,288 :3115-3123.

［6］ WATHEN MS,DEGROOT PJ,SWEENEY MO,et al.Prospective randomized multicenter trial of empirical antitachycardia pacing versus shocks for spontaneous rapid ventricular tachycardia in patients with implantable cardioverter-defibrillators:Pacing Fast Ventricular Tachycardia Reduces Shock Therapies（PainFree Rx Ⅱ）trial results.Circulation,2004,110 :2591-2596.

［7］ WILKOFF BL,OUSDIGIAN KT,STERNS LD,et al.A comparison of empiric to physician-tailored programming of implantable cardioverter-defibrillators:results from the prospective randomized multicenter EMPIRIC trial.J Am Coll Cardiol,2006,48 :330-339.

［8］ WILKOFF BL,WILLIAMSON BD,STERN RS,et al.Strategic programming of detection and therapy parameters in implantable cardioverter-defibrillators reduces shocks in primary prevention patients:results from the PREPARE（Primary Prevention Parameters Evaluation）study.J Am Coll Cardiol,2008,52 :541-550.

［9］ DUBNER S,AURICCHIO A,STEINBERG JS,et al.ISHNE/EHRA expert consensus on remote monitoring of cardiovascular implantable electronic devices（CIEDs）.Europace,2012,14（2）:278-293.

［10］ DAUBERT JC,SAXON L,ADAMSON PB,et al.2012 EHRA/HRS expert consensus statement on cardiac resynchronization therapy in heart failure:implant and follow-up recommendations and management.Heart Rhythm,2012,9（9）:1524-1576.

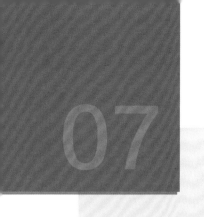

第 7 章
植入型心律转复除颤器的
程控

植入型心律转复除颤器(ICD)是心脏性猝死高危患者的一线治疗。ICD 能否及时识别恶性室性心律失常并及时发放治疗,直接关系到 ICD 的疗效及患者安危。ICD 术后程控检查是患者随访的重要组成部分,通过 ICD 程控可以了解 ICD 的工作状态、优化 ICD 的工作参数,及时发现和处理 ICD 故障、检查 ICD 的电池状态。目前 ICD 诊断和治疗功能均通过体外程控仪进行调整。ICD 主要通过心率的快慢诊断不同类型心动过速。在心率的基础上,结合不同鉴别诊断程序来识别室上性心动过速(室上速)与室性心动过速(室速)。针对不同类型的心律失常,ICD 可以分层治疗。对于频率较低的室速,ICD 给予抗心动过速起搏(ATP)治疗,ATP 未能转复的心动过速,ICD 给予低能量转复治疗。对于频率达到心室颤动(室颤)区的心动过速,ICD 会在充电或放电前尝试给予 1 次 ATP 治疗。若未能转复,ICD 则给予最大能量电击治疗,通常 ICD 可以发放 5~6 阵电击治疗,直至心律转复。对于一些合并心动过缓或电击治疗后出现心动过缓的患者,ICD 还可以发放起搏治疗。

现代 ICD 还具有强大的信息储存记忆功能,可将心律失常发作以及治疗过程的信息(包括数据以及心内电图)储存起来,医生可根据临床需要,随时通过体外程控仪,读取储存的信息,以帮助临床诊断,判断 ICD 治疗效果,及时调整诊断和治疗参数。以美敦力公司(Marquis VR 7230)单腔 ICD 为例,可将每次随访期间发生的室颤事件、室速事件、室上速和非持续性室速事件以及心动过缓事件记录并储存在 ICD 中(图 7-1)。若发生除颤或抗心动过速起搏(antitachycardia pacing,ATP)治疗,它可详细记录室速或室颤发生时间、发作时的心率、ICD 发放的 ATP 或除颤治疗的情况(图 7-2,图 7-3)以及治疗前后的心内电图(图 7-4)。ICD 记录了每个疗法所进行的次数、每个疗法成功和不成功的次数,以及被取消的次数。随着技术进步,ICD 的信息储存容量不断增加,目前新一代的 ICD 可储存长达 30min 的心内电图,为医生判断和分析 ICD 的工作情况提供了有价值的信息。

Last Interrogation:	Jul 08, 2010 16:06:55		
	Since Last Session	Since Last Cleared	Device Lifetime Total
Episodes	**Jun 29, 2010**	**Jul 30, 2009**	
VF	0	5	5
FVT	0	2	2
VT	2	13	13
SVT:Onset/Stability/Wavelet	1	3	3
NST	108	251	251
Pacing			
Sensed	100.0 %	99.8 %	99.8 %
Paced	<0.1 %	0.2 %	0.2 %
Additional Counters			
Single PVCs	2352	208706	208706
Runs of PVCs	2612	10866	10866
V. Rate Stabilization Paces	0	0	0
Runs of V. Rate Stab. Paces	0	0	0

图 7-1　ICD 存储的事件记录

VF:室颤;FVT:快速室速;VT:室速;SVT:室上速;NST:非持续性心动过速
Sensed:感知;Paced:起搏;Single PVCs:单个室早;Runs of PVCs:短串室早。

Episode Lists

Last Interrogation: Jul 08, 2010 16:06:55
Episodes Last Cleared: Jul 30, 2009 16:16:24

VT/VF Episodes

ID#	Date/Time	Type	V. Cycle	Last Rx	Success	Duration
20	Jul 08 16:02:05	VT	330 ms	(Episode in progress)		
19	Jul 07 18:57:00	VT	340 ms	VT Rx 6	No	33 min
---------------Last Session (Jun 29, 2010) -----------------						
18	Jun 28 20:40:54	VT	310 ms	FVT Rx 2	Yes	55 sec
17	Jun 06 15:07:27	VT	350 ms	VT Rx 1	Yes	33 sec
16	Jun 06 14:56:36	VT	340 ms	VT Rx 1	Yes	7 sec
15	Jun 06 14:54:59	VT	350 ms	VT Rx 2	Yes	1.5 min
14	Jun 06 14:52:36	VT	350 ms	VT Rx 1	Yes	30 sec
13	Jun 06 14:52:24	VT	350 ms	VT Rx 1	Yes	7 sec
12	Jun 06 14:52:07	VT	350 ms	VT Rx 1	Yes	7 sec
11	Jun 06 14:22:50	VT	340 ms	VT Rx 6	No	3.3 min
10	Jun 06 14:07:08	FVT	290 ms	VT Rx 6	No	12 min
9	Jun 06 14:04:49	VT	310 ms	VT Rx 6	Yes	2.2 min
8	May 25 19:09:48	VF	280 ms	VF Rx 1	Yes	11 sec
7	May 25 19:03:43	VF	290 ms	VF Rx 1	Yes	11 sec
6	May 25 12:44:31	FVT	290 ms	FVT Rx 1	Yes	7 sec
5	May 21 18:25:24	VF	270 ms	VF Rx 1	Yes	11 sec
4	Apr 18 17:57:19	VF	280 ms	VF Rx 1	Yes	11 sec
3	Oct 07 18:07:53	VF	390 ms	VF Rx 1	Yes	1.2 min
2	Sep 01 06:39:30	VT	350 ms	VT Rx 6	No	>1 hr
1	Jul 30 16:17:49	VF	240 ms	VF Rx 1	Yes	7 sec

图 7-2　ICD 存储的室性心动过速和室颤的事件记录

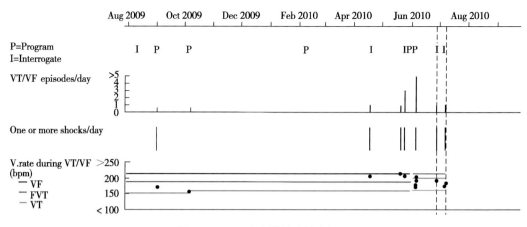

图 7-3　ICD 中存储的事件坐标图

一、程控方法

（一）ICD 程控的主要步骤（表 7-1）

1. **检查 ICD 电池状况**　电池状态直接影响 ICD 功能。当电池电量耗竭时，ICD 会关闭对室性心律失常诊断和治疗功能，保留基本的起搏功能。若未能及时更换 ICD，当电池电量进一步下降后，连基本起搏功能也丧失。ICD 电池状态评估参数包括电池电压及电容器格式化时间。有些 ICD 会根据电池电压有不同提示，初始期（beginning of life，BOL）、中期（middle of life，MOL）和终末期（end of life，EOL）。另外，电容器格式化时间也提示电池状态。初始期的 ICD 电容器格式化时间通常为 7~9s，而到了终末期格式化时间会延长到 13s 以上，甚至更长时间（图 7-5）。

2. **检查导线阻抗**　导线阻抗反映了导线完整性，包括起搏阻抗和高压阻抗。通常起搏阻抗在 200~1 000Ω，而高压阻抗不超过 100Ω。目前许多 ICD 可以定期自动测试导线阻抗，并将其绘制成曲线，反映导线长期状态（图 7-6）。

3. **起搏和感知功能测试**　在 ICD 程控随访中，应常规进行各项参数的测试。这有助于了解导线的功能状态。异常的起搏和感知参数常有助于及时发现 ICD 的工作异常（图 7-7）。

4. **分析存储的事件记录和腔内电图**　ICD 会自动记录曾经发生过的持续或非持续室性心律失常事件，并存储在 ICD 中。通过程控仪，临床医生就可以读取相关信息。由于存储空间的限制，ICD 中的存储信息是滚动记录的。一旦存储空间不足，后来发生的事件会覆盖先前的事件。ICD 中的事件记录包括①室速 / 室颤发作情况：发作次数、发作时间、心律失常类型。②对于每次事件，ICD 会记录心律失常发作持续时间及心动过速周长，ICD 鉴别诊断功能对心律失常的判断、各种治疗（ATP、低能量转复及高能量电击）发放的次数以及是否成功。③ICD 会滚动存储事件腔内图，有助于临床医生对 ICD 诊断和治疗做出判断（图 7-8）。

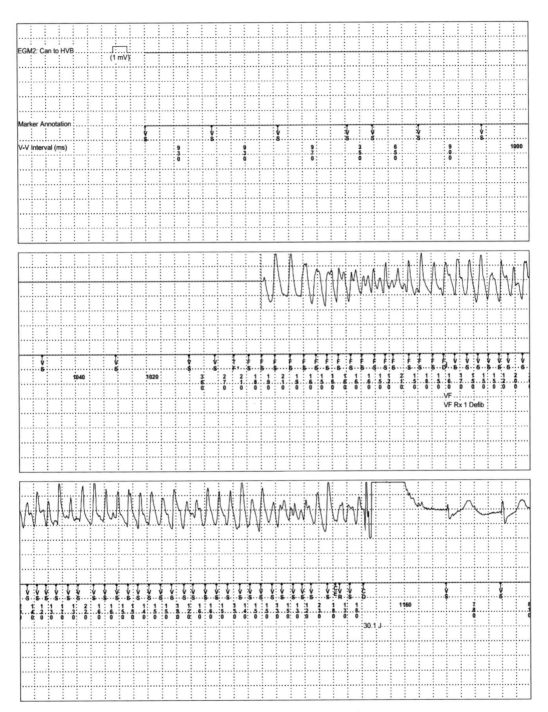

图 7-4　ICD 中连续记录的事件腔内图

从上至下分别为心室腔内电图和通道标识。其中,心室腔内电图中快速 R 波,且 R 波形态与窦性完全不同,心室率超过 VF 识别标准,ICD 发放了 30J 电击治疗。治疗发放后 VF 终止,恢复窦性心律。VS = 心室感知;FS = 室颤识别;FD = 室颤诊断成立;VF Rx = 室颤治疗;CE= 充电完成;CD= 电击治疗发放。

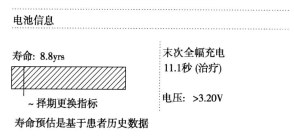

图 7-5　ICD 电池电量信息

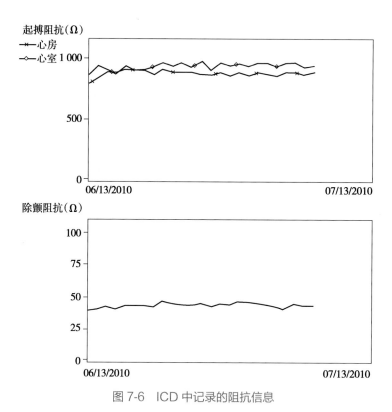

图 7-6　ICD 中记录的阻抗信息

	心室
阈值	This Session：0.5V Last Session：<0.25V
感知	This Session：5.1mV Last Session：4.6mV
起搏 阻抗	Today：480Ω Last Session：560Ω
除颤 阻抗	Today：33Ω **Ⓐ** Last Session：38Ω

图 7-7　ICD 导线参数测试结果

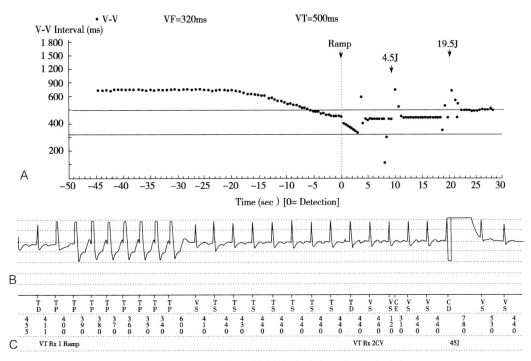

图 7-8　ICD 不适当识别窦性心动过速导致不适当治疗

A：ICD 中记录的事件散点图，其中●为 QRS 波。散点图中心室率逐渐加快频率达 120 次 /min，触发 ICD
识别并发放了 RAMP，4.5J 及 19.5J 电击治疗。

B、C：ICD 中连续记录的事件腔内电图。图中从上至下分别为心室腔内电图和通道标识。其中，心室腔
内电图中 R 波形态与窦性 QRS 相似，RR 间期差别超过 50ms。由于窦性心动过速时心室率超过 VT 识
别标准，ICD 发放了 RAMP 治疗，心率仍较快，ICD 又发放 4.5J 的电击治疗。VS = 心室感知；TS= 室速识别；
TD = 室速诊断成立；CE= 充电完成；CD= 电击治疗发放。

　　5. 根据测试结果和事件记录调整参数　①识别参数：室速 / 室颤频率或周长、室速 /
室颤识别数目。②设置必要鉴别诊断参数：突发性、稳定性、QRS 宽度或形态。③设置合
适治疗参数：ATP 治疗、低能量转复、高能量除颤。

　　6. ICD 的故障识别和处理

表 7-1　ICD 程控的主要步骤

电池电压（和阻抗）

电容器充电时间

心房和左、右室的起搏及感知阈值（所有导线）

所有导线的起搏阻抗

除颤导线的高压阻抗

每个心腔起搏 / 感知百分比

室上速 / 室速 / 室颤的治疗情况

回顾主要程控参数，做必要调整

回顾所有器械触发的报警

若能获得，回顾血流动力学测量值（如经胸阻抗、夜间心率、心率变异性、患者活动量等）

（二）程控内容

1. 抗心动过缓参数的程控 包括起搏方式、起搏频率、输出能量、感知敏感度、不应期等（图 7-9）。

```
┌─Bradycardia═══════════════════════════════════════════════════┐
│                              Permanent   Post shock             │
│  Mode                           DDD          DDI                │
│  Basic rate                     60           70 ppm             │
│    Night rate                   OFF                             │
│                                                                │
│  Rate hysteresis                OFF          OFF               │
│                                                                │
│  IRSplus                        ON                             │
│  AV delay                       250          140 ms           │
│                                                                │
│    Sense compensation           -30          ms              │
│    AV safety window             100          ms              │
│    AV hysteresis mode           IRSplus                        │
│    AV hysteresis                400          ms              │
│    AV repetitive                5                             │
│    AV scan                      5                             │
│  Upper rate                     130          ppm             │
│    Upper rate response          2:1                           │
│    Atrial upper rate            240          ppm             │
│  Intervention rate              160          ppm             │
│    Mode                         DDI                           │
│    Activation criterion         5            out of 8        │
│    Deactivation criterion       5            out of 8        │
│    Change of basic rate         +10          ppm             │
│    Post ModeSw rate             +10          ppm             │
│    Post ModeSw duration         01:00        mm:ss           │
│  PMT detection/termination      ON                            │
│    VA criterion                 350          ms              │
│                                                                │
│  Post-shock duration                         00:10 mm:ss       │
└────────────────────────────────────────────────────────────────┘
```

图 7-9 ICD 中心动过缓起搏参数设定

多数患者在 ICD 植入时，有正常自身心率，并不具有心动过缓起搏适应证。以往多个研究显示，与单腔起搏模式相比，双腔起搏模式的心房颤动（房颤）和卒中的发生率较低，但并不降低心衰和死亡发生率。DAVID 研究显示，在无起搏适应证的 ICD 患者中，与 VVI 后备起搏相比，DDDR 起搏模式患者死亡及心衰住院率均增高。不必要时心室起搏是导致 DDDR 组患者预后不良的原因。DAVID Ⅱ 研究显示，AAIR 组预后与 VVI 后备起搏相当。因此，对于合并有心动过缓，但无心室起搏指征的患者，应考虑 DDD/DDDR 模式。但对于合并有心功能降低，预期心室起搏比例高的患者，考虑到单腔右心室起搏会加重患者心功能不全,器械选择时应考虑患者心功能情况,必要时选择再同步化器械。

对于无永久起搏适应证的患者,单腔 ICD 患者起搏频率多数程控 40 次 /min。双腔 ICD 患者,DDD 模式下程控最小化右心室起搏功能(美敦力公司的 MVP,雅培公司的 VIP,百多力公司的 IRSplus 及波士顿科学公司的 AV Search+),减少心室起搏,起搏频率多数情况下程控为 60 次 /min,并可以根据患者年龄及变时功能程控频率应答起搏,以提高患者生活质量和活动耐量。

2. 室速 / 室颤识别参数的程控

(1)室速 / 室颤频率或周长:不同患者发作的室性心律失常类型不同,其对血流动力学影响也不同。因此室速 / 室颤识别参数是因人而异的。有些患者充分药物[β 受体阻滞剂、胺碘酮(可达龙)]治疗后,室速的发作频率会降低,甚至低于 ICD 设定的室速识别频率,而出现 ICD 对室速的漏识别。这种情况下需降低室速识别频率,避免漏识别的发生。有些患者有不止一种室速发作,且伴随的血流动力学有差异。这种情况下临床上需要设定不同的识别区间,以便于室速的分层治疗。对于一些青年患者,室速识别频率设置还要考虑到患者窦性心率的高低,避免患者运动后正常的心率落入室速识别区中导致 ICD 不适当识别窦性心动过速,不适当发放治疗。而对于合并血流动力学极不稳定的室速,应及时发放电击治疗,避免血流动力学进一步恶化或延迟治疗后导致治疗效率的降低。另一方面,部分患者的室性心律失常事件血流动力学稳定且是可自行或被药物终止的,适当提高识别频率,减少 ICD 治疗,延长 ICD 寿命。

(2)室速 / 室颤识别数目:增加室速 / 室颤识别个数以避免 ICD 对短阵的、能自行终止的室速 / 室颤的识别和治疗;降低室速 / 室颤识别个数,以提高室速 / 室颤识别的敏感性,避免漏识别,或者对某些血流动力学不稳定的室速,通过降低室速识别个数,使 ICD 快速识别并给予治疗,避免室速持续时间长引起血流动力学恶化。

(3)增加室速识别区:以往通常设置室速和室颤两个识别区。对于一些患者,可以设置两个室速识别区。设置一个低频率室速区,可仅监测不治疗,避免 ICD 过多干预一些血流动力学稳定的室性心律失常。也可设置一个高频率室速区,针对患者临床不同类型室速给予不同治疗方案,提高治疗效率,也加强对室速的无痛性治疗,减少 ICD 放电次数。

(4)鉴别诊断程序:根据患者心律失常特点,判断是否需要打开或关闭鉴别诊断程序。其中,突发性指标用于窦性心动过速鉴别;稳定性指标用于与心房颤动(房颤)鉴别;EGM 宽度或 QRS 波形态学用于与室上速鉴别(图 7-10)。程控合适鉴别诊断有助于提高 ICD 诊断准确性,避免 ICD 不适当识别和治疗。在随访中,一旦 ICD 出现不适当识别和治疗,应分析发生的原因,程控相应鉴别诊断程序。当然,同时打开多种鉴别诊断后,会提高 ICD 对室性心律失常诊断特异性,但也会降低敏感性,有时会导致治疗延误。因此需要根据患者心律失常特点,程控相应鉴别诊断。有时,可将鉴别诊断程序程控为监测状态(passive),此时 ICD 会对心律失常做相应的鉴别诊断,但不影响相应治疗发放。这有助于医生判断该程序的必要性。

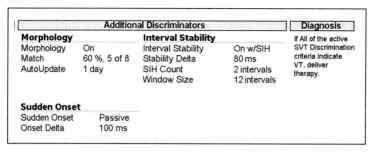

图 7-10　ICD 中鉴别诊断的参数设置

3. 室速 / 室颤治疗参数的程控

（1）ATP 治疗：常用的 ATP 治疗包括固定频率的短阵快速刺激（burst）和自动递减扫描刺激（ramp）。根据患者的室速情况，设置合适的脉冲释放方式、刺激脉冲的个数及周长。对于血流动力学不稳定的室速，应谨慎使用 ATP 治疗，以免延误室速治疗，或使室速加速恶化。有时一些过于激进的起搏治疗，例如间期过短或刺激个数过多，不但不能终止心动过速，反而导致心律失常加速或恶化。程控中，应评价 ATP 治疗的效果。若发现某一类型的起搏治疗的成功率低或导致心律失常恶化，应给予关闭。目前有些 ICD 可以自动判断 ATP 治疗方案的有效性。当首治疗方案连续数次未能有效终止心动过速，ICD 就自动关闭该治疗方案；当再次发生心动过速时，ICD 会将后一种治疗方式作为首治疗发放治疗，以此类推。

（2）低能量转复：低能量转复的电击能量一般在 5~10J 或以下，主要用于终止室速，特别对于 ATP 治疗终止室速无效，或室速时血流动力学不稳定的患者，应用时通常需要 R 波同步。

（3）高能量除颤：大多数除颤器最大释放能量为 35~40J。ICD 在感知并确认发生室颤后，经过几秒钟的充电后，释放高能量除颤脉冲。目前新一代 ICD 可连续释放 1~6 个高能量除颤脉冲。医生可根据临床以及术中测试除颤阈值情况程控设定除颤能量。

二、如何减少植入型心律转复除颤器的不适当电击

不适当电击是植入 ICD 后的一个主要并发症，也是导致 ICD 患者再住院的最主要原因。ICD 不适当电击可诱发室速、室颤；增加放电次数；加速 ICD 电池耗竭；反复电击损伤心肌并使心功能恶化；不适当电击可影响患者的生活质量，产生一系列心理问题。与以往 ICD 相比，新一代 ICD 除了频率标准诊断室速，还可以通过增加识别标准鉴别室上速和室速。但即使有这些增加识别标准，仍有许多患者发生不适当电击，国外文献报道 ICD 不适当电击发生率达 20%~30%。国内陈柯萍等报道了阜外医院单中心的临床随访结果，22%患者发生了不适当电击。结果显示尽管新一代 ICD 具有更完善的识别和算法，仍有较高的不适当识别和不适当治疗事件发生率。因此，对 ICD 不适当电击需要及时识别和处理。

1. 不适当电击常见原因及识别方法　发生 ICD 不适当电击主要是由于不适当识别室上速引起，其次为导线故障或感知过度。Nunain 报道 21% ICD 患者因不适当识别室上速而导致不适当电击。早期常见原因是对室上速的误识别，最常发生在植入后 1 年内。

晚期常见原因是导线问题。具体原因如下：

(1)室上性快速心律失常：房颤、心房扑动(房扑)伴快心室反应(图 7-11)和窦性心动过速(图 7-8)。

(2)感知过度：T 波感知；噪声感知(图 7-12)，典型的由导线引起，如线圈断裂、绝缘层破裂、接口松动等。

(3)QRS 的双重感知。

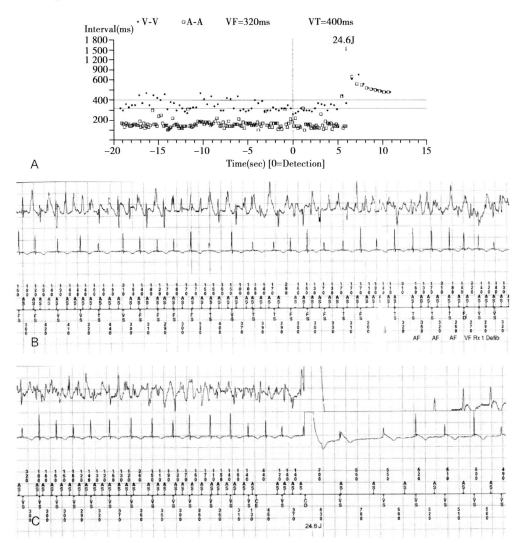

图 7-11　ICD 不适当识别房颤合并快室率

A：ICD 中记录的事件散点图，其中●为 QRS 波，□为 P 波。散点图中心室率不规整，频率达 180 次 /min，触发 ICD 识别并发放了 24.6J 电击治疗。B，C：ICD 中连续记录的事件腔内电图。图中从上至下分别为心房腔内电图、心室腔内电图和标识通道。其中，心房腔内电图中可见快于心室率的快速不规整心房波，心室腔内电图中 R 波形态与窦性 QRS 波相似，RR 间期差别超过 50ms。由于房颤时心室率超过室颤识别标准，ICD 发放了 24.6J 电击治疗。治疗发放后房颤终止，恢复窦性心律，心室腔内电图中 R 波形态与窦性 QRS 相似。VS = 心室感知；TS= 室速识别；FS = 室颤识别；FD = 室颤诊断成立；AS= 心房感知；VF Rx = 室颤治疗；CE= 充电完成；CD= 电击治疗发放。

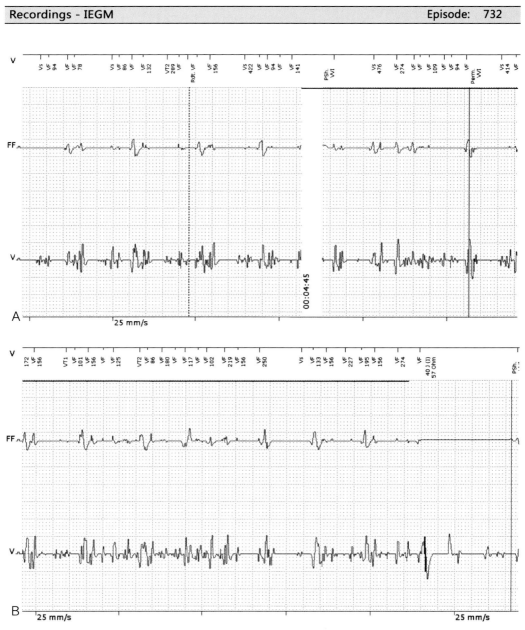

图 7-12 ICD 噪音干扰

通道标识(V),远场心电图(FF),近场心电图(V)。其中,远场心电图中可见较规整的心室波,频率为 75 次 /min。近场通道中可见大量不规律,振幅大小不一的成簇的电位。ICD 将其识别为室颤,ICD 发放了 40J 电击治疗。VS = 心室感知;VT1= 室速识别;VF = 室颤识别;40J= 电击治疗发放。

通过详细询问病史以及 ICD 程控检查有助于识别不适当放电。病史包括患者既往的室上速病史,主要是有无房颤病史以及每次电击的情况。在电击前患者的活动情况:安静的或正在活动中;电击前患者有无心悸、头晕、黑矇及晕厥等;电击时患者的体位等。ICD 程控检查是确定不适当放电的最主要的方法,通过事件存储资料分析,主要 ICD 记录的室速和室颤时的腔内心电图的分析,有助于判断是否为 ICD 不适当电击。另外,通过对 ICD 及导线系统的评估,导线阻抗、起搏感知测试,检查 ICD 参数设置是否合适,识别参数是否合适,增强识别功能是否打开等,可以了解 ICD 不适当电击的原因。

2. **不适当电击的解决方法**　由于不适当识别室上速是 ICD 不适当电击主要原因,因此,在新一代 ICD 中增加许多增加识别标准,力求提高识别的特异性。但许多增加识别标准在术后并不常规打开,而是在患者发生不适当识别或治疗后才酌情打开。因此,室上速不适当识别常发生在植入术后早期,多在术后 1 年内。一旦打开了增加识别标准,室上速不适当识别发生率就明显下降。阜外医院研究结果显示,既往有房颤病史患者,室上速不适当识别发生率高,因此对于这类患者,预防性打开相应鉴别诊断标准是很有必要的。导线故障导致肌电、电磁干扰常发生在 ICD 植入术后 2 年左右,是导致不适当识别另一个主要原因。导线故障包括导线断裂、绝缘层破裂和接头松动,发生率高达 1%~5%,常常是在患者发生不适当识别和治疗时被确诊。导线完整性可以通过起搏 / 感知阈值、起搏 / 除颤阻抗异常变化确诊。因此,定期随访测试导线参数有助于及早发现可能存在的导线故障,避免不适当识别和治疗事件。但一旦发生导线完整性破坏,要避免因导线故障再次发生不适当感知,最可靠的方法是更换新的导线。临床上防止 T 波感知较困难。降低感知灵敏度或增加室速 / 室颤识别个数也许能减少不适当识别事件,但这种调整有时可能会影响 ICD 对危及生命的室性心律失常的识别,因此多数医生在做出这种决定时十分慎重,有时情愿忽视 T 波感知而避免可能出现的室速 / 室颤不感知。Decay Delay 能延迟感知灵敏度的衰减,是防止 T 波感知的一种新办法,但目前尚未应用于所有 ICD 中。综上所述,预防和解决 ICD 不适当放电的具体措施如下:

(1) ICD 程控调整参数调整识别频率、打开增强识别功能;对于室速,设置 ATP 治疗;对于感知过度者,降低感知敏感度,但是有室速漏识别的危险,应慎重处理。

(2) 导线调整或导线重置对于导线移位和导线绝缘层破裂、导线断裂或接口问题的患者,调整导线位置或重置导线。

(3) 药物治疗对于室上性心律失常引起者,加用抗心律失常药物或使用减慢心室率的药物。

(4) 其他对于阵发性室上速、典型房扑和阵发性房颤可以通过射频导管消融治疗。

三、如何减少植入型心律转复除颤器的不必要电击

一级预防和二级预防的临床试验均证实 ICD 能明显减少心脏性猝死的发生率及全因死亡率,但是 ICD 电击也给患者带来了痛苦,AVID 试验显示 1 次以上的电击与生活质量的下降有关。CABG 试验结果表明,ICD 患者的生活质量明显低于无 ICD 患者,但是没有发生电击的 ICD 患者的生活质量与无 ICD 患者相同。说明 ICD 电击对患者的生活质量产生了明显的不良影响,而且 ICD 频繁电击还可以加重患者的心功能,引起患者的心理问题,还影响 ICD 电池寿命。因此,如何减少 ICD 的不必要电击是临床迫切需要解

决的问题。

1. 减少不必要电击的临床试验 国外进行了多项临床试验以确定减少 ICD 电击的可行性及安全性。PainFree 研究是一项前瞻性、非随机研究，共 25 个中心参加，220 例首次植入 ICD 的冠心病患者入选。程控 188~250 次 /min 为快频率室速（FVT），平均随访 6.9+3.6 个月。结果表明：FVT 是常见的，占所有事件的 40%，在传统的室颤区检测到的 93% 事件是 FVT。ATP 治疗是有效的，经校正后 ATP 成功率仍高达 77%。而加速风险低，仅为 4%~7%，加速比例与在传统室速检测区中室速的 ATP 研究相同；晕厥发生的风险也低，仅为 2%，与其他 ICD 的研究相同。PainFree Rx Ⅱ Trial 是另一项前瞻性、随机研究，42 个中心参与，634 例患者入选，平均随访 11 个月。结论显示为单一经验性 ATP 终止 FVT 的成功率 72%（校正），ATP 不增加室速加速、晕厥和死亡的负性结果；与电击治疗的患者相比，ATP 治疗的患者生活质量评分明显增加。PainFree Rx Ⅱ 试验的研究者推荐在大多数 ICD 患者中 ATP 作为首选治疗。EMPIRIC 试验为 ICD 植入后电击预防研究，以评价标准化的 ICD 程控策略能否与医生个体化的设定相符，为一前瞻性、单盲、平行、非劣效性试验，1∶1 随机入选。结果显示室速 / 室颤标准经验性 ICD 程控与患者个性化、医生设定的程控至少是一样有效、简单，非个性化的程控是可行的，没有增加相关电击的发生率。PREPARE 研究的程控策略为避免对频率较慢的室速的诊断成立，避免对非持续性的室性事件的诊断成立，避免将室上速诊断为室速 / 室颤，对快室率应用 ATP 治疗，第一阵高能量电击治疗（图 7-7）。结果表明对于一级预防的 ICD 患者，策略性程控可以减少 ICD 的电击次数、心律失常性晕厥以及对持续性室速 / 室颤的治疗缺失的联合终点发生率。4 个临床试验总结如下：PainFree 研究表明无痛治疗是安全有效的（3/4 的 FVT 可被 ATP 终止）；EMPIRIC 研究显示标准经验性程控相比医生个体程控减少了电击，无论是室速的正确放电或者是室上速的不适当电击均减少；对于 EMPIRIC 研究没有解决的问题，如何减少非持续室性事件的电击，PREPARE 得到了圆满的解释，PREPARE 研究中策略性程控减少了 63% 不必要的电击事件，只有 3.6% 的患者发生了不恰当的治疗。总之，上述临床研究表明对于 ICD 患者，要优化 ICD 的诊断参数和治疗参数，加强无痛性的 ATP 治疗，从而减少 ICD 的不必要电击。

2. 减少不必要电击的功能 是否能有一种 ICD 可以不需要特殊程控，却能保证减少不必要电击呢？ EnTrust 研究回答了这个问题，Entrust 研究入选了 222 例植入带有 ATP During Charging 功能或 ATP Before Charging 的 ICD。此项功能 ICD 在充电过程中或充电前能释放 1 次 ATP 治疗（图 7-13）。结果显示用 ATP During Charge 治疗 71 个室颤区的自发事件，ATP 成功终止 53 个事件，ATP 治疗有效率 70%；而且 ATP Before Charging 功能，减少充电 36 次；在 ATP During Charging 治疗组合事件中没有晕厥或头晕的报道，识别到第一次放电的平均时间 4.9s。Entrust 研究表明 ATP During Charging 功能应用减少了程控难度，能减少 ICD 电击，而 ATP Before Charging 的应用能延长 ICD 寿命。目前临床上应用的 ICD 绝大多数都带有这两项功能之一，减少 ICD 不必要电击的问题得到更好解决。

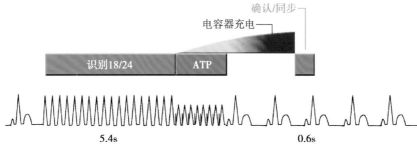

图 7-13　ATP during charging 的工作示意

ICD 诊断室颤成立,诊断时间为 5.4s,在充电过程,ICD 给予 1 阵 ATP 治疗
后,终止了这次心动过速。ICD 确认后放弃放电治疗。

3. 减少不必要电击的参数设置　在 MADIT-RIT 研究中,针对一级预防患者,与传统的检测频率(170 次 /min)相比,将检测频率提高至 200 次 /min 时,ICD 电击治疗比例分别是 22% 和 9%,两组间病死率分别是 6.6% 和 3.2%。延长 ICD 识别间期,延迟 ICD 发放治疗能降低不适当治疗和病死率,同时不会增加患者晕厥事件。而在 ADVANCE Ⅲ 研究中,在二级预防亚组中,延长诊断时间同样可减少不必要的电击,并不增加晕厥及死亡的发生率。因此目前指南对于 ICD 患者无论是一级预防还是二级预防,都建议延长 ICD 识别间期。

小　结

● ICD 程控是 ICD 患者随访的重要组成部分,通过 ICD 程控可以了解 ICD 的工作状态、优化 ICD 的工作参数,及时发现和处理 ICD 故障。

● ICD 程控主要步骤包括检查 ICD 电池电量、导线阻抗、起搏和感知阈值测试、存储信息回顾分析、ICD 功能评价及参数优化、ICD 故障识别和排除。

● ICD 程控主要内容包括心动过缓参数优化(起搏方式、起搏频率、起搏能量、特殊功能)、心动过速诊断和治疗参数优化(识别频率和间期、鉴别诊断程序、ATP 治疗方案)。

● 减少 ICD 术后不适当和不必要电击治疗是 ICD 程控重要内容。程控合适识别参数及鉴别诊断程序能大大降低不适当识别和治疗。不必要电击治疗也增加 ICD 患者病死率。提高识别频率和延长识别周期、程控 ATP During Charging 或 ATP Before Charging 都能减少不必要的电击治疗。

(陈若菡)

参考文献

[1] WIKOFF BL, AURICCHIO A, BRUGADA J, et al. HRS/EHRA expert consensus on the monitoring of cardiovascular implantable electronic devices(CIEDs): description of techniques, indications, personnel,

frequency and ethical considerations.Europace,2008,10(6):707-725.

［2］ BARSHESHET A,MOSS AJ,MCNITT S,et al.Long-term implications of cumulative right ventricular pacing among patients with an implantable cardioverter-defibrillator.Heart Rhythm,2011,8：212-218.

［3］ SWEENEY MO,ELLENBOGEN KA,TANG AS,et al.Atrial pacing or ventricular backuponly pacing in implantable cardioverter-defibrillator patients.Heart Rhythm,2010,7：1552-1560.

［4］ MICHAEL OS,ANNE SH,KENNETH AE,et al.for the Mode Selection Trial(MOST)Investigators. Adverse effect of ventricular pacing on heart failure and atrial fibrillation among patients with normal baseline QRS duration in a clinical trial of pacemaker therapy for sinus node dysfunction.Circulation, 2003,107(23):2932-2937.

［5］ PEDERSEN CT,KAY GN,KALMAN J,et al.EHRA/HRS/APHRS expert consensus on ventricular arrhythmias.Heart Rhythm,2014,11：e166-e196.

［6］ 陈柯萍,华伟,刘欣,等.家庭监测功能的心血管植入型电子器械的临床应用——多中心注册研结果.中华心律失常性杂志,2016,20(4):357-361.

［7］ DUBNER S,AURICCHIO A,STEINBERG JS,et al.ISHNE/EHRA expert consensus on remote monitoring of cardiovascular implantable electronic devices(CIEDs).Europace,2012,17(1):36-56.

［8］ WILKOFF BL,KUDENCHUK PJ,BUXTON AE,et al.The DAVID(Dual Chamber and VVI Implantable Defibrillator)Ⅱ trial.J Am Coll Cardiol,2009,53：872-880.

［9］ DAUBERT JC,SAXON L,ADAMSON PB,et al.2012 EHRA/HRS expert consensus statement on cardiac resynchronization therapy in heart failure：implant and follow-up recommendations and management.Heart Rhythm,2012,9(9):1524-1576.

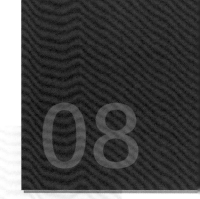

第8章
植入型心律转复除颤器的
故障识别和处理

目前植入型心律转复除颤器(ICD)除抗心动过缓起搏功能外,更重要的是具有抗心动过速起搏治疗以及电击转复室速、室颤功能。ICD 系统可以根据设置的诊断参数及治疗参数识别不同类型的心律失常,并给予治疗(超速起搏或电击转复)。当 ICD 不能正确诊断和治疗上述快速室性心律失常和缓慢性心律失常时,称为 ICD 功能障碍。这种障碍可以由 ICD 机器本身的故障所致,如脉冲发生器异常或导线绝缘层破损或断裂引起,也可以由患者的病情变化,或者是 ICD 工作参数设置不合理所致。由于现代电子工程技术的进步,ICD 脉冲发生器发生故障的情况很少,而导线因在体内途径复杂和易受运动等多种因素影响,出现故障问题较多,然而,相比脉冲发生器和导线系统等硬件而言,临床上遇见 ICD 故障更多的是患者的病情变化、ICD 诊断参数设置不当或 ICD 鉴别功能使用不当导致。因此,ICD 植入后需要定期随访程控,一方面优化 ICD 功能参数,另一方面及时发现 ICD 功能故障。在随访时,除了对机器的程控,还应该详细询问病史、体格检查、体表心电图、X 线胸片,而 Holter 也是非常重要的检查手段,这样能帮助了解患者持续或间断性发作的心律失常及 ICD 的工作状态。常见的 ICD 功能障碍包括不适当识别及治疗、电风暴、高除颤阈值、治疗缺失或延误治疗。临床常会有相关症状提示患者电击原因,如患者在植入 ICD 后出现心悸、头晕、先兆晕厥或者晕厥,提示电击是针对心动过速,但不一定是室性心动过速(室速)/心室颤动(室颤)。对意识清楚或症状轻微的患者,发放电击可能是源于血流动力学稳定的室速,满足识别标准的室上速、非持续性室速伴约定性 ICD 功能,或其他异常的心内或心外异常信号的过感知。因此,无论电生理或心内科医生,需要了解 ICD 功能障碍的常见原因、临床表现及心电图的异常,以便及时、正确识别 ICD 功能障碍的原因并做出相应的正确处理。

一、不适当识别及治疗

1. 定义 ICD 治疗包括恰当治疗和不恰当治疗。恰当治疗是指对持续性室性心律失常或血流动力学不稳定的心律失常做出正确反应并发放的电击治疗。不恰当治疗是指除了对持续性室性心律失常和血流动力学不稳定的心律失常以外的信号做出不适当的反应而发放电击治疗。可能的信号包括室上节律和信号误识别,室上节律包括窦性心动过速、心房颤动(房颤)、心房扑动(房扑)、折返性室上速、房性心动过速(房速)。信号误识别包括肌电信号异常识别、心外电磁干扰、R 波双感知、P 波过感知、T 波过感知、频发室性早搏、非持续性室性心律失常和导线故障。

2. 临床表现和腔内电图 ICD 不适当的识别及治疗是目前 ICD 植入后最常见的不良事件,也是导致 ICD 患者再住院的最主要原因,明显增加患者疼痛、焦虑和医疗费用,缩短 ICD 的使用寿命。不恰当电击包括对血流动力学可耐受的非持续性室速(NSVT)、经抗心动过速起搏(ATP)治疗可有效终止的血流动力学可耐受的室速的放电治疗和对发生室上性心动过速(室上速)误识别和对没有发生心动过速而由于异常信号干扰引起 ICD 的电击治疗,包括房颤、房扑、房速、窦性心动过速、折返性室上速发作时 ICD 误识别为室速,以及 P 波和 T 波过感知、R 波双计数、心房远场感知、膈肌电位、导线断裂以及电磁干扰的电击治疗(图 8-1～ 图 8-3)。临床表现为被电击,或者运动后出现被电击治疗,给患者带来不安、恐惧和焦虑。据 SCD-HeFT 临床统计显示:ICD 电击治疗中,约35% 为不恰当电击,20% 左右为对室上速识别为室速,其中约 12% 是由于导线感知到非生理性的信号引起的,这其中多数和导线系统绝缘层破损和导线断裂引起的电极故障相关。

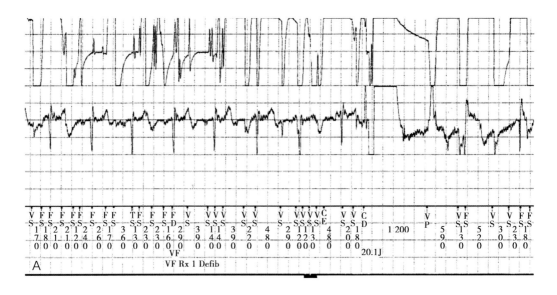

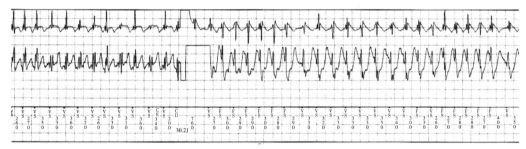

ICD Status		
Battery Voltage(ERI=2.62V)	3.10V	Apr.22.2011
Last Full Energy Charge	5.22sec	Apr.22.2011
Last Capacitor Formation(Interval=Auto)		Apr.22.2011
Lead Performance	Ventricular	
EGM Amplitude	17.9mV	Apr.22.2011
Pacing Impedance	> 3 000ohms	Apr.22.2011
Defibrillation Impedance	500ohms	Apr.22.2011
SVC(HVA)Impedance 64 ohms		Apr.22.2011

B　　　　　　　　　　　　　　　　C

图 8-1　ICD 导线故障引起的误电击,植入感知导线

患者因缺血性心肌病植入 ICD 一级预防治疗,因被电击治疗入院程控。A:腔内图,频发的高频信号被 ICD 识别为室颤发放电击治疗;B:提示起搏阻抗异常升高,经胸片证实为除颤导线断裂;C:通过手术重新植入新的导线未再发生不恰当电击治疗。VS= 心室感知;TS= 室速识别;FS= 室颤识别;FD= 室颤诊断成立;VF Rx= 室颤治疗;CE= 充电完成;CD= 点击治疗发放。

图 8-2　房颤快心室率误判断为室颤,误电击

患者,男,63 岁,因"反复心悸、气短 3 年余"入院。Holter 示:异位心律、房颤;诊断:缺血性心肌病、持续房颤、心功能 Ⅱ级。植入单腔 ICD 一级预防。患者被电击 4 次,情绪极度紧张,到当地医院就诊,心电图提示:房颤、偶发室性早搏。询问患者的病史及服药史近 1 周自觉病情好转停服药物(包括美托洛尔)且被电击发生在跑步时。程控腔内电图发现房颤伴快心室率落入室颤诊断间期引起误电击。加用培多普利、β 受体阻滞剂、螺内酯、胺碘酮口服。随访期间未发生房颤误电击事件。VS= 心室感知;TS= 室速识别;FS= 室颤识别;FD= 室颤诊断成立;VF Rx= 室颤治疗;CE= 充电完成;CD= 电击治疗发放。

3. 常见原因和处理　ICD 故障原因主要包括参数设置不当、患者的临床情况改变和导线系统异常。而以 ICD 参数不当和患者临床情况改变居多。

(1)ICD 程控参数不当:频率分区设置不当是导致 ICD 不适当识别和治疗的最常见的原因,包括频率设置过低和频率分区过少。ICD 对心动过速类型的诊断是依据心动过速发作时的频率、持续的时间、QRS 波形态、间期稳定性、心动过速的突发性以及双腔 ICD 时的房室关系进行判断和鉴别。ICD 首先根据感知到的信号频率判断当前节律是否为

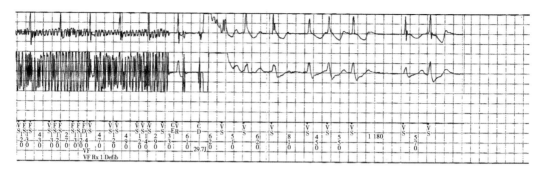

图 8-3　心外非生理性的信号被 ICD 感知识别为室颤,发放电击治疗

患者,女,62 岁,因"反复发作晕厥 2 年,加重 1 周"入院。有家族性猝死史。诊断:长 QT 综合征并尖端扭转型室速、室颤。植入 ICD 两年后被电击。询问患者电击时所在的环境,患者在煮猪饲料手持"热得快"在锅中搅动时被电击。考虑交流电通过"热得快"经水传导人体被 ICD 感知,导致误电击。嘱患者避免使用这种不安全电子产品,未再发生不恰当电击。VS= 心室感知;FS= 室颤识别;FD= 室颤诊断成立;VF Rx= 室颤治疗。

ICD 定义的心动过速,再根据感知到的信号频率进行分类,通常 ICD 的频率分区可分为双区识别或三区识别,双区识别分为室速区(VT 区)、室颤区(VF 区);三区识别分为 VT 区、快频率室速区(FVT 区)、VF 区。ICD 将会根据系统设置的频率和目前检测到发作心动过速频率,给予不同的反应和处理。当心动过速的频率在室速及快频率室速区域时,ICD 将其诊断为心动过速,但需要进行下一步鉴别诊断,明确心动过速的性质,单腔 ICD 可通过 QRS 波形态、间期稳定性、心动过速的突发性加以鉴别心动过速的性质。双腔 ICD 通过房室关系的识别目前发作心动过速的性质,因此频率分区至关重要,如果室颤区频率设置过低,但当规律的心动过速发作的频率达到进入室颤区频率诊断标准时,ICD 将不再进行任何鉴别诊断,只要心动过速频率达到标准,ICD 就会根据预设定的能量进行电击治疗。因此,ICD 的诊断频率设置十分重要,如果室颤区的诊断频率过低,就会使一些心动过速未经任何鉴别诊断直接被电击治疗,增加 ICD 不适当识别和治疗的发生率,特别是对房颤伴快速心室率时就可能会发生不恰当放电治疗。

治疗:主要通过程控解决频率设置过低和频率分区过少,临床根据患者情况可适当提高室颤的下限频率和采取三区设置。另外,由于 ICD 在判断心动过速终止有其固有标准,如必须连续几个心搏不满足诊断心动过速的间期方能判断该次事件终止。如频繁发作的短阵室速易诱发不恰当的治疗,这种情况通过程控难以解决,可能需要药物或消融等帮助解决(图 8-4)。

(2)ICD 鉴别诊断条件应用不当:ICD 除了通过发作时心动过速频率诊断心动过速的类型时,特别是对于频率落在室速区内的心动过速,还需要经过其他一些条件协助鉴别诊断,明确是否真正发作心动过速,以及是室上速还是室速。ALTITUDE 研究显示室上速和单形性室速发生的频率区间主要是 150~250 次 /min,特别是单腔 ICD 仅凭频率无法识别室速和室上速,容易引起 ICD 的不适当治疗。ICD 将根据其他鉴别手段来鉴别室上动和室速。目前单腔 ICD 主要通过 QRS 波形态学、心动过速的突发性和稳定性、波形识别。

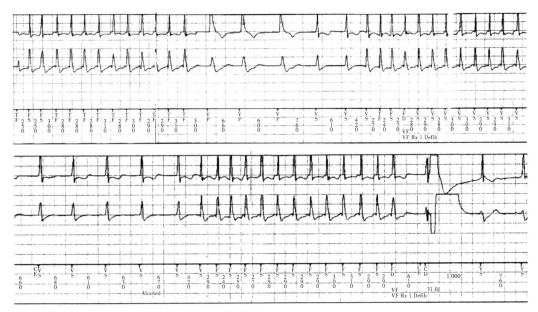

图 8-4　频繁短阵室速引起不恰当电击

患者,男,66 岁,两年前诊断缺血性心肌病、心功能 Ⅱ 级、心脏骤停复苏后在外院植入 ICD(Medtronic Marquis VR7230)行猝死的二级预防。半年前诊断甲状腺功能减退症,停用胺碘酮近半个月感心悸,近 1 天被电击。程控 ICD 腔内图(上下图为连续描记)显示:频发短阵室速,室速发作间隙期短仅为 4~6 个 QRS 波,没有满足 ICD 心动过速的终止条件(8 个 QRS 波)事件计数持续,诊断成立约定式放电,引起不必要的电击。该患者心电图提示单形性室速,行射频消融在右室流出道间隔偏后消融成功。随访未发作室速。VS= 心室感知;FS= 室颤识别;FD= 室颤诊断成立;VF Rx= 室颤治疗;CE= 充电完成;CD= 电击治疗发放。

1)突发性:主要用于鉴别窦性心动过速和室速,如程控设置不合理或未开启,就可能引起逐渐发作的窦性心动过速误识别为室速,导致 ICD 放电击治疗或间期稍不规则的室速误识别为窦性心动过速而不发放治疗。主要根据患者心动过速情况合理程控设置突发性标准。

2)稳定性:用于伴有快速心室率和差异性传导的房颤与室速的鉴别,如设置不当,易导致房颤伴快速心室率误识别为室速发放电击治疗。但突发性和稳定性不能识别节律均匀和突发的室上速,同时若药物改变了其特点,也需重新程控,需要临床改变程控不同的标准。

3)QRS 波宽度:根据 QRS 波宽度进行形态学诊断,鉴别室速还是室上速,但不能识别束支传导阻滞,窄 QRS 波室速或起搏心律。

4)双腔 ICD:双腔 ICD 还具有通过分析房室关系,用于鉴别室上速和室速。双腔 ICD 分别对心房和心室频率进行计数,如果 V 波超过 A 波,ICD 将做出室速诊断,相反做出室上速的诊断,但如存在感知不良(房颤)和过感知(在室速中,由于 VA 远场感知)不能鉴别,同样也不能区分室速伴 1:1 AV 关系的心动过速。目前随着 ICD 技术的不断改进,增加了许多鉴别诊断功能,如 T 波识别技术、噪声识别技术等,以避免误识别导致的不恰当治疗。

(3)抗心律失常药物的不合理使用:患者临床情况的改变也是导致 ICD 不适当识别和治疗的常见原因,特别是抗心律失常药物应用不合理导致室上速和室速的发作频率增加,或室速发作时频率明显增加,房颤转为房扑,或药物使用后使 QRS 波增宽,而 ICD 程控参数未变化,使得心动过速发作时频率变化而导致 ICD 误识别,导致不适当治疗。

治疗:主要通过合理使用抗心律失常药物治疗降低室速发作频率和发作时的心室率,减少 ICD 的放电治疗,通过定期随访程控调整 ICD 的参数设置。

(4)异常感知:异常感知包括过感知和感知不良。过感知是指没有发生心动过速但因感知其他信号误认为发生心动过速而导致 ICD 放电。引起 ICD 过感知的原因包括心内信号和心外信号。误感知的心内信号包括 P 波过感知、T 波过感知、R 波双计数和远场 R 波过感知,心外信号包括生理性的肌电位干扰和非生理性的电磁干扰、电极导线系统及连接器问题。

心内信号引起的过感知包括以下原因:

1)P 波过感知:P 波过感知很罕见,但如果集成双极导线的远端线圈过于靠近三尖瓣附近,也可以发生 P 波过感知,如右室导线从右室心尖部脱位,在儿童中可能出现,成年人中罕见,如果 PR 间期超过心室空白期,心室通道将感知到 P 波和 QRS 波,这种情况可触发电击,如房颤或房扑时,不恰当识别为室颤。

治疗:重置导线,强制心房起搏(采用 DDDR 或动态超速抑制模型)。

2)T 波过感知:T 波过感知可能与小或大的心室电图(VEGM)相关,T 波过感知可以是患者病情变化导致短暂性的过感知,如高血钾、高血糖、心肌缺血等(图 8-5)。易患因素包括可能由于 QT 间期延长,束支传导阻滞或很小的 R 波(带来最大的心室感知灵敏度)。

治疗:首先需要纠正临床可逆的因素,如纠正电解质代谢紊乱和维持内环境平衡;降低心室通道的感知灵敏度,必要时通过诱发室颤证实这个较低感知灵敏度设置是恰当的。通过无创和有创解决,无创包括提高感知灵敏度数值(如 0.3mV — 0.6mV),延长识别间期(如 18/24—30/40),提高识别频率(如 188 次 /min—214 次 /min),调整感知衰减振幅,调整心室感知向量(如由 tip 至 ring 调为 tip 至 coil)(图 8-6),药物控制心室率,但有时候通过以上方法仍难解决问题,特别对于二级预防和心室率较快及低 R 波感知患者,只能通过有创方法解决。有创方法包括重置 ICD 除颤导线和增加感知 / 起搏导线,可彻底解决问题,但患者有时难以接受。另外,一些 ICD 允许程控较长的感知空白期,来覆盖过感知的 T 波,但是由于其可能影响室速 / 室颤感知,因此需要谨慎使用。

3)R 波双计数:当感知到分裂、碎裂或延长的心室 EGM 超过心室空白期时,可发生 R 波双计数,室性早搏也可以出现 R 波双计数。基础 R 波双计数,通过频率依赖性钠通道阻滞剂可进一步加剧,尤其当频率加快时。采用 Y- 适配器的老一代心脏再同步治疗装置能分别感知右室和左室。因而可能导致慢于程控的室速频率的室上速误感知为室速而发放电击治疗。还有抗心律失常药物从本质上减慢传导,减慢动作电位的 dv/dT,延长动作电位 QRS 时限,也有 R 波双计数和不恰当电击可能。

治疗:重置右室导线。若可以调整,那么增加心室空白期,但较长的心室空白期影响室速 / 室颤的感知,那么适当降低心室感知灵敏度,可保证室速 / 室颤仍然充分感知。

4)远场 R 波过感知:心房通道感知到心室除极(R 波),可能混淆室上速与室速鉴别诊断,但是当心室频率仍在窦性区间时,则不会引起心室不恰当的室速识别,可能导致不恰当的模式转换。远场 R 波过感知通常表现为心房周长短长交替的模式。

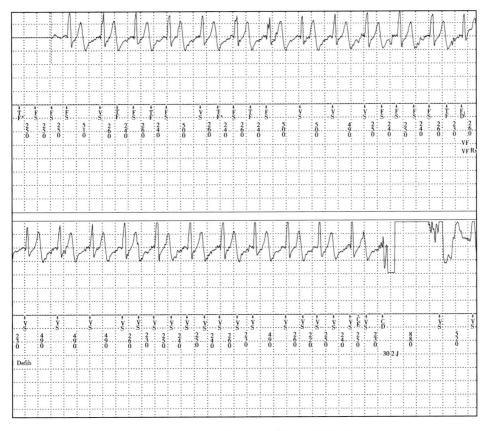

图 8-5　T 波过感知，T 波计数导致误电击

患者，男，67 岁。诊断：缺血性心肌病、心功能 Ⅲ 级，植入单腔 ICD。1 年后发生气喘、双下肢水肿，入院当天被电击，程控记录腔内图为 T 波过感知，R 波及 T 波双重计数导致 ICD 误放电，测腔内 R 波 2.6mV，将感知灵敏度从 0.3 调为 0.6，仍有 T 波双重计数，再次将感知灵敏度升至 0.9，次日仍被误电击一次。入院后积极抗心衰治疗，心衰症状好转，未再被误电击，15d 后测试 R 波 6.2mV。VS= 心室感知；TS= 室速识别；FS= 室颤识别；FD= 室颤诊断成立；VF Rx= 室颤治疗；CE= 充电完成；CD= 电击治疗发放。

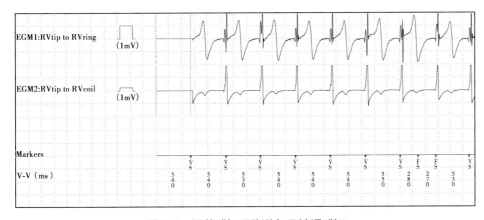

图 8-6　调整感知环路避免 T 波误感知

EGM1 患者感知环路为 RVtip to RVring 时，有 T 波过感知，从腔内电图可以看到高大的 T 波；EGM2 程控感知环路为 RVtip to RVcoil 时，T 波过感知消除，从腔内电图可以看到低矮的 T 波。

治疗：延长心室后空白期来避免远场 R 波过感知；适当降低心房感知灵敏度，同时又不影响对房颤的感知；采用识别心房和心室时间特定模式的算法（如 PR logic）；在心室事件后心房感知灵敏度自动降低。

心外信号异常导致的过感知包括以下原因：

1）肌电位过感知：当感知放大器灵敏度（或增益）达到最大时，在长的心脏舒张期后或心室起搏事件后常常发生过感知。导线绝缘故障伴肌电位感知（通常为胸部）。膈肌肌电位是最可能的起搏抑制的原因。胸部肌电位可见于包含 ICD 机壳的远场腔内电图。

治疗：降低心室感知灵敏度（确保室颤的感知和识别仍然可靠）。重新测试 ICD 感知室颤的能力。重置导线或采用真正双极导线取代集成导线。如果因导线绝缘层破损导致的肌电位过感知，需要更换导线。

2）导线 / 连接器问题：导线破损或连接器异常导致的伪信号多数表现为间歇性。最常见的破裂（或绝缘层破损）部位是在第一肋与锁骨之间或固定套周围的部位。主要表现为过感知，引起不恰当电击，或表现为异常的阻抗升高，部分罕见表现为室颤感知不良或治疗失败导致生命危险。有些特殊的临床表现也提示导线断裂或导线固定不稳，如同侧上肢活动或某些体位相关的反复电击。可疑导线破损需要评估所有腔内电图、起搏阈值、起搏阻抗和无痛性 HV 电极阻抗；还包括胸部 X 线、存储事件的腔内电图和数据记录，高起搏阻抗提示感知导线完全或部分导线断裂，固定螺丝钉或适配器松动。导线起搏阻抗低于 200Ω 提示导线绝缘层破损。

治疗：如果导线绝缘层破损或断裂，需重新更换导线；如固定螺丝钉或适配器松动，需重新固定校正，检查固定螺丝钉和密封塞，术中检查导线与机器的连接稳定性和完整性。

3）心外的电磁干扰：目前电磁干扰（EMI）信号源多数来源于医疗信号源，日常生活及工业环境中的 EMI。医疗信号源多数来源于医疗设备，包括磁共振成像（MRI）、影像、除颤仪、手术电刀、放射治疗、射频治疗、体外碎石、无线视频胶囊镜等，这些医疗设备或医疗治疗都可能诱发 EMI，引起起搏器感知不良、过感知、起搏阻抗升高或降低、抑制起搏或抑制电击、无放电等，同时还可能产生各种不同心律失常，引起误治疗或治疗缺失，电学重构或快速起搏。极少见可能引起装置移位。

治疗：非核磁共振（MRI）兼容的 ICD 避免接受 MRI 检查；如必须使用体外除颤或转复，电击前程控高压输出，以抵制起搏阈值的短暂性升高，尽量采用低能量双向波，和采用自黏的前后位结构的贴片或电极板，电击板离装置至少 5~10cm，复律后进行装置的程控分析。体外碎石等治疗操作避免在 ICD 装置附近进行。外科手术电刀也应避免在 ICD 附近操作或术前进行合理的程控。

日常生活中的 EMI 源包括家用电器如电剃须刀、搅拌机、感应微波炉、吸尘器和洗衣机等，手机，海关探测门，防盗装置和自动售货机。日常生活中的 EMI 相对来说对 ICD 影响较小，多数通过正确使用可以避免，家用电器通过正确接地，手机放置远离 ICD 装置口袋,避免靠近防盗装置和自动售货机。工业环境中的 EMI 信号源包括高压电线、工业变压器、电焊设备等。因可能产生强的磁场,可能导致 ICD 簧片开关关闭。

治疗:避免所有 EMI 信号源(保持距离)。

综上所述,不适当识别和治疗仍然是目前 ICD 植入后最常见的不良事件,是导致 ICD 不恰当电击的主要原因,而其中最主要原因是导线系统故障、患者临床情况改变、异常感知和程控不恰当,因此心内科医生或电生理医师要能正确识别 ICD 的不适当识别和治疗的常见原因,及时做出正确的处理,改善患者临床症状和减轻患者焦虑症状,延长 ICD 的使用寿命,因此,了解 ICD 放电后的诊疗程序至关重要(图 8-7)。

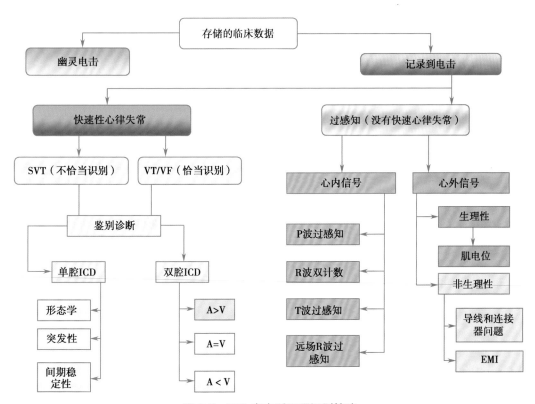

图 8-7　ICD 电击后原因识别策略

全皮下植入型心律转复除颤器(subcutaneous ICD,S-ICD)也存在不恰当电击,发生率与经静脉 ICD 类似,其中 T 波误感知不恰当电击发生比例较高。另外,S-ICD 可操控为双区识别(条件电击区、非条件放电区),条件电击区中对于室上性心律失常的鉴别功能是自动打开的,不须要也不能做更多的调整,因此术前的体表心电筛查及术后的感知向量优化对于避免误感知、不恰当电击尤为重要。患者出现被电击后,及时调取存储的临床事件,确定电击的具体原因。首先确定是否真正发放电击治疗,然后再确定是否发生快速性心律失常,对心动过速发作是正确识别还是不适当识别,如不适当识别,需要进一步明确原因。如果没有发生心律失常,需明确引起过感知而不恰当电击治疗的原因。

二、电风暴

1. **定义**　ICD 电风暴通常定义为 24h 内识别到 3 次或更多的室性快速性心律失常，所有经 ATP、一次或多次电击治疗或在室速监测区间最终未治疗但呈持续性（根据装置记录 >30s）正确识别的室速都属于电风暴的定义。但室速治疗失败后不属于第二次室速发作。

2. **临床表现**　ICD 电风暴主要表现为患者频繁被电击治疗，轻则可导致患者抑郁和影响患者心理健康，重则可导致患者生命健康危险，约 20% 的患者有明确的病因，如心肌缺血、电解质紊乱或心功能恶化，心理应激也是一个重要的触发因素。而交感神经活动增强在电风暴的发生中发挥着重要的作用。而引起电风暴发作心律失常类型多为室性心动过速反复发作。

3. **常见原因和处理**　电风暴的发生原因包括恰当的多次电击和不恰当（不合理）的电击。

(1) 交感神经活动增强引起的室速或室颤：交感神经活动是 ICD 患者发生电风暴的主要原因。

治疗：通过药物治疗减轻交感神经活动，口服或者静脉应用 β 受体阻滞剂来降低升高的交感张力，常可联合苯二氮䓬类药物镇静，必要时联合胺碘酮治疗 ICD 电风暴，平时需要优化口服抗心律失常药物治疗和 ATP 治疗。有极少数报道急性期可考虑暂时性关闭装置。

(2) 电解质紊乱：其中低钾血症和 QT 间期延长是最常见导致多形性室速的原因，主要是通过纠正电解质紊乱和提高心率等。静脉补钾和补镁纠正电解质紊乱，如慢心率导致的恶性室速可以提高起搏频率。

(3) 心肌缺血：心肌缺血也是导致 ICD 患者发生电风暴常见原因，可以通过在再灌注治疗纠正心肌缺血减少室速的发作。

(4) 心力衰竭：心功能恶化或者心力衰竭本身可能诱发室速或室颤导致 ICD 电风暴，而心力衰竭（心衰）也可能导致心肌局部的变化，引起 ICD 电风暴。

治疗：最优化的抗心衰药物治疗，改善心功能。

(5) 终止室速或室颤失败：程控不恰当的低电压输出和导线脱位或故障。

治疗：急性期可心脏外除颤或者复律治疗。关键是需要程控装置和优化抗心律失常药物治疗减少室速/室颤的发作。

(6) 室上性心律失常：室上性心律失常也可能是 ICD 电风暴的原因。既往有室上速、房颤、房扑、房速等快速室上性心律失常病史的患者发生频繁电击时首先要明确病因。急性期治疗主要包括暂时性关闭装置、药物复律或电复律，选择房室结阻滞药物治疗。后期主要需要通过认真检查 ICD 的治疗程序，重新程控装置，合理选择鉴别诊断指标。另一方面，治疗室上速本身，优化口服抗心律失常药物治疗和心律失常导管消融。在积极优化药物治疗及调整 ICD 参数仍有室速发作,可考虑导管消融。

综上所述,虽然电风暴在临床发生率不高,但其对患者易产生严重的后果,甚至危及生命,因此心内科或电生理医师要能及时、准确地判断电风暴发生的原因,做出相应的治疗,包括急性期药物治疗和对 ICD 装置的暂时关闭,平时优化药物治疗和对装置合理程控设置参数。

三、高除颤阈值

1. **定义**　除颤阈值是指终止室颤所需的最小能量。在通常情况下,当除颤的能量没有足够的安全范围时,称为高除颤阈值。

2. **临床表现**　高除颤阈值主要表现为 ICD 电击不能转复室速 / 室颤,导致患者室速持续发作,产生严重血流动力学的症状,甚至可能导致死亡,影响 ICD 正常工作。目前临床研究显示没有明确可以预测除颤阈值变化的因素,但高除颤阈值患者有一些相同的特征,如低左室射血分数、高心功能分级、有旁路手术病史、过去 6 周内服用过胺碘酮及有室颤病史。

3. **常见原因及处理**　目前导致 ICD 除颤阈值变化的原因有很多,并且除颤阈值是一个动态的变化,每次除颤的阈值可能都不一样,主要包括心内膜导线系统位置改变、导线系统故障、室速 / 室颤时间延长(如由于更长的充电时间)、潜在疾病的进展(如心功能恶化)、心肌基质变化和缺血、抗心律失常药物的改变(如使用胺碘酮)及其他位置因素。目前主要通过非侵入性及侵入性方法治疗高除颤阈值。非侵入性方法主要有程控改变各种除颤参数和服用药物治疗;侵入性方法包括调整右室除颤导线的位置,增加一个皮下导线或在冠状窦、奇静脉、左锁骨下静脉增加一个除颤线圈。首先可以程控改变各种除颤参数来预防和治疗高除颤阈值。非侵入性方法主要包括以下措施。①纠正临床可逆因素:纠正酸中毒、高碳酸血症等内环境紊乱情况,纠正机体缺氧、缺血症状。②重新评估导线的位置:确定心室导线是否真正在右室心尖部。③对于有心律失常而需要长期服用胺碘酮治疗或基础心功能较差的患者,可选择高除颤能量的 ICD,高除颤输出的 ICD 可提供更大的安全余裕,减少 ICD 植入后发生高除颤阈值的风险。④合理程控设置除颤参数:重新程控除颤方向,重新程控除颤波形,可以把除颤波形由单相波程控为双相波。程控除颤斜率是双相电击期间,程控一个较高的斜率或者固定斜率改变脉宽,目前多数厂家 ICD 可程控斜率为 65% 的波形。程控除颤脉宽,可通过程控一个固定的脉宽使 ICD 放电除颤能更快地电击心肌,增加除颤成功的概率。其他还包括可程控上腔静脉线圈(on/off)。⑤合理使用抗心律失常药物:如钠通道阻滞剂增加除颤阈值或成功除颤的能量,钾通道阻滞剂可降低除颤阈值。对于心功能可耐受患者,长期服用 β 受体阻滞剂可以减少除颤阈值,改善心功能,偶尔增加Ⅲ类抗心律失常药物(多非利特和索他洛尔)对降低除颤阈值有效,但胺碘酮除外,胺碘酮可增加除颤阈值。针对高除颤阈值侵入性的治疗措施主要包括①调整右室除颤导线的位置,目前多数除颤导线植入右室心尖部位,如果该处除颤阈值持续升高导致高除颤阈值,可以调整为除颤导线置于右室间隔部位,特别对于致心律失常右室心肌病这类逐渐进展性疾病。②增加皮下排列导线:增加一根皮下电极片或者导线,以增加除颤面积(心外膜或皮下)。③添加静脉内除颤线圈:可在冠状静脉窦、奇静脉、左锁骨下静脉增加一个线圈,降低除颤阈值。

四、治疗缺失或治疗延误

1. **定义**　ICD 对室性心律失常的治疗缺失(漏治疗)或治疗延误,进而导致患者出现严重的后果,甚至会危及患者生命,其主要原因包括心室感知不足、识别障碍及治疗程序设置不当,是 ICD 故障最需要及时发现并处理的不良事件。

2. **临床表现**　目前由于 ICD 装置改善和工作程序设置合理,ICD 有高度的有效性和可靠性,发生治疗缺失或治疗延误的情况并不多见,但也确实发现过,而这类患者因漏治疗室速或室颤而危及生命,因此需要及时发现和处理,系统检查、评价其 ICD 功能,包括评价 ICD 导线系统、程序设置,患者一般临床资料和临床疾病的变化等。确定有无心室感知不良,导线系统有无故障,参数设置是否合理,明确治疗缺失或治疗延误的原因。

3. **常见原因及处理**

(1)心室感知不良:主要是 R 波振幅降低导致感知不良,可以由于导线局部心肌炎症、充血、水肿、纤维化,心肌梗死,电解质紊乱,或药物影响使 R 波振幅降低;也可以由于导线及脉冲发生器问题,如导线移位、断裂、绝缘层破裂、脉冲发生器感知电路功能障碍以及脉冲发生器与导线连接故障。如果患者同时装有起搏器,起搏器对室颤波感知不良会导致心室起搏,ICD 可能感知起搏器高大的起搏信号,而不感知室颤波。ICD 电击后由于高电压梯度对邻近心肌的作用,心内电图 R 波振幅也会减小。可通过对患者临床症状的询问,系统的影像检查,存储事件的分析,激发动作时的实时起搏阈值和阻抗,高压阻抗的测定明确心室感知不足的原因。

治疗:处理方法为程控调整心室感知敏感度(数值变小),但有感知过度引起 ICD 不恰当放电的风险,因此应谨慎程控。如果确定 R 波振幅减少导致的心室感知不良,而又无有效措施可以升高 R 波振幅时,可通过手术重新调整导线的位置或通过重新单独植入一条专司感知的新导线。植入起搏器的患者,需要系统评价 ICD 和起搏器的相互影响,双极起搏感知时,两套装置间相互影响较小。如果确定由于脉冲发生器或者导线问题导致的心室感知不良,需全面评估导线状况,导线移位可重新调整导线位置,必要时需通过手术更换导线和 / 或脉冲发生器。

(2)心律失常识别不良:与心室感知不良不同,心律失常识别不良时,ICD 能正常感知 R 波,但不能正确诊断心律失常。主要原因是由于程控参数设置不合理,或者由于患者的疾病状态、心功能及药物治疗发生改变,而 ICD 设置的参数没有相应改变,从而对当前的室性心律失常进行不适合识别和治疗。如患者服用抗心律失常药物导致室速发作频率减慢,导致其频率低于所设置 ICD 对室速的识别频率,尽管每个 R 波都能被正常感知,但是由于室速的频率不满足诊断标准,所以 ICD 不诊断室速,造成对室速的漏识别,在室速发生时心电图监护或者实时遥测 ICD 可以证实诊断。过多或不合理设置室速的加强识别指标可增强识别室速的特异性,但也可降低对室速检查的敏感性,导致 ICD 对室速的漏识别和治疗。如 ICD 设置了稳定性用以鉴别室速与房颤或者不同比例房室传导比例的房扑时,如实际发生的室速节律不稳定,RR 间期的变化超过稳定性的标准时,ICD 将会把室速误判为室上性心律失常,而不发放治疗。突发性标准设置用于鉴别窦性心动过速和室速,但对于运动中发生的室速或窦性心动过速合并室速时,因心动过速发作呈现逐渐加快,ICD 易误认为窦性心动过速而非室速,导致漏治疗。

治疗:主要通过程控合理的设置参数,如降低室速识别频率标准、稳定性参数值及谨慎使用增强鉴别指标等,增加 QRS 形态或者宽度作为鉴别诊断标准。

(3) ICD 失灵:因外科手术中需要使用电刀或其他特殊情况下而将识别程控为 OFF 时,术后忘记重新开启装置。有些延长磁铁与之接触的时间也可以使 ICD 失活,失活的 ICD 不能检测和治疗快速心律失常。

治疗:术后及时程控 ICD 装置,避免与磁铁接触时间过长。

(4) ICD 硬件故障或规则系统故障:静脉导线起搏、感知和电击功能集于同一根导线,但在导线内部起搏感知与电击是分开的,因此,某些导线损伤有可能只是影响电击功能而不影响起搏功能,引起 ICD 能正确识别诊断心律失常,但不能正常发放电击治疗,如果导线插口接入非对应插口,也可以出现 ICD 能识别心律失常但不能正确治疗心律失常的情况。

治疗:术中详细检测导线连接情况,术后定期随访导线情况。

(5)治疗失败:包括 ATP 治疗失败和电击治疗失败,是 ICD 植入后最严重的并发症,可危及患者生命。如果 ICD 将某次电击定义为失败,必须回顾心腔内电图确定电击发放是否针对真正的室速 / 室颤或是否电击终止室速 / 室颤失败。首先需要明确是否有错误分类。如果 ICD 确定室速 / 室颤事件终止和将治疗后的节律重新划分为窦性心律之前,ICD 将把有效治疗错误划分为无效。可通过减少再识别窦性心律的时长可纠正这个错误分类。如果电击后的心律是室上速、刚好位于室速区,ICD 也将错误划分此次电击为无效,上述是属于 ICD 正常放电治疗。其他治疗失败还包括程控的电击强度或 ATP 阵列不充分、电池耗竭、发生器元件故障、导线故障、装置与导线连接故障和导线脱位。另一常见原因是心肌本身病变、药物影响导致高除颤阈值导致治疗失败。

治疗:主要是通过合理程控参数,电池耗竭通过更换脉冲发生器,导线异常及时通过手术调整来解决,包括调整或重置导线。高除颤阈值部分可以通过程控解决:提高输出能量、改变除颤极性、程控除颤波的斜率和脉宽、程控上腔静脉线圈(打开或关闭)。部分需酌情增加皮下片状电极或更换为能提供更大电击能量的 ICD。

小　　结

● ICD 系统不仅具有转复室速、室颤和除颤功能,还具有 ATP 治疗以及抗心动过缓起搏治疗功能,当 ICD 不能正确诊断和治疗上述快速室性心律失常和缓慢性心律失常时,称为 ICD 功能障碍。常见的 ICD 功能障碍包括不适当识别及治疗、电风暴、高除颤阈值、治疗缺失或治疗延迟。ICD 故障可以由 ICD 系统本身和电极导线故障引起,但更多的是因为程控参数设置不合理或患者临床情况改变导致的。

● ICD 治疗包括恰当电击和不恰当电击。恰当治疗是指对持续性室性心律失常(室速、室颤)或血流动力学不稳定的心律失常做出正确反应并发放的电击治疗。不恰当治疗是指除了对持续性室性心律失常和血流动力学不稳定的心律失常以外的信号做出不适当的反应而发放电击治疗。不恰当电击主要是指对可耐受或者其他治疗可终止的室速及完全没有症状的室速的误识别和放电治疗和对室上速或完全没有发生心动过速由于误感知引起的 ICD 电击,包括对室上速、肌电电信号异常识别、R 波双感知、P 波过感知和 T 波过感知等引起的放电治疗,是目前 ICD 植入后最常见的不良事件,也是临床最需鉴别的 ICD 故障。主要通过重新程控 ICD 参数、合理使用抗心律失常药物和手术调整电极位置或更换电极等解决。

● 电风暴也是 ICD 植入常见的并发症,主要和交感神经活动增强和患者临床情况的改变相关。急性期主要可以通过暂时关闭 ICD 装置和合理抗心律失常药物治疗减少,但更关键的是长期合理使用抗心律失常药物治疗减少心动过速的发作和合理程控参数减少 ICD 不适当识别和治疗。

● 治疗缺失和治疗延误是 ICD 术后最严重的不良事件,治疗缺失也称漏治疗,易导致严重的后果,甚至会危及患者生命,其主要原因包括心室感知不良,识别障碍及治疗程序设置不当。临床首先需要明确具体原因,参数不合理通过合理程控参数,更换或调整导线位置等措施解决。

● 对植入 ICD 的患者应定期随访和程控,一方面优化参数,另一方面可以及时发现、处理与 ICD 相关的并发症和功能故障。随访内容包括病史询问、体格检查、心电检查、胸部 X 线片以及 ICD 的程控。

(范　洁)

参考文献

［1］ WATHEN MS,DEGROOT PJ,SWEENEY MO,et al.Prospective randomized multicenter trial of empirical antitachycardia pacing versus shocks for spontaneous rapid ventricular tachycardia in patients with implantable cardioverter-defibrillators:Pacing Fast Ventricular Tachycardia Reduces Shock Therapies(PainFree Rx Ⅱ)trial results.Circulation,2004,110(17):2591-2596.

［2］ 陈柯萍,陈若菡,王方正,等.植入型心律转复除颤器不适当识别和治疗的发生率及常见原因.中华心律失常学杂志,2006,10(6):409.

［3］　WOLLMANN CG，BOCKER D，LOHER A，et al.Two different therapeutic strategies in ICD lead defects：additional combined lead versus replacement of the lead.J Cardiovasc Electrophysiol，2007，18（11）：1172-1177.

［4］　KLEEMANN T，BECKER T，DOENGES K，et al.Annual rate of transvenous defibrillation lead defects in implantable cardioverter-defibrillators over a period of >10 years.Circulation，2007，115（19）：2474-2480.

［5］　DAUBERT JP，ZAREBA W，CANNOM DS，et al.Inappropriate implantable cardioverter-defibrillator shocks in MADIT Ⅱ：frequency，mechanisms，predictors，and survival impact.J Am Coll Cardiol，2008，51（14）：1357-1365.

［6］　WILKOFF BL，WILLIAMSON BD，STERN RS，et al.Strategic programming of detection and therapy parameters in implantable cardioverter-defibrillators reduces shocks in primary prevention patients：results from the PREPARE（Primary Prevention Parameters Evaluation）study.J Am Coll Cardiol，2008，52（7）：541-550.

［7］　KONERU JN，SWERDLOW CD，WOOD MA，et al.Minimizing inappropriate or "unnecessary" implantable cardioverter-defibrillator shocks：appropriate programming.Circ Arrhythm Electrophysiol，2011，4（5）：778-790.

［8］　GILLIAM FR，HAYES DL，BOEHMER JP，et al.Real world evaluation of dual-zone ICD and CRT-D programming compared to single-zone programming：the ALTITUDE REDUCES study.J Cardiovasc Electrophysiol，2011，22（9）：1023-1029.

［9］　GARD JJ，FRIEDMAN PA.Strategies to reduce ICD shocks：The role of supraventricular tachycardia-ventricular tachycardia discriminators.Card Electrophysiol Clin，2011，3（3）：373-387.

［10］　POWELL BD，ASIRVATHAM SJ，PERSCHBACHER DL，et al.Noise，artifact，and oversensing related inappropriate ICD shock evaluation：ALTITUDE NOISE Study.Pacing Clin Electrophysiol，2012，35（7）：863-869.

［11］　MOSS AJ，SCHUGER C，BECK CA，et al.Reduction in inappropriate therapy and mortality through ICD programming.New Engl J Med，2012，367（24）：2275-2283.

［12］　ANGUERA I，DALLAGLIO P，SABATÉ X，et al.The benefit of a second burst antitachycardia sequence for fast ventricular tachycardia in patients with implantable cardioverter defibrillators.Pacing Clin Electrophysiol，2013，37（4）：486-494.

［13］　GASPARINI M，PROCLEMER A，KLERSY C，et al.Effect of long-detection interval vs standard-detection interval for implantable cardioverter-defibrillators on antitachycardia pacing and shock delivery：the ADVANCE Ⅲ randomized clinical trial.JAMA，2013，309（18）：1903-1911.

［14］　GOLD MR，WEISS R，THEUNS DA，et al.Use of a discrimination algorithm to reduce inappropriate shocks with a subcutaneous implantable cardioverterdefibrillator.Heart Rhythm，2014，11（8）：1352-1358.

［15］　JEFFREY L，GENEVIEVE B，ROHIT R，et al.Longitudinal follow-up of implantable cardioverter defibrillator leads.Am J Cardiol，2014，113：103-106.

［16］　WILKOFF Bl，FAUCHIER L，STILES MK，et al.2015 HRS/EHRA/APHRS/SOLAECE expert consensus statement on optimal implantable cardioverter-defibrillator programming and testing.Heart Rhythm，2016，13（2）：e50-e86.

［17］　SWERDLOW CD，KALAHASTY G，ELLENBOGEN KA，et al.Implantable cardiac defibrillator lead failure and management.J Am Coll Cardiol，2016，67（11）：1358-1368.

［18］　KUSUMOTO FM，SCHOENFELD MH，WILKOFF BL，et al.2017 HRS expert consensus statement on cardiovascular implantable electronic device lead management and extraction.Heart Rhythm，2017，14：e503-e551.

［19］　Al-KHATIB SM，STEVENSON WG，ACKERMAN MJ，et al.2017 AHA/ACC/HRS Guideline for management of patients with ventricular arrhythmias and the prevention of sudden cardiac death.Circulation，2018，138（13）：e272-e391.

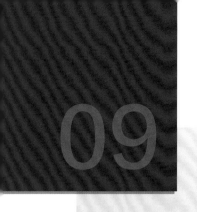

第 9 章
常见特殊疾病的植入型心律转复除颤器的程控

室性心动过速(室速)和心室颤动(室颤)是心脏骤停及心脏性猝死(sudden cardiac death,SCD)的常见原因。近年来,无论院内或是院外 SCD 与心脏骤停发生率呈上升趋势,关于两者的防治很关键的一步是识别出高危人群,并对这些患者给予行之有效的治疗及长期随访管理。

植入型心律转复除颤器(ICD)最主要的功能是识别恶性心律失常(室速/室颤)的发生,并通过抗心动过速起搏(ATP)或体内放电,终止心动过速,同时还具备基本的治疗心动过缓的功能。ICD 治疗心动过速的工作方式包括 ATP、低能量电转复(CV)和高能量除颤3 种方式。ATP 由于刺激能量小,患者痛苦小,被称为"无痛性治疗",成为室速的首选治疗。而电转复和电除颤则需要较大能量,患者痛苦较大,但能有效终止心动过速,故成为 ATP 治疗无效的室速和室颤的有效方法。

遗传性心律失常疾病大部分由参与调控心脏动作电位的离子通道基因突变引起,包括长 QT 综合征、Brugada 综合征、肥厚型心肌病、致右室心律失常性心肌病、儿茶酚胺敏感性室速等特殊疾病。这些疾病具有发病年龄轻、猝死发生率高等特点。室速或室颤的发生增加了晕厥或 SCD 的风险。指南推荐,对于猝死风险高危患者,通过 ICD 可预防 SCD 发生,提高患者长期预后及生存质量。但是,如何对接受 ICD 治疗的特殊遗传性心律失常疾病的患者进行 ICD 性能监测和优化是值得重视和研究的课题。

本章主要论述临床少见的特殊疾病的心电图表现,以及这些疾病的 ICD 适应证、程控及随访。

一、长 QT 综合征

1. 定义　长 QT 综合征(long QT syndrome,LQTS)又称复极延迟综合征,是一组有遗传倾向,以心室复极延长(QT 间期延长)为特征,易发生尖端扭转型室速(torsade de points,TdP)、室颤和 SCD 的综合征。目前至少有 15 个亚型,涉及心肌中的钾、钠、钙通道等结构蛋白和相关因子和膜调节蛋白的基因突变造成。长 QT 综合征可分为先天性和获得性两种。获得性长 QT 综合征常与心肌局部缺血、心动过缓、电解质异常和应用某些药物有关。先天性长 QT 综合征包括以下几种类型:罗马诺 - 沃德(Romano-Ward)综合征(包括 Andersen 综合征 /Timothy 综合征) 和耶韦尔和朗格 - 尼尔森(Jervell and Lange-Nielsen)综合征。罗马诺 - 沃德综合征是常染色体显性遗传疾病,包括 LQT 1~13 型,其中1~3 亚型占 95%。耶韦尔和朗格 - 尼尔森综合征是先天性长 QT 综合征的一种类型,伴内耳感音神经性听力下降,这是一种常染色体隐性遗传疾病,比罗马诺 - 沃德综合征更少见。一些有长 QT 综合征基因突变而 QTc 间期正常的患者对药物和电解质紊乱(包括低钾血症、低镁血症、低钙血症等)非常敏感。

2. 临床表现　长 QT 综合征的主诉包括心悸、头晕、晕厥和心脏骤停。大多数长 QT 综合征缺乏特异性的物理检查结果。诱发事件可提示诊断,LQT 1 和 2 型常在劳累和情绪紧张时发作,LQT 3 型常在睡眠时发作。然而,LQT 7 型 Andersen 综合征和 LQT 8 型 Timothy 综合征非常罕见,通常伴特征性的体征,Andersen 综合征可伴骨骼异常,如脊柱侧弯;Timothy 综合征可伴先天性心脏缺陷和骨骼肌肉疾病。

3. 心电图特点　长 QT 综合征患者心电图表现为 QT 间期延长、TdP、室颤,后两者也是导致心脏骤停或 SCD 的原因。

(1)心电图改变:长 QT 综合征患者心电图 QT 延长的程度有很大的差异。平均 QTc 间期为 0.49s,范围是 0.41~0.60s。女性平均比男性长 0.02s。

约 12% 的长 QT 综合征基因携带者 QT 间期正常(QTc ≤ 0.44s),约 30% 的患者 QTc 间期在临界范围(0.45~0.46s)。因此,约 40% 的长 QT 综合征患者不能用心电图诊断。

T 波和 U 波异常也是长 QT 综合征的主要表现,且与基因型有关,T 波宽大是 LQT 1 型的特点,T 波双峰或低平是 LQT 2 型的特征,LQT 3 型常表现出 ST 段延长和晚发高尖,狭窄高耸 T 波(图 9-1)。

LQT 8 型在 QTc 间期显著延长的同时可伴有 2∶1 房室阻滞和心动过缓(通常 70~80 次 /min),功能性 2∶1 房室阻滞是由于 QT 间期极度延长,心室复极时间和不应期极度延长所致,而不是由房室结病变引起(图 9-2)。部分患者可见到 T 波电交替现象。

(2)长 QT 综合征患者 TdP 发生的心电图特点:TdP 可因心动过缓,T 波电交替,R-R 长短交替加上交感神经亢进而引发,TdP 转变成室颤是猝死的主要原因。

长 QT 综合征发生 TdP 时,心电图最常见的表现为间歇依赖性(pause-dependent),表现为 T 波触发心动过速,T 波的前一个心室搏动是跟随着一个室性早搏后较长的代偿性停搏,形成了短-长-短心动周期,心律失常发生前最后一次窦性心搏的 QT 间期明显延长。该型多见于 LQT 2 型患者,典型图形为图 9-3A。

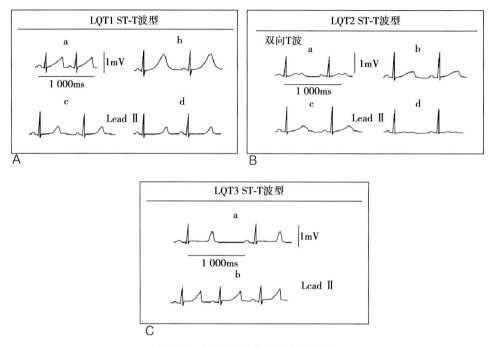

图 9-1　LQT1~3 典型心电图图形

A:4 种典型的 LQT1 心电图,a= 婴儿型 ST-T 波形;b= 宽大 T 波;c= 正常 T 波;d= 晚发正常 T 波。
B:4 种典型的 LQT2 心电图,a= 明显型双峰 T;b= 表浅型双峰 T,第二峰构成 T 波顶部;c= 表浅型双峰 T,第二峰位于 T 波的下降支顶部;d= 低血钾症双峰 T 波。C:2 种典型的 LQT3 心电图,a= 晚发尖锐 / 双相 T 波;b= 非对称高尖 T 波。

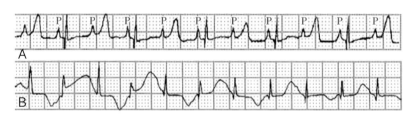

图 9-2　Timothy 综合征患儿心电图特征

A:2:1 房室传导阻滞,严重心动过缓(心室率 60 次 /min);B:心电图显示:
QTc 间期延长(600ms),T 波电交替。

　　Noda 等分析了 111 例 TdP 患者的心电图特点,短-长-短周期占 65%,其他两种长 QT 综合征相关的 TdP 模式,一种为窦性心律加速伴或不伴有 T 波电交替的 TdP(图 9-3B),占 25%;另一种为去极化改变的模式,表现为短联律间期的室性早搏后的长联律间期的室性早搏或融合波而触发的 TdP,发生率为 10%。

　　4. 诊断　根据 2013 年《遗传性原发性心律失常综合征诊断治疗专家共识》对长 QT 综

合征诊断标准的建议,①具备以下 1 种或多种情况,可明确诊断:无延长 QT 的继发原因、Schwartz 评分 ≥ 3.5 分;存在明确的至少 1 个基因的致病突变;无延长 QT 的继发原因、12 导联心电图上 QTc 间期 ≥ 500ms。②以下情况可以诊断:有不明原因晕厥、无延长 QT 间期的继发原因、未发现致病性基因突变、12 导联心电图上 QTc 间期 480~499ms。临床实践中常依据 Schwartz 评分来诊断长 QT 综合征,其内容涵盖心电学指标、临床症状和家族史(表 9-1)。

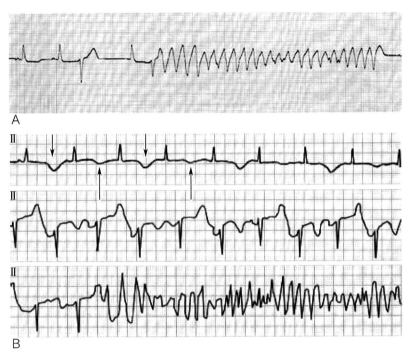

图 9-3　长 QT 综合征发生 TdP(Ⅱ导联)
A:心电图记录的短 - 长 - 短诱发的 TdP;B:心电图记录的 T 波电交替诱发的 TdP。

表 9-1　Schwartz 评分诊断长 QT 综合征

标准	计分
心电图标准	
A. QTc 间期(s)	
> 0.48	3
0.46~0.47	2
0.45(男性)	1
B. 尖端扭转型室速(TdP)	2
C. T 波交替	1
D. 3 个导联有切迹型 T 波	1

续表

标准	计分
E. 心率低于同龄正常值	0.5
临床病史	
A. 晕厥	
与体力或精神压力有关	2
与体力或精神压力无关	1
B. 先天性耳聋	0.5
家族史	
A. 家族中有确定的 LQTS 患者	
B. 直系家属有 <30 岁发生不明原因猝死者	0.5

注:评分:≤ 1 分,LQTS 的诊断可能性小;2~3 分,长 QT 综合征的诊断为临界型;≥ 4 分,长 QT 综合征的诊断可能性大。

未治疗的长 QT 综合征患者,40 岁前发生心脏事件风险如下:

1)高危:心脏事件风险 ≥ 50%。主要包括 QTc 间期 ≥ 500ms 的 LQT 1 型和 LQT 2 型患者以及男性 LQT3 型患者。

2)中危:30% ≤心脏事件风险 <50%。主要包括 QTc 间期 <500ms 的女性 LQT1 型、女性 LQT 2 型和男性 LQT 3 型患者;以及当 QTc 间期 ≥ 500ms 时的女性 LQT3 患者。

3)低危:心脏事件风险 <30%。主要包括 QTc 间期 <500ms 时的男性 LQT 1 型、男性 LQT 2 型和女性 LQT 3 型患者。

总之,QTc 间期越长,患者发生心脏事件的风险越大,而 LQT 1 型女性、LQT 2 型女性、LQT 3 型男性相对风险大。

5. 治疗　LQTS 急性期治疗主要针对 TdP 的处理。TdP 一般有自限性,但患者出现室颤时,应及时直流电复律治疗。其他基本处理包括①终止任何导致 QT 间期延长药物;②补钾:血钾应维持于 >4.5mmol/L;③补镁:静脉缓慢注射或持续静脉滴注;④静脉应用利多卡因后,如有效缩短 QT 间期,可改为口服美西律;⑤提高心室率:心室临时起搏;异丙基肾上腺素建议使用;⑥在提高心室率的基础上,静脉使用 β 受体阻滞剂,可控制 TdP 和相关电风暴。

对于拟诊长 QT 综合征的患者,首先应该对心脏事件的潜在原因进行评估。心电图可以帮助排除其他疾病,如预激综合征、Brugada 综合征、房室传导阻滞、心肌缺血和其他心律失常。超声心动图可以帮助排除先天性心脏缺陷和肥厚型心肌病。患者被诊断为长 QT 综合征后,应接受对已知基因突变的检测。

长 QT 综合征的治疗原则包括以下 4 点:

(1)生活方式改变:①避免延长 QT 间期的药物;②避免血电解质紊乱,如腹泻、呕吐和饮食失衡等;③患者若参加竞技性运动,须经临床专家风险评估;④避免特殊诱因,如

LQT1 型患者避免剧烈运动,尤其是游泳;LQT2 型患者避免突发情绪或噪声刺激,如午睡时手机铃声、婴儿夜间啼哭对 LQT2 型产妇刺激等;⑤患者对自身疾病应正确认识,必要时由心理学专家给予专业帮助;⑥家庭成员、工作同事以及学校老师应熟悉心肺复苏技术。

(2)β 受体阻滞剂:是治疗长 QT 综合征患者的一线药物,应用时首先应保证患者无禁忌证。①适用范围:有晕厥或记录的室速或室颤者,无晕厥但 QTc 间期 ≥ 470ms 者(Ⅰ类推荐);QTc 间期 ≤ 470ms 且无症状者,QTc 间期正常的突变携带者(Ⅱa 类推荐)。②常用药物:普萘洛尔和纳多洛尔,前者为短效药物,需每日服用 3 次,后者为长效药物但国内无药,其他选择性药物使用较少。③注意事项:建议使用最大耐受剂量,漏服常引发心脏不良事件,应避免。④疗效:LQT1>LQT2>LQT3。

(3)ICD:对于心脏骤停幸存者以及服用 β 受体阻滞剂的情况下仍发生晕厥的长 QT 综合征患者,目前指南建议 ICD 治疗。

(4)左心交感神经切除术(LCSD)应用于 β 受体阻滞剂 /ICD 治疗期间发生心脏事件者。

6. ICD 植入适应证 一旦患者确诊长 QT 综合征,则需进行标准治疗以降低未来事件风险,经上述生活方式改变及药物治疗后仍出现心脏骤停或反复性晕厥的患者必须进行 ICD 植入,具体参照《2015 遗传性原发性心律失常综合征诊断与治疗中国专家共识》。

(1)心脏骤停幸存者(Ⅰ类推荐)。

(2)服用 β 受体阻滞剂的情况下仍发生晕厥的长 QT 综合征患者(Ⅱa 类推荐)。

(3)无症状长 QT 综合征患者、未尝试 β 受体阻滞剂者不建议使用。

基于基因检测的长 QT 综合征的疾病分型和危险分层对长 QT 综合征的 ICD 治疗有一定指导意义。常染色体显性遗传的 *KCNQ1* 沉默突变,LQT2 型患者 *KCNH2* 核心区域突变,通常提示猝死风险高危。

7. ICD 程控注意事项 长 QT 综合征患者 ICD 程控具有特殊性。长 QT 综合征患者多为青少年,而 ICD 植入本身以及之后的放电治疗,会对青少年生理和心理有一定影响,因此应慎重设置 ICD 参数。当患者需要接受 ICD 治疗时,通常建议选择双腔 ICD 植入,以减少缓慢心率依赖的 QT 间期延长以及 TdP,此外心房起搏也有助于减少复极离散度。

程控时,双腔 ICD 使用 DDD 模式。通过延长 AV 间期尽量避免右心室起搏,使心房至心室最大限度生理性传导。既往研究指出,对于发生 TdP 风险高患者(产后、围术期),将起搏下限频率(lower rate limit,LRL)调整至 70~80 次 /min,而将除颤后起搏频率提高,睡眠等状态下降低起搏心率的功能需要程控关闭,有助于减少 TdP 的发生。与此同时需要注意,起搏下限频率长期处在高限可能导致心动过速介导的心肌病,目前尚无研究提示将起搏下限频率调整至多少是安全可行的,可结合患者临床表现而定。

多数长 QT 综合征患者为年轻患者,运动量相对大,由于长 QT 综合征特有 T 波改变的心电图特征,易出现 T 波过感知、对窦性心动过速、房颤等快心室率,易出现不恰当放电。因此,需要将室颤调整至 ≥ 220 次 /min,以提高诊断。延长 ICD 检测时间,确保部分

TdP 自行终止,使用 T 波过滤 /T 波抑制功能,延长 Decay 时间。与此同时,缩短随访时间,并配合药物使用,从而起到减少不恰当电击和不必要的恰当电击,提高生活质量。

由于长 QT 综合征患者发生为 TdP 的电生理机制,目前认为 ATP 对 TdP 终止不一定同单形性室速一样有效,所以只设室颤区,不设 ATP。

二、Brugada 综合征

1. **定义**　1992 年 Brugada 兄弟报道了心电图 V_1~V_3 导联出现类似于右束支阻滞、J 波和持续 ST 段抬高并有猝死的原发性心电疾病,1996 年被称为 Brugada 综合征。

Brugada 综合征多见于男性,男女之比为(8~10):1,发病年龄多数在 30~40 岁。主要分布于亚洲,尤以东南亚国家发生率最高,故有“东南亚突发性原因不明夜间猝死综合征”之称,在泰国该综合征年病死率达 40/10 万人口,仅次于第 1 位交通事故死亡率。Brugada 综合征所致猝死占所有猝死病例的 4%~12%,占心脏结构正常的猝死病例的 20%。近年来世界各地均有病例报道,但 Brugada 综合征在人群中的准确发病率尚不清楚。Brugada 综合征被认为是一种遗传性离子通道疾病,呈常染色体显性遗传,目前已发现了 18 个致病基因,表现为编码钠通道、钾通道、钙通道等多种离子通道基因的变异。Brugada 综合征的初次发病(出现晕厥或猝死)年龄多在 30~40 岁,诊断年龄从出生后 2 天到 85 岁不等,猝死时的平均年龄 35~40 岁。

2. **临床表现**　Brugada 综合征临床表现包括突发晕厥或心脏骤停,夜间发病高于白天,临死状呼吸、心悸、胸闷。这些症状常在休息或睡眠以及发热或其他迷走神经紧张状态下发生,而很少在运动时出现。随着对 Brugada 综合征认识的加深,超过 60% 的新诊断的 Brugada 综合征患者是无症状的,这些患者进展出现症状的年发生率仅为 0.5%,但首发症状往往为心脏骤停或 SCD,针对无症状患者的危险分层至关重要。据晕厥病史和自发性出现的具有诊断意义的心电图形作为风险量化的临床参数,进行 Brugada 综合征的危险分层:①高危组,基础状态下(自发)Ⅰ型的 ST 抬高 ≥ 2mm 并有晕厥史。②中危组,基础状态下(自发)Ⅰ型的 ST 抬高 ≥ 2mm 但没有晕厥史。③低危组,遗传学检查阳性但临床表现为阴性或经药物激发试验才出现典型心电图表现者。

2006 年 Gehi 公布的一项 Brugada 综合征患者危险分层荟萃分析结果显示:既往有晕厥或 SCD 史、自发性Ⅰ型 Brugada 综合征样心电图改变、男性均是预后不良的预测因素;而猝死家族史、*SCN5A* 基因突变和心内电生理检查诱心律失常尚不能作为有效的预测因子。交感与迷走神经张力的不均衡可能是 Brugada 综合征患者易于夜间发生室颤、猝死的重要原因。迷走神经张力占优势时,可使心肌细胞膜上的外向电流增大,进一步增加了跨膜或不同部位间的复极离散度,有利于心律失常的发生。另外,激素分泌和其他一些代谢因素的昼夜节律改变也可能是重要因素。

3. **心电图特点**　Brugada 综合征最具特征的心电图表现为右胸导联 J 点和 ST 段抬高,按其形态特征可分为 3 种类型:①Ⅰ型 ST 段呈“穹隆样”抬高,J 点和 ST 段顶点抬高≥ 2mm, 伴有 T 波倒置; ②Ⅱ型 ST 段呈"马鞍形"抬高≥ 1mm, J 点抬高≥ 2mm, 伴有双向或正向 T 波; ③Ⅲ型 ST 段呈"马鞍形"或"穹隆样"抬高≤ 1mm, J 点抬高≥ 2mm, 伴有正向 T 波 (图 9-4)。

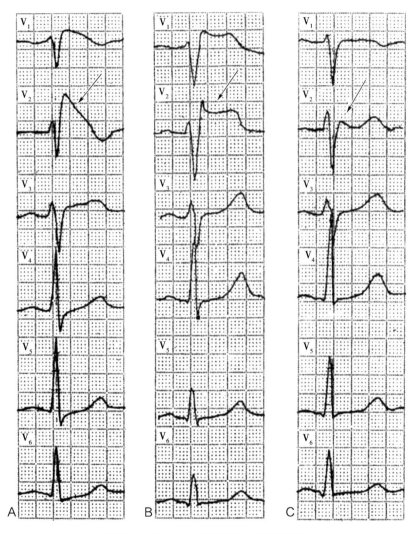

图 9-4　Brugada 综合征的心电图表现

A: 1 型 Brugada 波; B: 2 型 Brugada 波; C: 3 型 Brugada 波。箭头为特异性的 ST-T 改变。

2012 年, Brugada 心电图的新诊断标准与以往的诊断标准相比, 有 3 个方面的进展。第一, 将 Brugada 心电图分为两型, 1 型等同于原来的 1 型, 2 型相当于原来的 2 型和 3 型。将 2 型和 3 型合并的理由是, 2 型和 3 型心电图之间形态差异很小, 药物激发试验能使 3 型变为 2 型心电图, 对于预后判断和危险分层没有意义。第二, 对右胸前导联上的心电图给出了更为细化的形态学标准。第三, 对两种类型的 Brugada 心电图, 给出了新的量化诊断标准。

只有 1 型 Brugada 心电图有较强的诊断意义, 2 型 Brugada 心电图不能作为诊断依据。如患者表现出自发或药物诱发的 1 型心电图特征,并有以下条件之一者,即可确诊 Brugada 综合征。①家族史:家族成员 SCD<45 岁或亲属中有 1 型心电图者;②心律失常相关的症状:晕厥、夜间濒死样呼吸;③心律失常:多形性室速或室颤。

其他心电图发现包括①QT 间期:通常正常,但右胸前导联上可能延长;②传导异常:由于 HV 间期延长表现为 PR 间期延长;由于右室传导延迟形成 r' 波,右胸前导联上 QRS 间期长于中 / 左胸前导联;③室上性心律失常,最常见是心房颤动(房颤);④其他可见,aVR 导联上 r' 波 >3mm,碎裂 QRS 波和注射阿义马林后 T 波改变。

4. **诊断**　Brugada 综合征的诊断目前仍存争议,根据 2013 年美国心律学会和欧洲心律学会的专家共识建议,以下情况诊断 Brugada 综合征。①在第 2~4 肋间 V_1、V_2 导联位置 1 个以上导联记录到自发的 I 类抗心律失常药物诱发的 I 型 Brugada 综合征心电图表现。②患者在第 2~4 肋间 V_1、V_2 导联位置 1 个以上导联记录到 II 型或 III 型 Brugada 综合征心电图表现,并在 I 类抗心律失常药物诱发下出现 I 型 Brugada 综合征心电图表现。

5. **治疗原则**　Brugada 综合征的治疗极具挑战,目前还没有公认的、对 Brugada 综合征有确切疗效的药物,因此预防猝死的唯一措施是 ICD。虽然不同研究观点在对该病的危险分层指标和治疗策略上存在差异,但总的趋势认为,对高危的 Brugada 综合征患者,如曾发生过室颤或心脏骤停、心电图呈 I 型 Brugada 综合征样表现并伴有晕厥者,应植入 ICD。对无症状或心电图表现不典型的患者的治疗策略尚无一致意见,药物预防这些患者发生室速、室颤的效果或预防性植入 ICD 价值仍有待证实。奎尼丁是减少 Brugada 综合征患者恶性心律失常发作的有效药物,但国内目前无法获得此药,其他如异丙肾上腺素、磷酸二酯酶抑制剂等治疗药物尚未得到公认。对于合并临床情况的 Brugada 综合征的患者,ICD 仍是目前的治疗基石,室速 / 室颤发作频繁或有意愿的可考虑导管射频消融治疗,从目前的数据来看,右室流出道心外膜消融是有效且有安全保障的。

6. **ICD 植入适应证**　Brugada 综合征的治疗目的在于预防室颤的发生,减少猝死。2015 室性心律失常中国专家共识指出:①有心脏骤停史和 / 或证实有自发的持续室速为 ICD 植入的 I 类适应证。②心电图诊断为 I 型 Brugada 综合征,伴有因快速室性心律失常诱发晕厥史的患者,为 ICD 植入的 IIa 类适应证。③无临床症状但在常规电生理检查中可诱发持续性室颤的患者,为 ICD 植入的 IIb 类适应证。ICD 虽可有效终止室速 / 室颤的发作,但对 Brugada 综合征基础疾病并无治疗作用。越来越多的文献资料支持导管消融术是减少 Brugada 综合征患者室速 / 室颤发作的有效手段,尤其是 ICD 植入后患者。但目前还缺乏随机临床研究证实。

7. **ICD 程控注意事项**　为了避免电极相关并发症,在 Brugada 综合征患者 ICD 的选择中,单腔 ICD 及皮下 ICD 优于双腔 ICD。少数 Brugada 综合征患者常存在 *SCN5A* 基因突变,可能进展为病态窦房结综合征及房室传导阻滞,因此需要植入带有起搏功能的 ICD。

15% 的 Brugada 综合征患者表现为除颤阈值较高。目前认为,这主要与这些患者右室流出道密度高,室颤折返环短、不应期长有关。因此,这些患者在 ICD 植入中应常规进行除颤阈值测定。当患者除颤阈值偏高时,使用双极导线、皮下导线或者经胸心外膜导线有可能降低 Brugada 综合征患者的 ICD 除颤阈值。同时,应注意选择左侧植入。

14% 的 Brugada 综合征患者合并室上性心律失常,以心房颤动最为常见。由于房颤的发生是 ICD 不恰当放电的重要诱因,因此需对这些患者进行细致的程控测试。将室颤调整至 ≥ 220 次/min 可减少不恰当放电。延长检测时间可增加自行终止的心动过速的发生,从而进一步减少不恰当放电。将检测阈值设为 >180 次/min,可帮助记录单形性室速的发生。最后,由于 Brugada 综合征患者以室颤更常见,ATP 对于这些患者的恶性心律失常的终止作用有限。

T 波感知过度也有可能引起 Brugada 综合征患者的 ICD 不恰当放电。患者体表心电图常表现为右心导联 R 波振幅减低,T 波振幅增加。降低敏感度可能减少 T 波感知过度,但同时应反复进行除颤阈值测试,以确保正确感知室速/室颤的发生。

三、肥厚型心肌病

1. **定义** 肥厚型心肌病(hypertrophic cardiomyopathy,HCM)是年轻人猝死的主要原因之一。HCM 为常染色体显性遗传性疾病,是一种以心肌肥厚为特征的心肌疾病,主要表现为左心室壁增厚,通常指二维超声心动图测量的室间隔或左心室壁厚度 ≥ 15mm,或者有明确家族史者左心室壁厚度 ≥ 13mm,HCM 患者超声心动检查通常不伴有左心室腔的扩大。

根据超声心动图检查时测定的左心室流出道与主动脉峰值压差(LVOTG),可将 HCM 患者分为梗阻性、非梗阻性及隐匿梗阻性 3 种类型。安静时 LVOTG ≥ 30mmHg 为梗阻性;安静时 LVOTG 正常,负荷运动时 LVOTG ≥ 30mmHg 为隐匿梗阻性;安静或负荷时 LVOTG 均 <30mmHg 为非梗阻性。另外,约 3% 的患者表现为左心室中部梗阻性 HCM,可能无左心室流出道梗阻,也无收缩期二尖瓣前向运动(systolic anterior motion,SAM)征象。有研究认为这类患者的临床表现及预后与梗阻性 HCM 相同,甚至更差。梗阻性、隐匿梗阻性和非梗阻性 HCM 患者比例约各占 1/3。这种分型有利于指导治疗方案选择,是目前临床最常用的分型方法。

2. **临床表现** HCM 患者临床症状主要包括①劳力性呼吸困难,是 HCM 患者最常见的症状,有症状患者中 90% 以上有此表现。②胸痛,25%~30% 的 HCM 患者有胸痛不适的症状,多呈劳力性胸痛,也有不典型的疼痛持续发生且发生于休息时及餐后,但冠状动脉造影正常。③心悸,与心功能减退或心律失常有关。房颤是 HCM 患者常见的心律失常之一,发病率约为 22.5%。晕厥或先兆晕厥,15%~25% 的 HCM 患者至少发生过一次晕厥,另有 20% 的患者有先兆晕厥,一般见于活动时。SCD、心衰和血栓栓塞是 HCM 死亡的三大主要原因。SCD 多与致命性心律失常有关,多为室速(持续性或非持续性)、室颤,亦可为缓慢性心律失常,如房室传导阻滞。约 10% 患者发生左心室扩张,称为 HCM 扩张期,为 HCM 终末阶段表现之一,临床症状类似于扩张型心肌病,心肌组织缺失和纤维替代是其机制之一。

HCM 典型体征与左心室流出道梗阻有关,心脏听诊常见的两种杂音与左心室流出道梗阻和二尖瓣反流有关。左心室流出道梗阻通常由室间隔局部肥厚以及 SAM 引起,导致第一心音(S1)后出现明显的递增递减型杂音,在心尖和胸骨左缘之间最清晰。左心室流出道梗阻加重可使心脏杂音增强,常见于患者从蹲、坐、仰卧等姿势变换为直立姿势时,以及 Valsalva 动作、室性期前收缩后代偿性搏动的心肌收缩力增强或使用硝酸甘油后。临床考虑 HCM 诊断时,需排除负荷增加如高血压、主动脉瓣狭窄和先天性主动脉瓣下隔膜等引起的左心室壁增厚。

一些来源于特定人群的患病率调查发现 HCM 并不少见。中国 HCM 患病率为 80/10 万,粗略估算中国成人 HCM 患者超过 100 万。HCM 是青少年和运动员猝死的主要原因之一。SCD 常见于 10~35 岁的年轻患者,心衰死亡多发生于中年患者,HCM 相关的房颤所致的卒中则以老年患者多见。在三级医疗中心就诊的 HCM 患者年死亡率为 2%~4%,SCD 是最常见的死因之一。

3. **心电图特点**　HCM 患者心电图变化出现较早,可先于临床症状,所有患者都应进行心电图检查。超过 90% 的 HCM 患者有心电图改变,多表现为复极异常。心电图改变包括明显的病理性 Q 波,尤其是下壁导联(Ⅱ、Ⅲ、aVF)和侧壁导联(Ⅰ、aVL 或 V_4~V_6);异常的 P 波;电轴左偏;心尖肥厚者常见 V_2~V_4 导联 T 波深倒置。

所有 HCM 患者均应行 24~48h 动态心电图监测,以评估室性心律失常和猝死的风险,有助于判断心悸或晕厥的原因。

4. **影像学诊断**

(1)超声心动图:HCM 患者首次评估时,推荐在患者坐位、半仰卧位和站立时静息态和做 Valsalva 动作时进行经胸超声心动图和多普勒超声心动图检查。对于行室间隔化学消融术的患者,推荐进行围术期经食管超声心动图检查,进一步明确间隔支动脉附近的解剖结构,从而指导消融,并评价术后并发症,检测残余左室流出道阻塞。休息时无左室流出道压差的患者,可通过运动、Valsalva 动作、吸入硝酸异戊酯、输入多巴酚丁胺等方法激发左室流出道压差出现。其中,运动方法最符合人体生理变化,是目前国外一些大的心肌病中心推荐的方法。通过运动试验可判断患者运动受限的程度,诱发左室流出道梗阻的情况,若患者运动时收缩压下降,则是猝死的主要危险因素。

(2)心脏磁共振成像(MRI):心脏 MRI 是目前最敏感、可靠的无创诊断方法。我国 2015 年心脏 MRI 诊断心肌病的专家共识建议以下情况进行心脏 MRI 检查:①可疑 HCM,超声诊断不明确时;②可疑心尖部或侧壁肥厚以及非缺血性心尖室壁瘤的患者;③需进一步评估左心室结构以及心肌纤维化时;④与其他类型左心室肥厚表现心肌病的鉴别诊断;⑤室间隔化学消融及切除术前指导与预后评估。钆对比剂延迟强化(LGE)是目前临床评估心肌局灶纤维化最有效的方法,表现为肥厚心肌内局灶或斑片状强化。

(3)冠状动脉计算机断层成像或冠状动脉造影:适用于有明显心绞痛症状,对于有心脏骤停的成年幸存者,或合并持续性室性心律失常的患者也建议行冠状动脉评估。疑诊 HCM,存在以下一种或多种情况,可行心内导管检查:①需要与限制型心肌病或缩窄性心包炎鉴别;②怀疑左心室流出道梗阻,但临床表现和影像学检查之间存在差异;③需行心内膜活检鉴别不同病因的心肌病;④拟心脏移植的患者术前评估。

5. **治疗原则**　HCM 的治疗目的是减轻和解除左室流出道梗阻,缓解症状,改善预后。目前尚无根治方法。

对于静息时或刺激后出现左心室流出道梗阻的患者,推荐一线治疗方案为给予无血管扩张作用的 β 受体阻滞剂(剂量可加至最大耐受剂量),以改善症状。对于静息时或刺激后出现左心室流出道梗阻但无法耐受 β 受体阻滞剂或有禁忌证的患者,推荐给予维拉帕米以改善症状。

在手术治疗方面,经皮腔内间隔心肌化学消融术(PTSMA)是改善 HOCM 梗阻的有效方法。外科室间隔心肌切除术 PTSMA 系将无水乙醇注入肥厚室间隔心肌供血的相应间隔支冠脉,造成室间隔心肌缺血坏死、变薄、运动减弱,从而使左室流出道增大,流出道梗阻解除。

植入 DDD 起搏器对有严重症状的梗阻性 HCM 可能有效(Ⅱb,B)。对梗阻性 HCM 患者植入起搏器需注意两点:①心室起搏导线必须置于真正的右室心尖部;②房室间期(AV 间期)必须短于患者窦性心律的 PR 间期。HCM 患者 SCD 危险分层和预防是临床上最为重要的问题。

目前认为植入 ICD 是预防 HCM 患者 SCD 的唯一可靠的方法。HCM 患者应避免参加竞技性体育运动,可能有助于预防 SCD。药物预防 SCD 效果不明确,胺碘酮可能有效。

6. ICD 植入适应证　HCM 患者 SCD 危险分层和预防是临床上最为重要的问题。目前认为 ICD 是预防 HCM 患者 SCD 的唯一可靠的方法。

2017 中国成人 HCM 诊断和管理指南建议:HCM 患者初始评估时均应进行综合 SCD 危险分层,若存在下述情况任意一项均建议植入 ICD(指南推荐Ⅰ,B):①具有室颤、持续性室速或心脏骤停的个人史;②早发 SCD 家族史,包括室性快速心律失常的 ICD 治疗史;③不明原因的晕厥;④动态心电图证实的非持续性室速;⑤左心室壁最大厚度≥ 30mm。

7. ICD 程控注意事项　由于 HCM 患者左室肥厚、流出道狭窄等临床特征,HCM 患者植入 ICD 的安全性和预后也会受到临床特点的影响。目前建议 HCM 患者无论是否合并房颤,均推荐植入单腔起搏器。双腔 ICD 的右房导线对于识别室上速有帮助,但并不能减少室上速的识别引起的不适当 ICD 电击。对于双腔起搏器是否可以减少 HCM 患者的左室流出道梗阻,目前仍存在争议。既往许多研究提示双腔永久起搏器确实可以减少 HCM 患者的左室流出道梗阻,然而并不能改善这些患者的活动耐力。既往研究提示,将起搏器程控为双腔起搏模式较心房起搏模式并不能改善患者预后,提示不除外单纯起搏治疗对患者的安慰剂作用。对于合并存在心功能不全及左束支传导阻滞的患者,建议选择心脏再同步治疗除颤器(CRT-D)。

全皮下 ICD(S-ICD)适用于生存时间长,以及活动量大易使导线脱位、断裂等并发症增加的 HCM 患者。S-ICD 的优势在于可避免导线相关并发症。与此同时,当决定给予 S-ICD 治疗时,需注意这些患者应是非起搏依赖并进行正确程控的患者。此外,对于 HCM 患者,ATP 功能可有效终止单形性室速,并且减少不恰当 ICD 电击,从而延长患者生存质量及 ICD 使用寿命。但是需要注意的是,S-ICD 并没有 ATP 功能。

由于 HCM 患者左室体积增加,临床治疗中常对这些患者合并使用胺碘酮,从而可能导致 ICD 除颤阈值增加。因此,ICD 程控过程中,应常规检测除颤阈值,以确保除颤阈值在安全范围,减少少数患者因除颤能量设置不当产生的问题。如果经静脉起搏器导线植入存在困难,选择经胸心外膜导线植入及胸骨后皮下导线植入可以使除颤阈值在安全范围内。

双线圈除颤导线的应用可进一步减少除颤导线。但是须注意,当存在导线感染、导线断裂等需要导线拔除的情况时,双线圈除颤导线的上腔静脉除颤线圈与上腔静脉粘连,可能使导线拔除更加困难。由于 HCM 患者通常预期寿命较长,未来可能会遇到导线相关问题,因此,年轻 HCM 患者若除颤阈值在正常范围,建议接受单线圈除颤导线治疗。

四、致心律失常性右室心肌病

1. **定义**　致心律失常性右室心肌病(arrhythmogenic right ventricular dysplasia/cardiomyopathy,ARVD/C)是一种遗传性疾病,又称致心律失常性右室发育不良,其特征为右室心肌被脂肪浸润及纤维组织所替代,致使右室弥漫性扩张、室壁变薄变形、肌小梁排列紊乱、收缩运动减弱,临床常表现为右心室扩大(表现为心功能不全的症状)、心律失常(常出现室速、室颤等)和猝死。发展到晚期可使左心室受累,最终导致右室或双心室衰竭。发病率 1/5 000~1/2 000。其预后恶劣,由于患者发病年龄较轻且呈隐蔽性,一些患者常以突发室速甚至猝死为首发症状,年死亡率达 2.5%。

ARVD/C 患者需定期评价新发症状或症状恶化情况、心室形态和功能异常的进展和室性心律失常,进而重新评估心脏性猝死发生风险并选择最优治疗方案。可根据患者年龄、症状和疾病的严重程度来进行随访(每 1~2 年 1 次);此外健康的基因携带者及其家庭成员也应该进行规律的临床评估(每 2~3 年 1 次),尤其在青春期和青年期。

2. **临床表现**　ARVD/C 临床表现为右心室扩大(表现为心功能不全的症状)、心律失常(常出现室速、室颤等)和猝死。部分患者起病隐匿,表现为劳力性呼吸困难等肺循环淤血症状和肝大、下肢水肿等体循环淤血的症状。有些患者早期仅突出表现为右心衰竭,出现体循环淤血的症状和体征,后期则由右心衰竭发展至双侧心室受累的全心衰竭;多数患者开始即表现为双侧心室受累并进行性加重的全心衰竭。部分患者以心脏骤停、猝死为首发症状,检查发现恶性心律失常,如持续性室速、心室扑动、室颤,是 ARVD/C 导致青年人猝死的重要原因。

3. **心电图特点**　此类患者心电图正常者占 40%~50%。随着疾病的发展,右心室除极、复极均出现异常,并发生右室源性的室性心律失常。研究显示,随访 6 年,几乎所有患者都可以发现异常心电图表现,Jaode 等学者提出如室速发作 6 年之后心电图仍正常,可排除 ARVD/C。

异常心电图表现包括 QRS 波异常、完全或不完全右束支传导阻滞、S 波上升支时限延长、Epsilon 波(重要诊断标准)、T 波倒置等。

(1) QRS 时限延长:最易出现在右胸前导联,其中最常见 V_1 导联 QRS 时限延长(>110ms),另一种方式,若 V_1、V_2、V_3 导联的 QRS 时限之和与 V_4 或 V_5 或 V_6 导联的 QRS 时限比值 >1.2/1.5,则也有诊断价值。

(2) QRS 碎裂波(f-QRS):其意义一是存在心肌瘢痕的重要证据;二是复发性室速、室颤,甚至猝死的重要预测指标(图 9-5)。

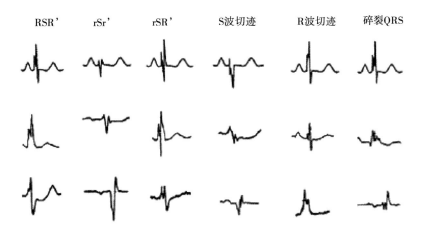

图 9-5　QRS 碎裂波(f-QRS)

（3）完全或不完全右束支阻滞：室内传导阻滞（浦肯野纤维末端传导延迟），而非束支病变。

（4）S 波上升支时限延长：这类心电图异常在不伴右束支传导阻滞（RBBB）的 ARVD/C 患者中发病率为 91%~95%；无 RBBB 情况下，V_1、V_2 或 V_3 导联 S 波最低点到 QRS 波终末（包括 R′）时限 ≥ 55ms。

（5）Epsilon 波（重要诊断标准）：Epsilon 波为致心律失常性右室心肌病（ARVC）特有的心电图表现，约见于 30% 的 ARVC 患者。它的发生主要由右心室延迟除极产生，在 V_1~V_2 导联 QRS 波终末端最为清晰，其主要表现为低振幅的小棘波，持续数毫秒，在诊断 ARVC 中有一定价值。需要注意的是，ARVC 的主要诊断标准不仅有 Epsilon 波，还应考虑到其影像诊断以及家族史，发生室速表现为左束支传导阻滞图形，并且右胸前导联 T 波倒置。以上几项符合时应高度怀疑 ARVC 的可能。

4. 治疗原则　ARVD/C 患者的治疗措施已逐年进步，但仍然是一项重大挑战。为进一步提高风险分层和治疗，需要更多的有关自然病史、远期预后和风险评估的信息。对于一些患者，与药理性或其他非药理性治疗相比，植入 ICD 有可能令患者获益，应该给予特别关注加以识别。为了使 ARVD/C 患者获得最佳照护，需要来自未来大样本、更长时间随访的研究或注册研究的数据以及从多中心随机对照研究中获得的数据来提供以循证医学为基础的推荐规范。临床上治疗 ARVD/C 患者最重要的目标包括：①降低病死率，包括心律失常性 SCD 或心衰导致的死亡；②阻止右心室、左心室或双室功能障碍和心衰进展；③通过减少 / 消除心悸、室速再发，或 ICD 放电改善症状，提高生活质量；④改善心衰症状，增加功能储备。

治疗方法包括生活方式的改变、药物治疗、导管消融、ICD 和心脏移植。

（1）运动限制：年轻的 ARVD/C 个体中，SCD 和剧烈运动间有着某种联系。竞技性运动行为可使患有 ARVD/C 的青少年和早期成年人的 SCD 风险增加 5 倍。通过赛前筛查早期（出现症状前）识别患病的运动员并取消他们的竞技运动资格或许可以救命。目前认为桥粒斑珠蛋白缺乏症的患者通过耐力训练可能加速右室扩大、功能降低及心室异位，增加的心室负荷可导致 ARVD/C 临床表现的恶化。所以一旦确诊 ARVD/C，应严格限制参加体育运动,尤其是竞技性体育活动,对于外显阴性的 ARVD/C 家庭成员或是健康携带者,也应考虑限制参加竞技运动。

(2)药物治疗:ARVD/C 的药物治疗选择包括抗心律失常药物、β 受体阻滞剂和治疗心衰药物。目前认为胺碘酮单独或与 β 受体阻滞剂联合应用是最有效的预防症状性室性心律失常的药物,且有相对低的促心律失常风险。针对心衰的药物治疗同其他原因的心衰患者。

(3)射频导管消融:射频导管消融是目前发展最快的快速心律失常介入治疗方法。纤维脂肪的异位(更换)产生瘢痕区域,其被认为是导致室速的致心律失常基质。室速是瘢痕相关性大折返环的结果,类似于心肌梗死后环境下所发现的,治疗可选择标测并用导管消融中断。导管消融可以用传统的电生理方法指导,也可以在窦性心律下用基质标测法指导。近年小规模的临床观察显示,ARVD/C 室速多次消融的远期成功率可达 50%~70%,结合 ICD 治疗可明显降低室性心律失常的发生率。但由于心肌病变不断进展且室性心律失常复杂多变,ARVD/C 的室性心律失常消融远期成功率尚不尽满意。

(4)ICD 预防猝死:猝死幸存者、持续室速、严重右和 / 或左心功能不全者为 ICD 治疗 I 类适应证。而不明原因晕厥、非持续性室速、中度心衰者为 IIa 适应证。

5. ICD 植入适应证　ARVD/C 患者因为自然病程首先以 SCD 风险为特征,其次才是收缩功能障碍导致的进展性心衰,因此,行 ICD 治疗是最合逻辑的治疗策略。前瞻性随机试验因伦理学因素目前无法获得,且主要因为相对低的疾病流行率和事件发生率使得试验存在实际限制。现有的数据源于观察研究以及大样本 ARVD/C 患者的注册研究,已建立了有关 ICD 治疗的疗效和安全性研究结果。这些研究一致证明,在高危 ARVD/C 患者中 ICD 可成功阻断致死性室性快速心律失常并改善远期预后。

具体来说,在随访患者 ICD 植入后 1~7 年内,48%~78% 的患者接收适宜的 ICD 干预。其中许多患者经历了多次 ICD 电击,且室速电风暴并不罕见。在绝大多数研究中,ICD 的生存获益是通过比较实际的患者生存率来评价的。在最大的多中心研究中,36 个月无快频率室速 / 室颤生存率为 72%,对比实际生存率为 98%,估算的生存获益为 26%。最大的单中心经验发现预计的总体存活率在 1 年、3 年和 7 年的患者随访中生存率获益分别改善 23%、32% 和 35%。在 30%~50% 的随访患者中,这些结果被有关救命性 ICD 干预的其他系列报道所证实。表明 ICD 是终生的预防措施,其可带来救命性干预,即使在特别长隐匿性心电不稳定期之后仍有效。

随访发现,ICD 治疗带来生存获益的同时,也会产生严重的并发症。据统计,导管 / 设备相关性并发症和不恰当 ICD 治疗率分别为 3.7%/ 年和 4.4%/ 年。如此高的导线相关不良事件发生率或许与特殊的 ARVD/C 病理生理有关。由于 ARVD/C 患者存在进展性的心肌缺失,由纤维脂肪替代,也影响右室导线的植入位置。间断性的 R 波失感知可能会损害足够的设备功能并可能导致疾病进展。

在 ARVD/C 患者发生不恰当 ICD 干预中,大多数为年轻者,且常由窦性心动过速或房性快速心律失常促发。不恰当 ICD 治疗导致疼痛并可能对患者有远期临床和心理影响。合理的 ICD 程控和应用 β 受体阻滞剂或索他洛尔可以减少不恰当 ICD 放电的发生率。虽然双腔检测方法的应用通过改进从室上性心律失常中区分出室性，为减少不恰当干预提供了可能，但增加一根心房导线使得术后并发症的发生率更高。

ICD 是预防 ARVD/C 患者发生心脏性猝死的最有效的治疗方法，根据 2015 年 ARVD/C 国际小组共识，ICD 植入适应证如下建议：

Ⅰ类推荐包括：① ICD 被推荐用于有过 ≥ 1 次伴有血流动力学不稳定的持续性室速或室颤发作的 ARVD/C 患者；②无论其心律失常情况，ICD 被推荐用于伴有严重收缩功能不全（右室、左室或双心室）的 ARVD/C 患者。Ⅱa 类推荐包括：①对于有过 ≥ 1 次伴有血流动力学稳定的持续性室速发作的 ARVD/C 患者应考虑植入 ICD；②对于有主要风险，如不能解释的晕厥、中等程度的心室功能障碍，或非持续性室速的患者应考虑植入 ICD。Ⅱb 类推荐包括：在经过针对远期风险和收益的仔细讨论后，对于有较小风险的患者可以考虑植入 ICD。

6. ICD 程控注意事项　ARVD/C 患者的 ICD 治疗较其他患者风险更高。在 ICD 植入过程中，由于 ARVD/C 患者病理表现为右室室壁变薄，在 ICD 导线植入过程中，需警惕右室穿孔、导线移位等并发症。ARVD/C 患者 ICD 程控中常见 R 波振幅低，起搏阈值高等问题，故在设置合理的感知阈值前，需要对心内膜多个部位进行检测。与此同时，在患者随访过程中，由于心肌细胞进行性萎缩被纤维脂肪组织替代，心电图表现为 R 波振幅进行性降低，起搏阈值进行性升高。低 R 波振幅可能引起室速 / 室颤的不识别，以及 T 波振幅相对增高引起的不适当感知。长期随访中，需定期检测导线感知功能。对于 ARVC 患者，应避免右室心尖部位起搏，因为 ARVD/C 患者心尖受累常见，容易导致感知功能不良。当发生感知功能不良时，可考虑更换右室导线放置位置，重新植入感知导线等方法，以确保 ICD 的有效性及安全性。

虽然 ARVD/C 患者常见 R 波振幅低，起搏阈值高等问题，ICD 除颤阈值仅在少数患者中表现为明显升高。左室射血分数越低、心肌受累越重患者，除颤阈值升高可能性越强。ICD 基础程控可帮助识别除颤阈值升高患者，对这些患者建议植入高除颤能量的 ICD。

在大多数 ARVD/C 患者中，建议植入单腔 ICD，打开 ATP 功能。虽然理论上室壁薄患者右心室穿孔可能性大，很多研究中并未观察到这个情况。对于存在心功能不全及左束支传导阻滞的患者，建议选择 CRT-D 治疗。由于全皮下 ICD 不具备 ATP 功能，不建议 ARVC 患者植入全皮下 ICD。

五、儿茶酚胺敏感性室性心动过速

1. 定义　儿茶酚胺敏感性多形性室性心动过速（catecholaminergic polymorphic ventricular tachycardia，CPVT）是一种以运动或者情绪诱发的双向性或多形性室速为特征的遗传性心律失常疾病，为无心脏结构异常的遗传性心律失常综合征的一种，属心肌细胞离子通道疾病,其主要是常染色体显性遗传性心律失常。目前已经证实 CPVT 有两种基因突变,发病机制为儿茶酚胺所致钙稳态失衡。患者多为青少年,无器质性心脏病,静息心电图基本正常;恶性程度高,未经治疗者,80% 有晕厥症状,死亡率达 30%~50%;人群中患病率约为 1/10 000。

2. **临床表现**　患者多为儿童和青少年,常发生运动或情绪激动相关的心悸、晕厥或猝死;静息心电图基本正常;心脏影像学正常。

临床中,静息心电图发生率低,在运动或情绪激动时诱发双向或多形性室速,心脏结构正常,运动试验可重复诱发;30% 的患者有运动相关的晕厥、抽搐和猝死家族史。典型的临床表现为 10~20 岁之前发作晕厥常伴抽搐甚至猝死,由运动或情绪激动所诱发,常被误诊为癫痫。如果未给予治疗,30 岁时病死率将达 31%。症状出现越早,预后越差。心电图平板运动试验是用于诊断 CPVT 最主要的检查方式,且重复性好,也可用于评估药物治疗效果。

3. **心电图特点**

(1)平时心电图包括 QTc 间期,无异常表现,少数有窦性心动过缓。

(2)运动时或静脉滴注异丙肾上腺上腺素试验时,可出现下列经典的变化:随窦性心率增快,室性异位搏动出现;窦性心率越快,室性异位搏动越多,或呈二联律;当窦性心率增快到一定阈值时(达 120~130 次 / 分),室性异位搏动进展为标志性的双向性室速或多形性室速;如试验继续,室性心律失常将持续并加速,最终发展为室颤而猝死;有些成年患者可出现房性心律失常,包括房颤。如试验停止,心率减慢,室性心律失常减少,最后常自行终止。

(3)标志性心电图变化为双向性室速(bidirectional ventricular tachycardia),指具有规则的心律和两种极性相反的 QRS 波形态交替出现的室性心动过速,两者电轴差异角度可达 180°。

(4)双向性(室性)心动过速的机制:心室内有两个环形节律灶,造成两种 QRS 波方向呈规律性相反变化,因此应称为"双向性室速";存在两个兴奋灶,其一在束支分叉之前的房性结组织中,另一在心室肌内;只有一个病灶在束支分叉前的房室结组织中,伴交替出现的左、右束支传导阻滞,故应称为双向性心动过速;新的观点认为有两个兴奋灶,各位于希氏 - 浦肯野系统远端左或右心室内,当其中一个兴奋灶的冲动频率超过二联律的阈值时致源于第一个兴奋灶激起的搏动引起第二个兴奋灶处激发起搏动,后者下次的折返能在一个兴奋灶处激发起搏动。如此两个兴奋灶反复激起搏动,即引起双向性室速;如果有 3 个以上的兴奋灶,则会引起多形室速(图 9-6)。

除 CPVT 可发生双向性室速外,下列情况也可引起,要注意鉴别:洋地黄类药物的不良反应,冠心病心肌严重缺血、缺氧,心肌病、心肌损伤,电解质紊乱,心脏转移性肿瘤,长QT 综合征等。

4. **治疗原则**　临床治疗需根据其基因型、临床表现和室性心律失常类型,选择个体化、最优化的治疗方案限制运动。通过口服 β 受体阻滞剂(如普萘洛尔、美托洛尔、纳多

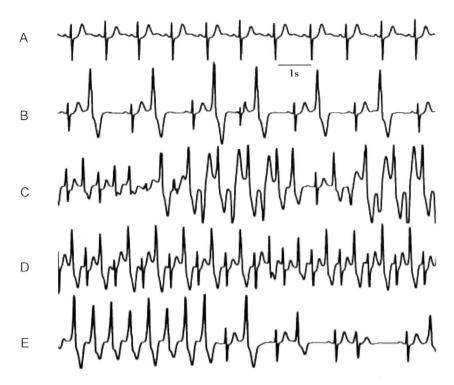

图 9-6　CPVT 患者的心电图表现（Ⅱ导联）
A:患者休息时正常心电图;B:活动半分钟后出现频发室性早搏;
C、D:活动 1min 后出现双向性室速;E:活动后多形性室速终止,仍有频发室性早搏。

洛尔、比索洛尔等),并通过运动试验进行评估、优化,若仍有反复晕厥发作,应植入 ICD。对口服 β 受体阻滞剂后未出现晕厥发作者,权衡利弊后可选择 ICD 作为心脏骤停的预防。

(1)β 受体阻滞剂是针对性的治疗。用无交感活性的长效 β 受体阻滞剂,用量要大,如纳多洛尔(nadolol)1~3mg/(kg·d),普萘洛尔 2~4mg/(kg·d),美托洛尔 1~3mg/(kg·d),比索洛尔(bisoprolol)5~20mg/(kg·d),至患者的最大耐受量,同时限制运动。其疗效可通过运动试验来判断。患者需定期进行动态心电图和运动试验,以确保 β 受体阻滞剂控制下的最大限度控制窦性心律无法达到室速发作的极限值,从而减少室速的发生风险。对于基因检查阳性的家族成员即使无症状,运动试验也阴性,也应治疗。

(2)钙通道阻滞剂:有报道维拉帕米与 β 受体阻滞剂合用可减少室性心律失常的发生,其每日用量达 240mg,但观察时间尚不够长,有待进一步评价。

(3)Ⅰc 类抗快速心律失常药:Ⅰc 类抗快速心律失常药氟卡尼(flecainide)被证实有阻滞 RyR2 的作用,能明显减少室性心律失常。与 β 受体阻滞剂合用于持续的室性心律失常或症状持续出现的患者中,被证实有效。

(4)ICD:对于虽经最佳药物联合治疗仍有晕厥等症状,或仍记录到持续室性心动过速患者,为 ICD 治疗的指征。对 β 受体阻滞剂有耐受或反应不佳者也可考虑用 ICD。但需要注意 ICD 本身可能致心律失常，年轻患者可能需要反复更换。

（5）左心交感神经切除术（LCSD）：对 β 受体阻滞剂治疗无效，或对药物依从性不佳，又不能植入 ICD 者，以及用最大剂量的 β 受体阻滞剂和植入 ICD 后仍有室性心动过速发作者适用。手术方法包括切除左侧星状神经节、切除左胸第 1~3 或第 1~4 交感神经节，但手术操作比较复杂。

5. ICD 植入适应证　虽经最佳药物联合治疗仍有晕厥等症状，或仍记录到持续室速者，为 ICD 治疗的指征。仍强调在充分的 β 受体阻滞剂基础上植入 ICD。2006 年 ESC/AHA/ACC 颁布的室性心律失常和 SCD 防治指南将 CPVT 发生过心脏骤停者列为 ICD 治疗的 I 类适应证，而服用 β 受体阻滞剂期间出现晕厥的 CPVT 患者列为 ICD 治疗的 II a 类适应证。

尽管指南和临床均推荐 ICD 治疗，但 ICD 治疗的机制、适应证及并发症同样需引起重视。Miyake 等研究表明 ICD 治疗的有效率仅 50%，其中室颤均能有效终止，但双向性或多形性室速并没有有效终止，且 ICD 的不适当电击、电风暴及并发症较常见，推测其疗效可能与心律失常发生的机制有关，而它的无效和危险可能与其在室性心律失常之前或自行终止后不适当电击有关。

6. ICD 程控注意事项　与其他遗传性心律失常疾病患者相比，CPVT 患者的 ICD 治疗中可以见到恰当及不恰当电击发生频率增多。其中，不恰当电击发生率升高主要是由于房性心律失常发生概率增加。由于 ICD 电击可以进一步引起心律失常发生增多，CPVT 患者 ICD 程控中需要注意降低恰当及不恰当 ICD 电击比率。延长室速/室颤识别时间（>30s）可以有利于非持续性室速自行终止。

ICD 的有效性取决于患者的心律失常。对于双形性室速及多形性室速，ICD 的除颤成功率较室颤降低。单形性室速及多形性室速的发生原理为心肌局部后去极化延迟。而 ICD 除颤后引起儿茶酚胺释放增多，可能进一步增加心肌局部后去极化延迟的发生，并有可能导致交感电风暴。当室速蜕变为室颤，ICD 除颤成功率有可能增加。因此，在 ICD 的程控中，建议将室颤的检测频率调整至 230~300 次/min，以减少 ICD 放电。

对 CPVT 患者，ATP 对于终止室速、恢复窦性心律没有显著效果。此外，由于 CPVT 患者通常不合并缓慢性心律失常，单腔 ICD 可以满足患者需求。皮下 ICD 由于程控参数难以调节，不建议用于这些患者的治疗中。

小　结

遗传性心律失常疾病，包括长 QT 综合征、Brugada 综合征、HCM、ARVD/C、CPVT 等特殊疾病。这些疾病在普通人群中发病率较低，患者通常具有正常的心脏结构，但由于室性心动过速和室颤的发生，增加了患者发生晕厥及心脏性猝死风险。对这些患者正确的危险分层及治疗方式选择，可有效避免恶性心律失常事件的发生。对于一些面临着致命或几乎致命的心律失常风险的年轻患者，ICD 治疗已证实是预防心律失常性 SCD 发生最有效的治疗方法。

　　ICD 的识别功能主要通过心率、突发性、稳定性、心内电图宽度和形态等方面实现。对 ICD 植入后发生的心律失常事件要进行分析,确定是恰当事件还是不恰当事件,如果是不恰当的事件和治疗,应进行参数优化实现有效的治疗。ICD 植入体内后,必须定期随访,常规随访时间包括:出院前、术后 1 个月、术后 3 个月;每 3~6 个月随访一次;到达预计的使用年限后,每 3 个月随访一次。除了常规随访,当出现电击、再次发生晕厥、新出现不规则的心律、短期内频繁放电等情况时,则需要随时随访。新近出现的带有远程监测功能的新型 ICD 可以将 ICD 工作状况定期传至分析中心,从而减少了到医院随访的要求。

　　本章节主要综述了包括长 QT 综合征、Brugada 综合征、HCM、ARVD/C、CPVT 的临床特点和临床诊断及心电图表现,并分述了这些疾病的 ICD 植入指征及 ICD 程控的注意事项。需要注意的是,由于不同疾病其恶性心律失常的发病机制不尽相同,心肌病变的病理生理基础也各有差别,在 ICD 的选择、ICD 植入过程中的程控,以及心律失常的识别及处理中,均有其特殊性。对于长 QT 综合征患者,双腔 ICD 优于单腔 ICD,而 HCM、Brugada 综合征、ARVD/C、CPVT 患者在植入 ICD 时均建议优先选择单腔 ICD。ATP 仅在 HCM、ARVD/C 患者中有效。在程控过程中,LQTS 患者建议使用 DDD 模式避免频率依赖的 TdP,延长 AV 间期及室速 / 室颤检测时间,设定比较高的起搏低限频率(如 70 次 /min),以及高的室颤识别频率(>220 次 /min),并警惕 T 波过度感知;Brugada 综合征患者中,同样建议延长检测时间,设定高的室颤识别频率(>220 次 /min),并警惕 T 波过感知;ARVD/C 患者需注意 R 波振幅测试;CPVT 患者建议设定高的室颤识别(220~300 次 /min),延长室速 / 室颤检测及再检测时间。

　　总之,遗传性心律失常疾病患者由于心肌病及心脏电活动异常,使个体发生 SCD 的遗传风险显著增高。准确识别猝死风险高危患者,合理、正确地对患者进行危险分层,并给予及时有效的 ICD 治疗,合理可行的 ICD 程控,对预防遗传性心律失常疾病患者发生 SCD 至关重要。

(薛小临)

参考文献

［1］方丕华,杨跃进 . 阜外心电图图谱 . 北京:人民卫生出版社,2008.

［2］陈新 . 黄宛临床心电图学 .6 版 . 北京:人民卫生出版社,2009.

［3］班尼特 .Bennett 心律失常:临床解读和治疗实用指南 .8 版 . 李广平,刘彤,译 . 天津:天津科技翻译出版公司,2014.

［4］BONOW RO,MANN DL,ZIPES DP,et al.Braunwald 心脏病学:心血管内科学 .9 版 . 陈灏珠,译 . 北

京:人民卫生出版社,2007.

［5］曹克将,陈明龙,江洪,等.室性心律失常中国专家共识.中国心脏起搏与心电生理杂志,2016,20
(4):279-326.

［6］王炳银,刘峰.2014 EHRA/HRS/APHRS 室性心律失常专家共识解读.中华心脏与心律电子杂志,
2014(4):11-14.

［7］张萍.2013 遗传性心律失常诊疗专家共识解读.中华心脏与心律电子杂志,2014,2(2):62-63.

［8］郭继鸿.原发遗传性心律失常的诊治精要.临床心血管病杂志,2015(11):1141-1146.

［9］殷康,华伟.心脏性猝死 ICD 治疗最新循证证据.心电与循环,2014(6):472-478.

［10］张澍,陈柯萍,黄德嘉,等.心血管植入型电子器械术后随访的专家共识.中华心律失常学杂志,
2012,16(5):325-329.

［11］AL-KHATIB SM,STEVENSON WG,ACKERMAN MJ,et al.2017 AHA/ACC/HRS Guideline for
management of patients with ventricular arrhythmias and the prevention of sudden cardiac death:
executive summary.Circulation,2018,138(13):e210-e271.

［12］GOLDBERGER JJ,BUXTON AE,CAIN M,et al.Risk stratification for arrhythmic sudden cardiac
death:identifying the roadblocks.Circulation,2011,123(21):2423-2430.

［13］VISKIN S.Cardiac pacing in the long QT syndrome:review of available data and practical
recommendations.J Cardiovasc Electrophysiol,2000,11:593-600.

［14］MOENNING G,KOBE J,LOHER A,et al.Implantable cardioverterdefibrillator therapy in patients
with congenital long-QT syndrome:a long-term follow-up.Heart Rhythm,2005,2:497-504.

［15］NADEMANEE K,VEERAKUL G,CHANDANAMATTHA P,et al.Prevention of ventricular
fibrillation episodes in Brugada syndrome by catheterablation over the anterior right ventricular outflow
tract epicardium.Circulation,2011,123(12):1270-1279.

［16］SUNSANEEWITAYAKUL B,YAO Y,THAMAREE S,et al.Endocardial mapping and catheter ablation
for ventricular fibrillation prevention in Brugada syndrome.J Cardiovasc Electrophysiol,2012,23(Suppl 1):
S10-16.

［17］中国成人肥厚型心肌病诊断与治疗指南.中华心血管病杂志.2017,45(12):1015-1032.

［18］DEWLAND TA,PELLEGRINI CN,WANG Y,et al.Dual-chamber implantable cardioverter-
defibrillator selection is associated with increased complication rates and mortality among patients
enrolled in the NCDR implantable cardioverter-defibrillator registry.J Am Coll Cardiol,2011,58:1007-
1013.

［19］SLADE AK,SADOUL N,SHAPIRO L,et al.DDD pacing in hypertrophic cardiomyopathy:a
multicentre clinical experience.Heart,1996,75:44-49.

［20］NISHIMURA RA,TRUSTY JM,HAYES DL,et al.Dual-chamber pacing for hypertrophic
cardiomyopathy:a randomized,double-blind,crossover trial.J Am Coll Cardiol,1997,29:435-441.

［21］MARON BJ,NISHIMURA RA,MCKENNA WJ,et al.Assessment of permanent dual-chamber pacing
as a treatment for drugrefractory symptomatic patients with obstructive hypertrophic cardiomyopathy.A
randomized,double-blind,crossover study(M-PATHY).Circulation,1999,99:2927-2933.

［22］KOOIMAN KM,KNOPS RE,OLDE NORDKAMP LR,et al.Inappropriate subcutaneous implantable
cardioverter-defibrillator shocks due to T-wave oversensing can be prevented:implications for
management.Heart Rhythm,2014,11:426-434.

［23］QUIN EM,CUOCO FA,FORCINA MS,et al.Defibrillation thresholds in hypertrophic cardiomyopathy.
J Cardiovasc Electrophysiol,2011,22:569-572.

［24］BORIANI G,MARON BJ,SHEN WK,et al.Prevention of sudden death in hypertrophic
cardiomyopathy:but which defibrillator for which patient? Circulation,2004,110:e438-e442.

［25］MARCUS FI,MCKENNA WJ,SHERRILL D,et al.Diagnosis of arrhythmogenic right ventricular

cardiomyopathy/dysplasia：proposed modification of the Task Force Criteria.Eur Heart J,2010,31：
806-814.

［26］ MUGNAI G,TOMEI R,DUGO C,et al.Implantable cardioverterdefibrillators in patients with arrhythmogenic right ventricular cardiomyopathy：the course of electronic parameters,clinical features,and complications during long-term follow-up.J Interv Card Electrophysiol,2014,41：23-29.

［27］ LINK MS,WANG PJ,HAUGH CJ,et al.Arrhythmogenic right ventricular dysplasia：clinical results with implantable cardioverter defibrillators.J Interv Card Electrophysiol,1997,1：41-48.

［28］ LOCHY S,FRANCOIS B,HOLLANDERS G,et al.Left ventricular sensing and pacing for sensing difficulties in internal cardioverter defibrillator therapy for arrhythmogenic right ventricular cardiomyopathy.Europace,2010,12：1195-1196.

第10章
全皮下植入型心律转复
除颤器的随访和程控

心脏性猝死发病突然,病死率高,是严重威胁人类健康的公共卫生问题。传统的经静脉植入型心律转复除颤器(ICD)能自动识别心室颤动(室颤)、室性心动过速(室速)并发放电击除颤治疗,是目前防治心脏性猝死的最有效方法。传统 ICD 植入方法是通过静脉将除颤导线送入右心系统,并将导线与脉冲发生器相连后埋置于左胸皮下。其"经静脉"植入除颤导线的术式存在如锁骨下或上腔静脉异常导致植入困难、术中穿刺并发症、导线脱位与断裂、导线相关感染、血栓形成、导线拔出困难等问题。为避免上述并发症,Cameron Health 公司开始研发"全皮下植入型心律转复除颤器(subcutaneous ICD,S-ICD)",并于 2008 年启动在体临床研究。S-ICD 系统于 2009 年获得欧洲 CE 认证,之后在部分国家正式商用。2012 年,波士顿科学公司收购 Cameron Health,成为全球唯一的 S-ICD 生产厂家。2012 年获得美国食品和药品监督管理局(FDA)认证,2016 年底获得国家食品药品监督管理总局(CFDA)认证并广泛应用于临床。

一、概述

(一) S-ICD 系统

S-ICD 系统组件主要包括除颤导线和脉冲发生器,并有配套的皮下隧道工具及 S-ICD 专用程控仪。S-ICD 植入无需经静脉路径,也不需要将导线置于心腔内,均埋于皮下(图 10-1)。因导线不直接接触心脏及相关静脉,进而可避免静脉导线所致的相关并发症并减少心肌损害。

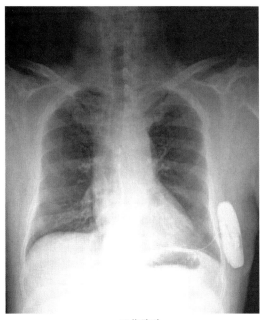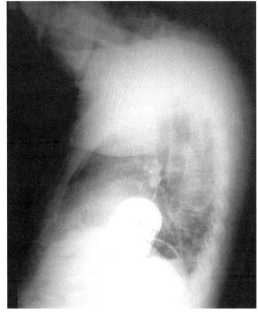

正位胸片　　　　　　　　　　　　　　　侧位胸片

图 10-1　S-ICD 植入术后的 X 线影像

除颤导线和脉冲发生器均埋于皮下。

　　皮下除颤导线为多股电缆核心、非中空设计,设计为可承受心肺复苏的压力。其绝缘层为聚氨酯。导线具有双极感知和除颤功能,但无常规起搏功能,仅在除颤后 30s 提供经胸起搏。导线经皮下隧道置于胸骨旁 1~2cm,近端位于剑突,远端位于胸骨柄。胸骨柄和剑突处的电极均具有感知功能,与脉冲发生器(IPG)可组成三种双极感知向量(图 10-2)。IPG 与近端感知电极组合为主要感知向量(primary sensing vector)、IPG 与远端电极组合为次要感知向量(secondary sensing vector),近远端电极组合为替换感知向量(alternate sensing vector)。两个感知电极之间为长约 8cm 的除颤线圈,与腋下的 IPG 组成除颤回路(图 10-2)。目前的皮下除颤导线均为单除颤线圈导线,除颤向量的方向可以是由 IPG 至除颤线圈或反之。迄今导线已有两代产品,第二代产品的改进是将缝合袖套固定在了电极上。

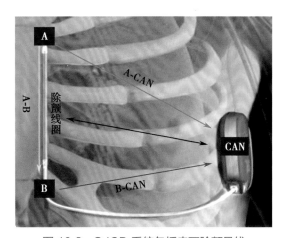

图 10-2　S-ICD 系统包括皮下除颤导线和脉冲发生器,均埋置于皮下

A:胸骨柄处的远端感知电极;B:剑突处的近端感知电极;CAN:脉冲发生器。红线代表 B-Can 的向量组合"主要感知向量";蓝线代表 A-CAN 的感知向量"次要感知向量";黄线代表 A-B 的感知向量"替换感知向量";黑色代表除颤线圈与 CAN 之间的除颤向量

IPG由钛金属密封封装,镍钛合金包覆,可以最小化电击后的后电位,并能通过降低电容器放电相关的极化反应,使电信号回到基线。IPG通常置于左侧腋中线皮下或肌层间,可提供最高达80J的除颤能量。发展至2018年已有三代产品:第一代 SQ-RX^{TM}SICD,IPG体积69cm³、预期使用寿命5.1年,第二代 EMBLEM^{TM} SICD A209,IPG体积缩小至59.5cm³,使用寿命延长至7.3年。第三代 EMBLEM^{TM} MRI SICD A219,可兼容核磁、进行心房颤动(房颤)监测、采用增加了 SMART PASS 技术的 INSIGHT^{TM}算法。预期第四代产品将具备兼容无导线起搏的能力,以弥补 S-ICD 无起搏功能的弊端。

(二) S-ICD 相关临床研究

S-ICD 主要的研究包括 IDE 研究、EFFORTLESS 研究以及 IDE 和 Effortless 的汇总分析、美国上市后研究等。其研究目的是考量 S-ICD 的安全性和有效性。就单个临床研究而言,其设计、目的、研究结果、结论如下分述。

1. IDE 研究(S-ICD System Investigational Drug Exemption Clinical Investigation)　即 S-ICD 系统器械调查豁免研究。这是一项前瞻性、非随机、多中心研究,旨在评估 S-ICD 的安全性和有效性。

研究入选年龄≥18岁、符合 ICD 植入或更换标准的患者,术前通过心电图筛查。主要排除标准:①抗心动过速起搏(ATP)可成功终止的室速事件;②已有心外电极贴片或皮下电极;③单腔起搏器;④严重肾衰竭。主要有效性终点:对诱发心律失常的转复成功率(预设终点为88%);主要安全性终点是180d无Ⅰ类并发症发生(预设终点为79%)。共有314例患者成功植入了 S-ICD,平均随访11个月。患者平均年龄(52±16)岁,平均射血分数36%±16%,74%为男性。其中,13.4%的患者曾植入经静脉 ICD;79.4%的 S-ICD 植入指征系猝死一级预防。研究发现:术后180d无Ⅰ类并发症发生率为99.0%,95%CI 低限为97.9%,明显优于预设的79%目标值。诱发室性心律失常的即刻转复率几乎为100%,95%CI 低限为98.8%,也优于预先规定的≥88%的目标。21例患者共出现38次独立的室速/室颤事件,100%转复成功。不适当电击发生率为13.1%(41例患者)。

研究证实了 S-ICD 在治疗致命性心律失常方面的安全性和有效性。

2. EFFORTLESS 研究(Evaluation oFFactORsImpacTingCLinical Outcome and CostEffec-tiveneSS of the S-ICD)　即 S-ICD 临床疗效影响因子和效价比研究。这是一项非随机、标准治疗、多中心注册研究,也是第一项在真实世界中评估 S-ICD 长期临床疗效的国际研究。

研究纳入472例患者,其中前瞻性纳入241例,72%为男性,平均年龄49±18岁,平均射血分数42%,平均随访558d。30d和360d时无并发症率分别为97%和94%。随访中共记录到85例患者发生了317例次自发心律失常,其中169例次接受了治疗,包括93例室速/室颤事件。1例患者死于反复室颤和严重心动过缓。就独立室速/室颤事件,首次电击转复成功率为88%,经过最多5次电击后总转复成功率达到100%。总体上,对于自发室性心律失常事件转复的有效率是 96.1%（95%CI 90.8%~100%）。360d 不适当电击发生率为 7%，其中 84.9% 的原因是过感知。

作为第一项来自真实世界的研究，EFFORTLESS 证实 S-ICD 的表现与经静脉 ICD 相当。

3. IDE 和 EFFORTLESS 研究的汇总分析 该研究通过汇总 IDE 和 Effortless 研究的数据，评估 S-ICD 的安全性和有效性。

研究纳入 882 例植入 S-ICD 的患者，平均年龄（50.3 ± 16.9）岁，平均射血分数 39.4% ± 17.6%，其中 69.9% 患者的植入指征是猝死一级预防。经过（651 ± 345）d 的随访，59 例患者发生了 111 次室速或室颤事件，其中 90.1%（100 例次）事件首次电击成功转复，98.2%（109 例次）在历经最多 5 次电击后转复。预计的 3 年不适当电击率为 13.1%，3 年全因死亡率为 4.7%（95%CI 0.9%~8.5%）。3 年时与装置相关的并发症发 BING 率为 11.1%，但未出现导线故障、S-ICD 相关心内膜炎或菌血症的并发症。6 个月的并发症率随着入选时间的推移下降（Q1：8.9%；Q4：5.5%），不适当电击率也呈下降趋势（Q1：6.9%；Q4：4.5%）。

研究证实，S-ICD 可以高效转复室性心律失常。并发症发生率以及不适当电击发生率随着双区程控策略的优化以及术者经验的提升而持续降低。

4. EFFORTLESS 研究中期随访 2017 年 8 月公布的 EFFORTLESS 研究中期随访结果是目前关于 S-ICD 最长随访时间的研究。研究旨在通过评价并发症和不适当电击率来确定 S-ICD 的安全性。研究的预设终点为 30d 和 360d 的并发症，以及因房颤或室上性心动过速（室上速）导致的不恰当电击。

研究共入选 994 例患者，最终将符合条件的 985 例患者纳入分析。患者平均年龄 48 岁，女性占 28%，平均射血分数为 43% ± 18%，65% 为一级预防。30d 和 360d 时 S-ICD 系统并发症和手术相关并发症的总发生率分别为 4.1% 和 8.4%。研究按入选时间先后顺序将全部患者分为四个分位区间，1 年并发症发生率分别为 11.3%、7.8%、6.6% 和 7.4%。从第一分位区间到第四分位区间，并发症发生率趋于下降，推断最先植入 S-ICD 的患者并发症较高可能与学习曲线有关。平均 3.1 年随访，24 例（2.4%）患者因感染移除装置，而且装置移除主要发生在第 1 年。没有 1 例发生心内膜炎。因适应证变化而需要将装置移除有 13 例（占 1.3%），其中 5 例需要 ATP，4 例需要再同步起搏，1 例需要抗心动过缓起搏。另有 2 例因心功能明显改善不再需要 ICD。还有 1 例患者需要对频率 <170 次 /min 的室速进行治疗，这超出了 S-ICD 的治疗范围。99.5% 植入术中诱发的室性心律失常被成功转复。自发事件首次电击转复成功率为 88.5%，总的转复成功率为 97.4%。1 年以及 5 年的恰当电击率分别为 5.8% 和 13.5%。术后第 1 年，8.1% 的患者出现了不适当电击。而经过平均 3.1 年的随访，11.7% 的患者出现过不适当电击，原因主要是过感知，以 T 波过感知最为常见。

研究证实了 S-ICD 在治疗致命心律失常方面是安全有效的。S-ICD 在并发症、不适当电击以及转复有效性的表现与经静脉 ICD 相当。

5. 美国 S-ICD 上市后研究（post-approval study）　该研究是一项前瞻性、多中心注册研究，纳入了来自美国 86 个中心的 1 637 例 S-ICD 患者，描述了真实世界中患者特征以及 S-ICD 急性期的表现。

真实世界中的 S-ICD 患者平均年龄（53.2 ± 15）岁，左室射血分数 32.0% ± 14.6%，13.4%（220/1636）接受血液透析。76.7% 的适应证系猝死一级预防。术前进行心电图筛查，患者至少有 1、2 或 3 个向量通过筛查的比率分别为 100%、93.8% 以及 51.4%。整个手术操作时间为（77.3 ± 36.2）min。52.2% 患者采用了两切口方法，47.7% 采用三切口。诱颤后首次转复成功率为 95.6%。98.7% 的患者诱发或自发的室性心律失常被成功转复。30d 的并发症总发生率为 3.7%，包括 1% 与装置相关的并发症和 2.7% 与操作相关的并发症。并发症的预测因子包括糖尿病、年轻以及高体重指数。

研究提示：真实世界患者更加年轻，但有更多的合并症，临床状况更为复杂。SICD 植入成功率很高，短期的并发症发生率可接受。

此外，PRAETORIAN 研究（旨在从误治疗率和并发症角度证实 S-ICD 不劣于甚至优于经静脉 ICD）、UNTOUCHED 研究（旨在研究对一级预防以及低射血分数患者的 S-ICD 程控策略）、MADIT S-ICD（对比 S-ICD 与传统药物治疗）等研究正在进行中，结果拭目以待。

（三）S-ICD 的适应证

2015 年，S-ICD 第一次被列入《2015 年 ESC 室性心律失常处理和心脏性猝死预防指南》。作为新推出的指征，指南指出两点：①若患者不具备心动过缓、心脏再同步、ATP 的指征，仅仅需要除颤功能，可植入 S-ICD 以作为经静脉植入除颤器的替代治疗（Ⅱa 类适应证，C 级证据）；②对于静脉入路困难、因感染而移出经静脉植入的除颤器或者需要长期除颤器治疗的年轻患者，也可考虑应用皮下除颤器以替代经静脉除颤器（Ⅱb 类适应证，C 级证据）。

2017 年，《2017 年 ACC/AHA/HRS 室性心律失常处理和心脏性猝死预防指南》将 S-ICD 升级为Ⅰ类指征：①对于存在 ICD 植入指征，且没有足够静脉通路或者有高感染风险，同时不需要也不预期需要心动过缓起搏或终止室速起搏或 CRT 治疗的患者，推荐植入 S-ICD（Ⅰ类适应证，B 级证据）；②对于存在 ICD 植入指征，同时不需要也预期不需要心动过缓起搏或终止室速起搏或 CRT 治疗的患者，植入 S-ICD 是合理的（Ⅱa 类适应证，B 级证据）。

据此，S-ICD 适用于大多数患者心脏性猝死的预防。对于无静脉通路（闭塞性或先天性），经静脉 ICD 植入存在较高的风险（血液透析、儿科患者、免疫功能不全者）、离子通道病（长 QT 综合征、Brugada 综合征），易发生装置感染或导线故障，有心内膜炎病史，特别是不能经静脉植入 ICD 导线的患者可作为首选。对于年轻患者（植入 ICD 以后，需要多次更换，导线容易发生故障）、有人工心脏瓣膜、缺血性 / 非缺血性心力衰竭的一级预防等患者，S-ICD 系统应强烈推荐。需要注意的是，由于 S-ICD 无持续起搏功能，因此，需要起搏治疗的症状性心动过缓、反复发作的持续性单形室速且 ATP 被证实能够终止的患者，S-ICD 系统不推荐应用。

(四) S-ICD 应用情况

迄今，全球已植入 S-ICD 超过 45 000 多台。SICD 国内的应用始于 2014 年底。2014 年 12 月，第一代 S-ICD 在中国医学科学院阜外医院完成国内首例植入。2016 年 11 月，第二代 EMBLEM™ S-ICD 获得中国 FDA 认证并在国内正式上市，陆续在国内多家中心开展，标志着 S-ICD 治疗在中国全面开启。截至 2018 年 11 月，国内 S-ICD 共应用 50 例。华伟教授曾对最初 12 例 S-ICD 的应用情况进行汇总。12 例患者囊括了原植入装置感染患者、长 QT 综合征患者、有人工心脏瓣膜患者，以及心衰的猝死一级预防患者，而且均无需抗心动过缓起搏。12 例患者均成功植入 S-ICD，手术耗时 70~120(93.3 ± 18.7) min，与传统 ICD 无明显差异。植入均采用三切口模式，除颤导线置于患者胸骨旁左侧者 10 例，胸骨旁右侧 2cm 者 2 例。术中测试除颤阻抗 57~103(70 ± 15.4)Ω，室性心律失常诱发后诊断至除颤成功时间为 12~30(16.4 ± 5.0) s。术中未发生严重并发症。值得一提的是，国内 S-ICD 应用尚处于起始阶段，需要进一步总结经验。

二、植入流程、参数设置及随访

(一) S-ICD 植入

1. **患者筛选**　因目前限制 S-ICD 应用的主要问题是 T 波过感知导致 S-ICD 误识别、误治疗，因此，术前需要应用心电图进行筛选，评估 QRS 波及 T 波的形态和振幅，以评估患者是否能够避免 T 波过感知，从而可以植入 S-ICD。

最初应用的手动评估操作方法是应用程控仪在不同体位进行心电图采集。分别在剑突两侧各 1cm(模拟皮下电极近端感知电极位置)、剑突两侧各 1cm 平行胸骨方向向上 14cm(模拟皮下电极远端感知电极位置)、左侧腋中线第 5 肋间(模拟皮下 IPG 位置)放置电极片构成肢体导联的 3 个位点，以 25mm/s 的纸速描记不少于 10s 的心电图。同时描记 I、II 和 III 导联心电图。通过分析患者不同体位时窦性心律下的 QRS 波振幅，QRS 波与 T 波振幅的比值，QRS 时限和形态一致性，来预估 S-ICD 植入后所采集到的皮下心电图信号。使用 4 744 标尺上的六个模板与采集的心电图进行匹配比对。匹配成功者可考虑植入 S-ICD。目前，波士顿科学公司程控仪已升级软件至"一键式评估"。筛查时，要求在患者卧位、立位 / 座位等不同体位时收集体表信号。至少一个心电图导联(感知向量)在 2 个体位下能符合要求，视为筛查通过，可以植入 S-ICD。如果筛查未通过或临界，则不适合植入 S-ICD。若强行植入，将面临错误或不适当治疗问题。

美国上市后注册研究表明，患者至少有 1、2 或 3 个向量通过心电图筛查的比率分别为 100%、93.8% 及 51.4%。根据我们的经验，肥厚型心肌病、冠心病患者因 T 波过感知情况比较常见,建议此类患者更应严格术前心电图筛查。

2. 植入操作　S-ICD 植入操作通常在导管室进行。在手术铺巾前,应标记切口部位以及胸骨中线,以保证铺巾后标记暴露于术野中。经典三切口包括囊袋切口、剑突切口和胸骨旁上端切口。理想的 IPG 位置是在左侧腋中线 5~6 肋间。根据需要可调整标记,比如,女性患者应避免在胸罩钢圈处置入。需按照 IPG 预期的位置来决定囊袋切口。剑突下切口为在剑突中线旁 2~3cm 的水平或成角切口。胸骨旁上端切口是自剑突旁切口平行胸骨向上大约 14cm 的切口。按照标记采用三切口或两切口(后者不需要胸骨旁上端切口)模式制作切口,借助皮下隧道工具将皮下除颤导线送到位并固定。与 IPG 相连接后置入囊袋中,冲洗伤口,缝合包扎。需要指出的是,双切口术式仅需要囊袋和剑突两个切口,通过可撕开鞘制作一个平行于胸骨的隧道,将电极沿隧道送至胸骨旁上端,随即撤鞘。研究显示,双切口植入技术是安全的,可以减少并发症并提高患者舒适度,电极的稳定性好。目前已经成为主流术式。再者,体重指数较小的患者,建议将 IPG 植入背阔肌和前锯肌之间的深筋膜层。

尽管与经静脉系统植入过程类似,S-ICD 系统植入过程还是有其特殊之处:①皮肤消毒区域比经静脉系统更大;② S-ICD 系统的 IPG 和电极的切口位置是独特的;③患者暴露的左侧胸部的位置有可能不同;④除按常规 ICD 手术前准备外,还建议在 X 线下进行 S-ICD 手术切口标记和确认。原因是 IPG 的位置、胸骨电极位置、深度等会直接影响除颤和感知效果,故需个体化植入。术前在后前位和左前斜 >80° 的 X 线下确定 IPG 和导线的植入位置十分必要。最佳位置的要求:IPG 尽可能靠腋中后线,除颤线圈和 IPG 尽可能多地覆盖心脏。研究已表明,除颤线圈和 IPG 下方脂肪将增加除颤阈值。因此操作中强调除颤线圈(胸骨旁电极)和 IPG 尽可能紧贴筋膜层。剑突下切口至囊袋处的导线部分仅仅作为传导作用,所以不要求紧贴筋膜层。因囊袋相对较大,分离至筋膜层相对容易,而胸骨旁段的电极植入需借助隧道工具,无法直视,对术者要求高,此段电极的植入是手术是否成功的关键。要求电极是垂直且与胸骨平行,并在筋膜层同一解剖层次。

3. 术中测试确认　①已进行囊袋冲洗(避免遗留气泡);②已至少缝合深层组织;③确认装置和组织接触良好后,可进行除颤测试。测试前可通过 X 线确认 IPG 和导线的位置。毕竟,若位置不恰当,不但导致除颤困难,亦会导致诱颤失败。

首先需进行感知向量的自动扫描,根据皮下信号的 QRS 波振幅、QRS/T、稳定性,S-ICD 会自动评判出所谓的最佳感知向量。如前所述,S-ICD 有三种向量组合。通常认为,primary 和 secondary 的向量要优于 alternate 向量。当然,亦可医生评价皮下心电信号,人为选择所谓的"最优向量"。

医生根据患者具体情况,设置个体化的 S-ICD 除颤测试参数,包括电击区的频率定义、首次电击能量和电击极性(图 10-3)。电击区频率应患者个体化,可 170~250 次 /min;首次电击能量是可程控的,通常设置为 65J,以保证距离最大能量 80J 有 15J 的安全范围。当然,亦有医生逐级降低首次电击能量,如 40J、30J、20J,甚至 10J,来测试除颤阈值。就电击时的极性而言,按照常规设置,多为初始电极极性。首次电击之后的电击,均设置为

80J。换言之,如果首次电击失败,S-ICD 将自动反转电击极性并进行 80J 的电击。

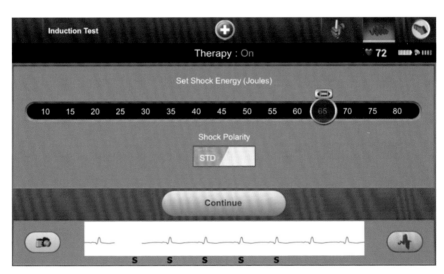

图 10-3　除颤测试程控界面
除颤测试时设置电击区频率标准、首次电击能量和电击极性界面

　　除颤测试过程:采用 50Hz、200mA 脉冲,持续 1~10s,诱颤。S-ICD 在诱颤后存在 2s 的感知空白期,此后方可进行节律感知。如图 10-4,一连串的心动过速(标记"T")诱发出来,心动过速检测开始。评价标准是计算最后 4 个心动周期的平均值,诊断依据是 18/24 标准,即连续 24 个心动周期中 18 个能满足所设定的频率标准周长,即可诊断。确认室性心律失常事件后进行充电,充电至目标电量后进行电击发放前再次确认(评估 3 个心动周期)。确认仍系室性心律失常后发放电击。电击 3.5s 后,若患者无自主节律或自主心率过慢,S-ICD 将发放 200mA 的双向起搏脉冲,频率是 50 次 /min,放电后共可持续 30s。

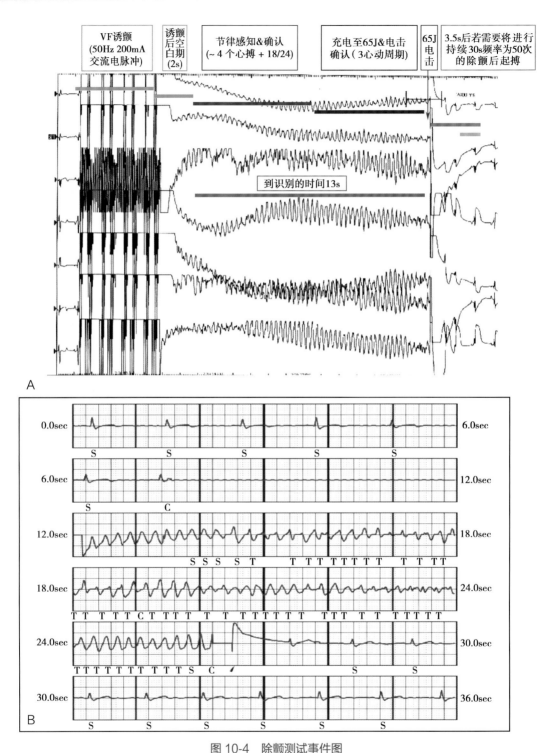

图 10-4　除颤测试事件图

A:除颤测试的心电图及同步的事件标记;B: S-ICD 同步记录的事件。VF:室颤;
S:感知;T:心动过速;C:充电;↯:电击。

注意事项:①除颤测试能量较大,术中注意保障患者安全。②因诱颤后的 2s 系空白期,故计算心律失常诱发后诊断至除颤成功时间,即"治疗时间(time to therapy)"时,需忽略最初 2s。诱导的心律失常一般会在 15~20s 内进行识别并治疗。③诱发事件的首次除颤能量是可以手动自主设置的,通常设置为 65J,之后的电击能量均为 80J。若进行除颤阈值测试,可逐级递减除颤能量。④若首次电击不成功,可考虑体外电除颤或等待 S-ICD 释放反转极性的 80J 除颤能量。当然,是否要等待 S-ICD 多次除颤还是立即进行体外除颤,取决于医生对患者总体情况的把握。通常,成功诱发室性心律失常,S-ICD 正确感知,发放首次电击不成功,可尝试第二次 80J 除颤能量。若 80J 仍不成功,建议予以体外电复律。⑤测试过程中,诱发的心律失常和随后的电击治疗不会存储在装置内,这与传统经静脉 ICD 不同,所以需通过连接打印机进行实时打印和记录。

(二) S-ICD 的参数设置

S-ICD 可程控的参数明显少于经静脉 ICD。目前国内主流产品为第二代 S-ICD,主要的程控参数包括治疗(therapy)和除颤后起搏治疗(post shock pacing),前者又分为电击治疗区(shock)、条件电击区(conditional shock)。即将应用的第三代 A219,可以兼容核磁共振、监测房颤、软件上增加了 SMART PASS 功能。因此,参数设置中增加了 SMART PASS 可程控选项。

借助程控仪,可一键式将"therapy"切换至"ON",即打开 S-ICD 的识别和治疗功能。最初 S-ICD 仅具有单个除颤区,不能进行室性心律失常与室上速、房颤的鉴别,故导致误识别、误治疗的概率较高。而目前的 S-ICD 采取双区设置,可人为程控设置两个心动过速区域,包括电击治疗区、条件电击区,其设置是通过移动心率条至目标数值来实现的。黄色代表条件电击,红色代表电击治疗。如图 10-5,200~220 次 /min 为条件电击区,而 220 次 /min 代表电击治疗区。

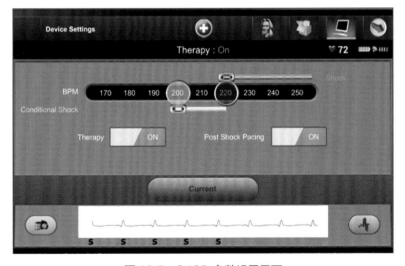

图 10-5　S-ICD 参数设置界面

S-ICD 对电击治疗区的界定仅仅依据频率,一旦心率达到频率标准,电容器开始充电,充电至 80J 后确认仍存在心律失常,即发放电击。而条件电击区引入了 INSIGHT™ 算法进行房颤 / 室上速的鉴别诊断,以期降低误治疗发生率。若心率落在条件电击区,S-ICD 将借助皮下信号的形态和宽度等参数,对事件进行鉴别诊断,判断是否系室性心律失常,从而决定是否治疗。如果符合室上性心动过速的鉴别标准,则治疗被终止。反之,则发放治疗。

就除颤能量而言,每个事件最多发放 5 次 80J 能量,80J 是不可程控的、最大的能量。一般而言,S-ICD 植入术中通常应用 65J 的测试能量,而治疗时发放 80J 能量,这样就保证了 15J 的安全范围。电击发放的极性通过自适应除颤极性算法控制。具体而言,同一事件中的连续放电治疗时,S-ICD 会自动反转除颤极性。若治疗成功,S-ICD 将记忆最后一次除颤成功时所使用的极性并将此极性自动设定为下一个事件的首次除颤极性。

除颤后起搏治疗可通过将对应的"therapy"切换至"ON"来打开。一旦"ON",电击 3.5s 后,若患者无自主节律或自主心率过慢 <50 次 /min,S-ICD 将发放 200mA 的双向起搏脉冲,频率是 50 次 /min,共可持续 30s。

SMART PASS:新一代 S-ICD 增加了 SMART PASS 功能。该功能打开后,额外增加高通滤过波,减少低频信号(如 T 波)的振幅,但同时保证高频信号(QRS 波)的振幅,从而可以减少 T 波过感知。研究表明,该技术可进一步降低误识别和误治疗。

此外,S-ICD 皮下信号的增益可以人为设置 1X~2X,主要是皮下信号描记出的振幅不同。感知极性通常由 S-ICD 自动扫描并甄选最优感知向量,但亦可人工手动程控(图 10-6)。

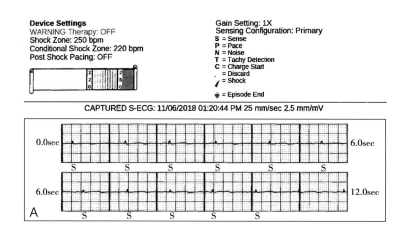

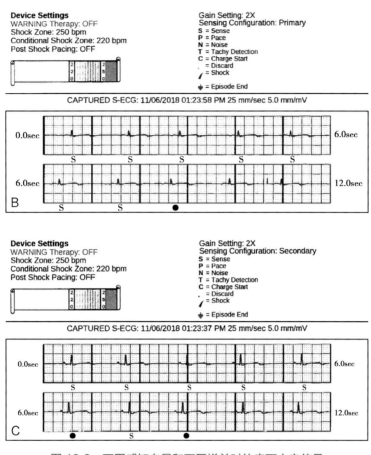

图 10-6 不同感知向量和不同增益时的皮下心电信号

A：Primary sensing vector，Gain Setting 1X：主要感知向量，1 倍增益；B：Primary sensing vector，Gain Setting 2X：主要感知向量，2 倍增益；C：Secondary sensing vector，Gain Setting 2X：次要感知向量，2 倍增益。

（三）S-ICD 术后随访和程控

随访主要需要了解电池状态、阻抗、参数设置以及回顾事件，评价 S-ICD 能否正确识别心律失常，是否可以及时充电、电击是否可以转复心律失常。注意关注除颤阻抗以及治疗时间。

图 10-7A 展示了第二代 S-ICD 的随访汇总表：页眉显示此报告打印时间、软件版本。第一栏为患者信息，包括患者姓名、随访时间、植入日期、装置型号、序列号、电极型号、电极序列号。第二栏为目前的参数设置和最初的参数设置，包括治疗"ON"；电击治疗区 XXX 次 /min；条件电击区 XXX 次 /min、电击后起搏"ON"；皮下心电信号的增益为 X 倍；感知极性为 XXX 向量。左右栏若有参数改变，将在末尾"parameter changes this session"具体列出，如无改变，则为"NO"。第三栏为事件一览表包括未治疗事件数、治疗事件数、

发放了多少电击。第四栏为电池状态和电极阻抗。

第三代 S-ICD,其汇总报告基本同图 10-7A,但图 10-7B,在第二栏中增加了 SMART PASS 参数设置 "ON",并在后续增加了装置状态一栏,就 "AF 监测" "房颤持续天数" "房颤所占比例" 进行汇总分析。

电池状态——电池监测系统每 24h 进行一次电池测试,并报告电池容量百分比。一次最大能量充电(电击事件或自动电容器重整)后,电池测试会暂停 14d。设备自动监测电池状态,在电池接近耗竭时发出警鸣。择期更换指征(ERI)/终末期(EOL)的报警方式为蜂鸣音,每 9h 发出 16 个蜂鸣音。理论上,若达到 ERI,如果最大能量充电/电击的次数不超过 6 次,S-ICD 会提供至少 3 个月的治疗,在此期间进行择期更换。一旦达到 EOL,治疗不可用,应立即更换。图 10-7A 显示电池状态距离 ERI 尚有 34% 的电池容量。

电极阻抗——S-ICD 每周自动进行电极阻抗测试。与传统起搏装置不同,阻抗并不能显示具体数值,而是显示是否在正常范围,是否 "OK"(图 10-7)。如果阻抗超出正常范围,设备会在 24h 内重复测试。若阻抗仍不在正常范围内,设备会发出蜂鸣音。图 10-7A 显示电极阻抗在正常范围内。

事件存储——S-ICD 可存储 25 个治疗事件,每个治疗事件的存储最长时间为 128s。若系首次电击,将存储充电前 44s、电击治疗发放前最多 24s 以及电击治疗后 12s 的皮下心电图信号。若系后续电击,记录放电前最少 6s、放电后最多 6s 的心电信号。还可记录 20 个未治疗事件,每个事件最多记录 84s 心电信号。事件存储按照先进先出的格式,但是,第一个存储的治疗事件永远不会被覆盖。当需要额外空间时,事件会每次清除 4 个事件。也就是说,如果已经存储了 25 个事件,后续仍有事件,则最早的 4 个(除了最早的第 1 个之外的 4 个)事件会被擦除。但事件编号都是唯一的,不会重复。而且,诱发的事件不会储存在设备上。图 10-7A 显示该患者自上次随访至今,共发生 4 次未治疗事件、6 次治疗事件、发放了 6 次电击。自植入 S-ICD 至今,共发生 4 次未治疗事件、6 次治疗事件、发放了 7 次电击。

事件可具体显示出诊治过程的皮下心电信号图。图 10-8 系 SICD 正确识别和治疗室性心律失常的皮下心电信号记录。该事件是第 4 个治疗事件,发生在 2016 年 3 月 18 日。由早搏诱发室性心律失常,皮下信号的 QRS 波形形态和起始向量、时限均发生改变。S-ICD 识别为室性心律失常,标记为 "T",并充电。"C" 充电完成后确认仍系心律失常,释放 80J 电击,成功转复心律,标记为 "S"。治疗时间 ~16s,除颤阻抗 64Ω,采用的电击极性为标准 STD。

SUMMARY REPORT

Report Printed: 05/11/2016 02:42 PM
CAMELION Software Version: 2.06.0
Device Software Version: 2.7.422

Patient Name: 014388May11,2016 01:39:10
Last Follow-up Date: 04/08/2015
Follow-up Date: 05/11/2016
Implant Date: 01/08/2015

Device Model #: 1010 SQ-RX
Device Serial #: 14388
Electrode Model #: 3010
Electrode Serial #: A110555

Programmable Parameters

Current Device Settings
Therapy: ON

Shock Zone: 210 bpm
Conditional Shock Zone: 190 bpm
Post Shock Pacing: ON

Gain Setting: 1X
Sensing Configuration: Primary

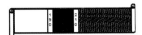

Initial Device Settings
Therapy: ON

Shock Zone: 210 bpm
Conditional Shock Zone: 190 bpm
Post Shock Pacing: ON

Gain Setting: 1X
Sensing Configuration: Primary
Shock Polarity: STD

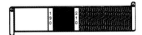

Parameter changes this session: NO

Episode Summary

Since Last Follow-Up
Untreated Episodes: 4
Treated Episodes: 6
# of Shocks Delivered: 6

Since Implant
Untreated Episodes: 4
Treated Episodes: 6
# of Shocks Delivered: 7

Battery Status

Electrode Impedance Status

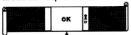

A Remaining Battery Life to ERI: 34%

Patient Name: I
Last Follow-up Date: 07/16/2018
Follow-up Date: 07/26/2018
Implant Date: 12/07/2017

Device Model#: A219 EMBLEM™ MRI S-ICD
Device Serial#: 208822
Electrode Model#: 3501
Electrode Serial#: 109225

Programmable Parameters

Current Device Settings
Therapy: ON
Shock Zone: 240 bpm
Conditional Shock Zone: 200 bpm
Post Shock Pacing: ON
SMART Pass: ON

Gain Setting: 1X
Sensing Configuration: Alternate

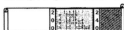

Initial Device Settings
Therapy: ON
Shock Zone: 240 bpm
Conditional Shock Zone: 200 bpm
Post Shock Pacing: ON
SMART Pass: ON

Gain Setting: 1X
Sensing Configuration: Alternate
Shock Polarity: STD

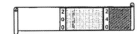

Parameter changes this session: NO

Device Status

AF Monitor 04/27/2018 - 07/25/2018
Days with measured AF: 0 Days
Estimate of measured AF: 0%

B

图 10-7 S-ICD 随访汇总报告
A：第二代 S-ICD 的报告；B：第三代 S-ICD 的报告。

除颤阻抗 = 64 Ω　　　除颤极性 = 标准极性

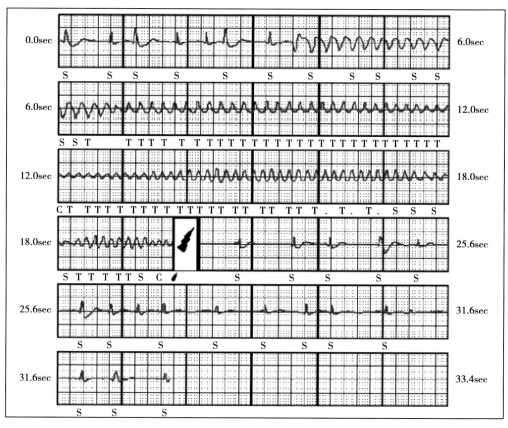

图 10-8　事件报告：SICD 正确识别并成功转复室性心律失常
S：感知；T：心动过速；C：充电；✦：电击。

三、故障识别及处理

　　SICD 植入操作不涉及静脉和心内操作，所以不同于传统经静脉 ICD，不会出现误穿锁骨下动脉、血胸、气胸、血气胸等穿刺相关并发症，这是 S-ICD 的优势所在。由于 S-ICD 的 IPG 体积大厚度大，术野广，存在囊袋出血、血肿、感染等并发症。但迄今未报道器械相关感染导致心内膜炎和 / 或菌血症的情况，这也是优势所在。然而，S-ICD 一般在深度镇静或者全麻下进行，所以，麻醉要求高。而且，术前心电图筛查、标准化手术过程对于 S-ICD 能否正常工作十分重要。换言之，作为一项新技术的开展，有许多细节需要关注。因 S-ICD 并发症和 / 或故障与传统经静脉装置有诸多类似，本节着重探讨 S-ICD 相对特殊的故障和处理。

（一）室颤诱发困难

S-ICD 采用 50Hz 诱发室颤,部分情况下可出现无法成功诱发室颤或者室颤不能维持自行转复的情况。除与患者个体状态(诸如心功能、是否服用抗心律失常药物)等有关外,还特别要注意检查 IPG 与电极的连接、IPG 和除颤线圈的位置。如不成功,可尝试将极性反转、延长 50Hz 脉冲持续时间。若仍不成功,可调整装置位置。

（二）高除颤阈值 / 除颤不成功

S-ICD 植入术中通常需要进行除颤测试。研究表明,患者的种族、体重指数、心功能状态、是否服用Ⅲ类抗心律失常药物、是否存在电解质紊乱等都会影响除颤阈值。就装置本身而言,装置下方脂肪过多、IPG 位置偏前是除颤阈值增高的相关因子。通常植入术中以 65J 测试,以保障 15J 的安全范围。但若 65J 除颤不成功,提示安全范围不足,属于高除颤阈值。此时,需采取干预措施:①前后位、侧位评估 IPG 和电极的位置,力求尽可能覆盖心脏;装置下尽量少的脂肪组织;②确保电极尾端完全插入 IPG 电极接口内;③确认装置与组织接触良好,没有气泡等;④考虑更换除颤极性再次测试;⑤必要时重置装置。若重置装置仍不能得到满意除颤阈值,则建议植入经静脉 ICD。

（三）治疗时间过长

诱发心律失常后,S-ICD 准确识别至发放治疗的时间不宜过长,通常是在 15~20s。是否能及时诊疗,取决于所诱发心律失常的振幅和 S-ICD 的感知。若心律失常振幅变异大,可导致充电或除颤时间延长。若治疗时间延长 >20s,很有可能是感知不足,应考虑:①使用手动设置,评估其他感知向量;②选择适宜的感知向量后再次进行测试;③必要时需重置 IPG 和 / 或导线。

（四）装置连接异常

装置连接异常将表现为电极阻抗异常,并导致 S-ICD 无法正确感知和治疗。连接时,先要将螺丝刀插入螺丝进行排气,再将电极尾端完全插入至 IPG 接口,确保电极尾端超出连接封口处,再顺时针旋转固定螺丝,直至听到滴答声。若导线未与接口连接,电极阻抗测试时将显示异常,这有助于识别装置是否已正确连接。但需要注意的是,如果仅仅是螺丝没有拧紧,阻抗测试将不会显示警告,所以必须进行拉力测试,以确保电极导线与 IPG 牢固连接。

（五）脉冲发生器位移

由于 S-ICD 的 IPG 体积大、厚度厚,置于组织相对疏松的腋下,而且 S-ICD 的囊袋制作要求高,可能出现囊袋过大、过松、不适当的情况,所以,可出现相对特殊的并发症——脉冲发生器位置改变。一旦 IPG 在囊袋内移动,可产生肌电信号或者导致感知异常。处理:

①可尝试重新程控感知向量;②必要时囊袋修整,重置 IPG。

图 10-9 系一例扩张型心肌病等待心脏移植患者,为预防猝死植入 S-ICD。后续,因心衰症状加重,予植入左心辅助装置。但左心辅助装置植入术中轻微地改变了囊袋和导线的位置,导致原来的感知设置(primary)将心电信号误认为噪音 "N"。经改变感知向量为 "alternate" 后,S-ICD 可以正确感知识别心电信号为 "S"。

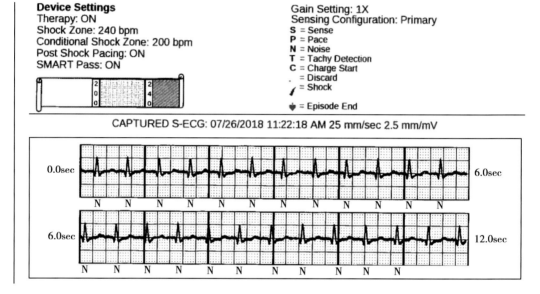

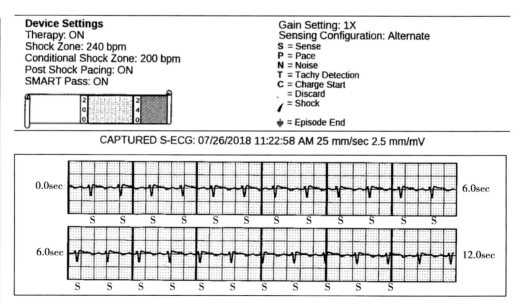

图 10-9　感知设置为 "Primary" 时,心电信号被误感知为噪音 "N";
调整感知向量为 "Alternate" 后,正确识别心电信号为 "S"

预防:囊袋大小要适当。过大,导致 IPG 位移;过紧,会增加囊袋缺血破溃等的风险。

所以,应根据患者的体重指数和皮下组织情况,大部分可考虑将 IPG 植入到皮下,部分情况下需要植入至肌间。此外,在将 IPG 放入囊袋前,需要在缝合孔预置不可吸收缝线,缝线进针偏深,以确保固定在肋间肌,并做牵拉测试,有助于确保 IPG 与组织固定牢固。就导线而言,剑突切口处预置 2 针缝合线,与皮下导线缝合袖套的缝合凹槽相对应,缝合固定,并做牵拉试验确定固定。

(六) 导线移位

皮下除颤导线植入时无需钢丝指引,所以是非中空设计,而且其植于皮下,因此,导线抗压能力强。目前最长随访时间 5.8 年的数据显示,未出现导线断裂、绝缘层破裂的问题。然而,由于第一代导线的缝合袖套不是固定在电极上,报道曾出现导线移位的情况。随着第二代导线的改进,即缝合袖套固定在导线上,导线移位较前减少,EFFORTLESS 注册研究中导线移位的发生率降至 0.85%(4/472)。

处理:一旦导线移位,常出现误感知诱发不恰当治疗,通常难以通过程控改变感知向量解决,因此,需要重置导线。预防:新一代导线引入了电极加固装置,缝合袖套固定在电极上,如此,导线移位的情况有所改善。如果系三切口方式,在上胸骨旁切口处同样预置不可吸收缝合线,并穿过导线远端的缝线孔,将电极固定在筋膜层。此外,为避免导线头端外露,注意应深埋在筋膜层。

(七) 不恰当识别及不恰当治疗

与传统经静脉 ICD 一样,SICD 也会发生不恰当识别和不恰当治疗,包括 T 波过感知、不恰当识别室上性心动过速、不恰当感知肌电信号等。若导致频繁误电击,必要时,可应用磁铁临时抑制 S-ICD 的治疗。将磁铁放置在 IPG 之上,大约 1s 后会发出与 R 波同步的嘟嘟声,此时设备的心律失常监测和电击治疗功能被抑制。如果磁铁持续放置在正确位置,嘟嘟声可以持续 60s,60s 后嘟嘟声停止,但治疗和监测也仍然停止,直到磁铁移开。需要注意的是,只能暂时抑制装置监测和除颤功能,无法关闭治疗。磁铁移开后监测和治疗恢复。

1. **装置移位或运动等导致肌电干扰**　IPG/ 导线移位、运动时产生肌电信号,这些都有可能导致 S-ICD 不恰当识别和治疗。

处理:①对于年轻、运动耐量大的患者,建议进行运动试验,观察是否有肌电干扰并采集运动过程中的模板;②可尝试改变感知向量;③若不成功,需重置装置。

2. **滞留气泡(air entrapment)不恰当电击**　滞留气泡导致信号干扰出现基线漂移(图 10-10),可使 S-ICD 不恰当识别进而电击。一般发生在植入后 1~72h。大多数基线漂移行为发生后数小时内可以随着气体的吸收而自行解决,毋需手术干预。如果仅仅滞留气泡,未发生不适当电击,可考虑更换为另一清晰的感知向量,等待气体吸收。如果已经发生了不恰当治疗,除了改变感知向量外,可以尝试在保证患者安全前提下暂时性关闭装置。如果没有合适的感知向量可供选择,在基线漂移消失前,建议患者留院观察,直至气泡吸收、漂移消失。

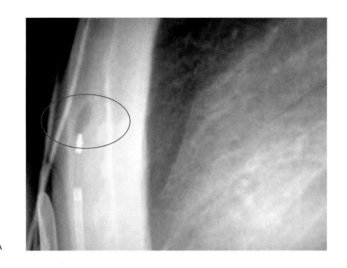

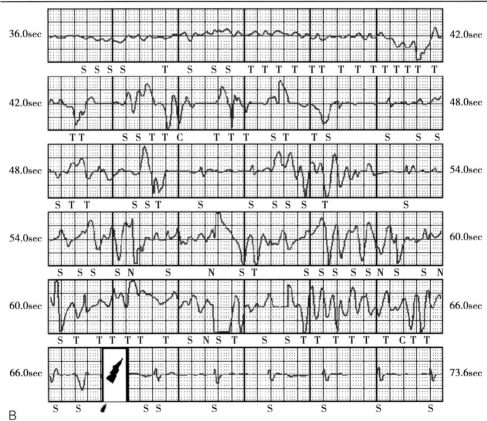

图 10-10　滞留气泡不恰当电击

A：椭圆形标记为皮下除颤导线远端的气泡；B：S-ICD 腔内电图
显示气体残留导致心电图基线漂移，造成不恰当感知放电。

　　IPG 和导线均位于皮下，其与组织之间的良好接触对于感知的优化和治疗发放非常重要。术中应采取以下措施预防此并发症：①在关闭第一层组织前，冲洗囊袋和切口，确保与周围组织接触良好;②保持切口部位湿润,进行无菌溶液的冲洗,并注意在关闭切口时避免空气进入皮下组织;③关闭切口前,做适当按摩,排出所有的残余空气。

3. T 波过感知不恰当识别治疗　T 波过感知是困扰 SICD 应用的一个重要问题。植入前进行心电图筛查,目的就是评估 QRS 波和 T 波的形态和振幅,确保 S-ICD 能正确区分两者。目前,大约 8% 的患者无法通过筛查,从而无法进行 S-ICD 的植入。亦有部分患者(缺血或肥厚型心肌病患者多见)通过了筛查,但由于不同体位、不同状态(如剧烈运动)、病情变化等原因,导致收集的心电信号发生改变,出现 T 波不恰当感知。此时,由于 T 波被错误地识别为 QRS 波,导致双重计数,从而引起不适当电击。

处理:①严格术前筛查;②若系运动后波形改变所致,则建议采集运动模板;③重新程控感知向量;④如仍不成功,考虑重置装置,甚至换用经静脉装置。

图 10-11 为心脏骤停复苏术后为一级预防猝死而植入 S-ICD 的患者事件腔内图。主诉在篮球比赛时无明显症状遭受电击。腔内图可见 T 波过感知,被标记为"T",即 QRS 波、T 波均被计数,频率达到电击发放标准,进而发放了电击。故诊断考虑为:窦性心动过速并

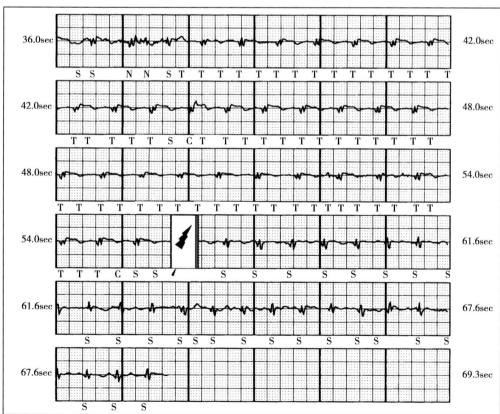

图 10-11　腔内图可见 T 波过度感知,被不恰当识别为 QRS 波,标示为"T"
因双重计数 QRS 波和 T 波,达到了室性心律失常的心率标准,进而发放不适当电击。

T 波过感知所致不恰当识别及不恰当治疗。处理：加量 β 受体阻滞剂，同时，因系运动中出现的不恰当治疗事件，故进行了运动试验，采集了运动模板，并更换为更佳的感知向量。

4. 室上速不恰当识别治疗　与经静脉 ICD 一样，S-ICD 亦可出现不恰当识别窦性心动过速、室上速、房颤等情况。目前，随着双区程控、SMART PASS 等内置算法的改进，不恰当诊断及不恰当治疗的发生率较前明显降低。

图 10-12 显示房颤不恰当识别为室性心律失常的事件：可见规整的房扑波和不规则的 QRS 波，但 S-ICD 将部分房波不恰当识别为 QRS 波，不恰当诊断为室性心律失常并进行了不恰当电击。

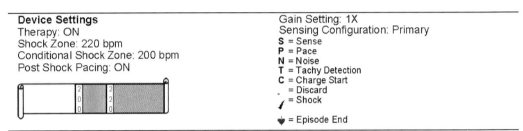

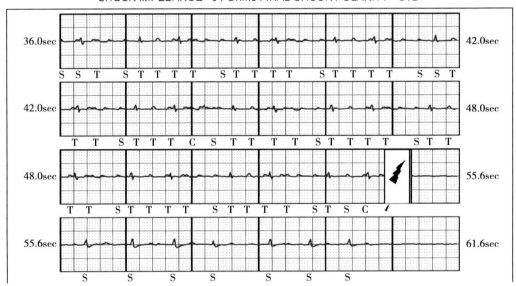

图 10-12　电击事件腔内图可见规整的房扑波和不规则的 QRS 波，但 S-ICD 将部分房波不恰当识别为 QRS 波，标示为 "T"，诊断室性心律失常，并进行了电击治疗

理论上讲，S-ICD 治疗窗心率标准较高（>170 次 /min），所以，仅仅是窦性心动过速导致不恰当治疗相对较少。常常是合并不恰当感知情况，才导致误治疗。图 10-11，即为运动相关窦性心动过速，因同时存在 T 波过感知，导致不恰当电击。

若出现室上速不恰当治疗，处理上：①针对室上速病因处理；②加强控制心率、心律药物治疗；③若系运动相关，除限制运动量外，可通过应用运动获取运动时模板来减少不恰当电击；④更换感知向量，甚至重置装置。

小　结

　　作为心脏性猝死防治的新技术,S-ICD 无需经静脉途径,实现了全皮下植入。本章介绍了 S-ICD 系统的组成、现已开展的关于其有效性和安全性的临床研究以及植入适应证。图文并茂地阐述了 S-ICD 的术前心电图筛查、术中规范植入操作以及常规参数设置。就术后程控和随访进行了介绍,并结合病例详细阐述了 S-ICD 所特有的故障以及处理。在 S-ICD 应用的起始阶段,除积累植入经验外,如何预防、识别和处理故障对于 S-ICD 发挥疗效非常重要。相信随着其在适应人群的推广应用以及技术的不断完善,会更多地应用于临床,使患者获益。

（牛红霞　张　澍）

参考文献

[1] WEISS R,KNIGHT BP,GOLD MR,et al.Safety and efficacy of a totally subcutaneous implantable-cardioverter defibrillator.Circulation,2013,128 :944-953.

[2] LAMBIASE PD,BARR C,THEUNS DA,et al.EFFORTLESS Investigators.Worldwide experience with a totally subcutaneous implantable defibrillator:early results from the EFFORTLESS S-ICD Registry.Eur Heart J,2014,35 :1657-1665.

[3] BURKE MC,GOLD MR,KNIGHT BP,et al.Safety and efficacy of the totally subcutaneous implantable defibrillator 2-year results from a pooled analysis of the IDE study and EFFORTLESS registry.J Am Coll Cardiol,2015,65 :1605-1615.

[4] GOLD MR,AASBO JD,EL-CHAMI MF,et al.Subcutaneous implantable cardioverter-defibrillator Post-Approval Study:Clinical characteristics and perioperative results.Heart Rhythm,2017,14 :1456-1463.

[5] BOERSMA L,BARR C,KNOPS R,et al.EFFORTLESS Investigator Group.Implant and midterm outcomes of the subcutaneous implantable cardioverter-defibrillator registry:The EFFORTLESS Study.J Am Coll Cardiol,2017,70 :830-841.

[6] PRIORI SG,BLOMSTRÖM-LUNDQVIST C,MAZZANT IA,et al.2015 ESC Guidelines for the management of patients with ventricular arrhythmias and the prevention of sudden cardiac death:The Task Force for the Management of Patients with Ventricular Arrhythmias and the Prevention of Sudden Cardiac Death of the European Society of Cardiology(ESC).Endorsed by:Association for European Paediatric and Congenital Cardiology(AEPC).Eur Heart J,2015,36 :2793-2867.

[7] AL-KHATIB SM,STEVENSON WG,ACKERMAN MJ,et al.2017 AHA/ACC/HRS guideline for management of patients with ventricular arrhythmias and the prevention of sudden cardiac death:A Report of the American College of Cardiology/American Heart Association Task Force on Clinical Practice Guidelines and the Heart Rhythm Society.Heart Rhythm.Heart Rhythm,2018,15 :e190-e252.

[8] 华伟,牛红霞,李学斌,等 . 全皮下植入型心律转复除颤器的国内初步临床应用 . 中华心律失常学杂志,2017,21(2):112-116.

[9] HEIST EK,BELALCAZAR A,STAHL W,et al.Determinants of subcutaneous implantable cardioverter-defibrillator efficacy:a computer modeling study.JACC Clin Electrophysiol,2017,3 :405-414.

[10] STACY B,WESTERMAN,MIKHAEL,EL-CHAMI.The subcutaneous implantable cardioverter

defibrillator—review of the recent data.J Geriatr Cardiol,2018,15：222-228.

［11］ ALI H,LUPO P,CAPPATO R.The entirely subcutaneous defibrillator—a new generation and future expectations.Arrhythm Electrophysiol Rev,2015,4：116-121.

［12］ GOLD MR,THEUNS DA,KNIGHT BP,et al.Head-to-head comparison of arrhythmia discrimination performance of subcutaneous and transvenous ICD arrhythmia detection algorithms：the START study.J Cardiovasc Electrophysiol,2012,23：359-366.

［13］ KNOPS RE,OLDE NORDKAMP LR,DE GROOT JR,et al.Two-incision technique for implantation of the subcutaneous implantable cardioverter-defibrillator.Heart Rhythm,2013,10：1240-1243.

［14］ KNOPS RE,BROUWER TF,BARR CS,et al.The learning curve associated with the introduction of the subcutaneous implantable defibrillator.Europace,2016,18：1010-1015.

［15］ BRISBEN AJ,BURKE MC,KNIGHT BP,et al.A new algorithm to reduce inappropriate therapy in the S-ICD system.J Cardiovasc Electrophysiol,2015,26：417-423.

第11章
植入型心律转复除颤器
程控随访的病例分析

一、ICD 程控随访的病例分析 1 例

患者男性,64岁,因"活动后胸闷、气短10年,加重伴意识丧失1次"就诊。既往曾多次就诊我院,经心电图、心脏超声、冠状动脉造影等检查证实为"扩张型心肌病"。患者平素规律治疗,定期复查。本次住院前半天因突发心悸、意识丧失,拨打120急诊入院。心电图提示为持续性室性心动过速(室速),血压80/50mmHg,心率180次/min,经电复律后转复为窦性心律。患者入院诊断为扩张型心肌病合并持续室速。植入单腔植入型心律转复除颤器(ICD,Gem 7231,美国美敦力公司),并加用胺碘酮抗心律失常。患者出院后规律服药,定期复查,日常生活不感觉胸闷、气短,平素在家扫地拖地的活动无不适。ICD术后定期程控门诊随诊,术后3年各项参数正常,ICD中未记录到室速/心室颤动(室颤)事件发作。术后3年半,患者在使用电热水器沐浴过程中,无明显不适下突感电击一次,患者站立不稳摔倒,再次感电击一次。在此期间患者无心悸、黑矇、头晕等不适,再次急诊入院。

ICD程控提示,患者有一次室颤事件,ICD发放两次电击治疗。

事件腔内图显示大量高频短促低振幅的电信号(20Hz),导致ICD触发室颤识别,并发放了两次电击治疗。在高频信号的基础上可见到周期为840ms左右的高振幅电信号(图11-1)。程控中实时心内通道也记录到短频率间期的心室事件,考虑室性早搏(室早)二联律不除外。但在连接体表心电图通道后,可见规律的窦性心律,未见到早搏。因此考虑为T波过度感知(图11-2)。导线测试结果:起搏阻抗<200Ω,除颤阻抗为20Ω。心室起搏阈值4.5V/1.5ms,R波高度为3.1V(表11-1)。上述参数较植入术中有显著变化。经

胸部 X 线检查证实为导线绝缘层破裂。

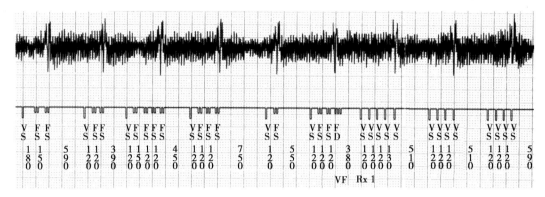

图 11-1　室颤事件腔内图

可见大量高频短促低振幅的电信号(20Hz),在高频信号的基础上可见到周期为 840ms 左右的高振幅电信号,考虑为正常心律下合并电磁干扰。VS:心室感知;FS:室颤感知;FD:室颤诊断成立;VF Rx:室颤治疗。

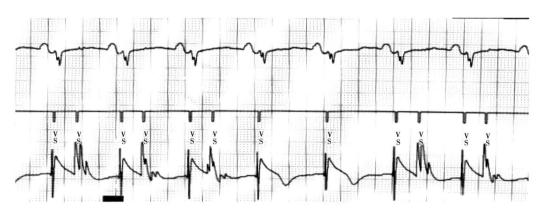

图 11-2　实时通道标识

程控中实时通道标记显示在第 1,3,5,9,11 个 QRS 波之后 380ms 左右心内标记通道记录到心室感知事件,而在体表通道到未见到相应的心室电活动,考虑为导线故障引起 R 波低,ICD 自动感知灵敏度调整后,出现 T 波过感知。VS:心室感知。

表 11-1　术中和电击后 ICD 参数测试结果

起搏器参数	术中测试	电击后测试
起搏阈值	0.5V/0.4ms	4.5V/1.5ms
R 波高度	16.0mV	3.1mV
起搏阻抗	788Ω	<200Ω

【讨论】

该例患者测试中出现导线参数异常,如阻抗下降,起搏阈值明显增高以及 R 波高度下降,考虑导线故障。起搏阻抗通常为 300~1 000Ω。导线发生机械故障时,常常伴随阻抗显著变化。当阻抗值明显降低时或低于 200Ω,考虑为导线绝缘层破裂。当阻抗值明显增高或高于 1 500Ω 以上,高度怀疑导线断裂。导线机械故障常常伴随着导线其他参数异常,例如起搏阈值增高,P/R 波高度降低。此外,导线完整性一旦出现故障,容易出现过度感知 T 波及外界信号(肌电位、电磁干扰),ICD 不适当感知和治疗的风险也大大增加。本例患者在电击治疗后程控测试显示,起搏阈值明显增高,起搏阻抗显著降低,考虑绝缘层破裂,后经 X 线证实。该患者术后 3 年余出现导线机械故障,可能与以下因素相关,包括锁骨下静脉挤压和局部上肢不适当运动。该例患者 ICD 术后,心功能尚可,日常活动又常常进行拖地、扫地等,导致局部上肢规律反复运动,锁骨和第 1 肋骨之间产生对导线的剪切力,导致导线磨损(图 11-3)。因此术后患者要注意日常生活、体育锻炼的健康教育。

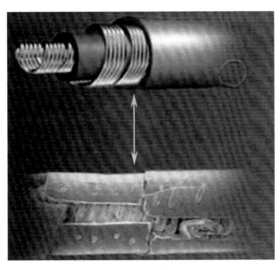

图 11-3　导线磨损示意

该例患者因电击治疗事件就诊,电击治疗前无心悸、胸闷,无头晕、黑蒙发作。回顾心电监测考虑 ICD 不适当识别和治疗,结合患者当时正在使用电热水器,追问患者电热水器插头为两相插头,无接地插头,考虑为 ICD 不适当感知交流电。事件腔内心电图也提示 ICD 中记录到大量高频短促低振幅的电信号,也证实 ICD 电磁干扰存在。

电磁干扰源主要分为辐射性电磁源和传导性电磁源。辐射性电磁干扰,常来源于通信设施或日用电器(如马达)放出的能量。这些信号会在植入式心脏电子器械的感知电路感知,并被误认为心内信号。传导性电磁干扰,传导性电流常发生在导入性人体治疗中,如经皮电神经刺激,也可以由于接触到了接地不良的电设备引起。本例患者在使用无接地插头的电热水器过程中出现电击,考虑为传导性电磁干扰。

电磁干扰常表现为固定振幅的高频率信号,可以是持续性的,也可以是脉冲式的发生,往往占据整个心动周期。这一特点于其他干扰则不同,膈肌电位的振幅会随着呼吸发生改变,电极导线断裂或接触不良引起的干扰多是瞬间的、高振幅的杂乱信号。在本例中,

ICD 事件腔内图显示持续性高频信号,占据整个心动周期,与电磁干扰相符。植入性装置植入术后,患者可以正常使用除了电磁炉以外的绝大多数家用电器。但在使用过程中应注意电器要保证良好的接地。家用电器的插头有两类:三相和两相。与两相插头相比,三相插头带有接地的端口,能更好地避免电磁干扰。因此对于植入电子装置(ICD 或起搏器)的患者,建议使用三相插头,而非两相插头。

电磁干扰对 ICD 的影响包括两个方面,一方面是对起搏的影响,另一方面是对 ICD 感知的影响。ICD 的心房导线对电磁干扰产生的过度感知,会触发以上限频率起搏心室,进而可以启动自动模式转换功能。ICD 的心室导线对电磁干扰产生的过度感知,会抑制脉冲的发放,导致起搏抑制。电磁干扰信号的特征如果符合 ICD 心动过速检测标准,会导致 ICD 误识别和异常放电。

该患者在明确诊断后,重新植入新的电极导线并不再使用两相插头电器后,不再出现电磁干扰导致 ICD 过度感知事件。

(陈若菡)

二、ATP During Charging 功能减少不必要治疗的临床应用 1 例

患者男性,56 岁,因"心悸 1h,晕厥 1 次"入院。患者 1h 前过于劳累,饮酒后感胸闷、心悸伴恶心及便意,随后意识丧失摔倒,伴周身大汗,急诊心电监护示室速,心室率 204 次 /min,电复律后转为窦性心律,转律后心电图提示肢体导联低电压。既往 2 型糖尿病 5 年,乏力感 3 年。入院时查体:血压 80/60mmHg。周身湿冷,心率 200 次 /min,律齐,各瓣膜未闻及杂音。入院后心脏超声示:左心房舒张末期内径 61mm,左心室内径 67mm,左室射血分数 36%,左心系统大,室壁不厚,左室壁弥漫性运动减低,左室收缩舒张功能减低,各瓣膜形态及运动尚可,二尖瓣轻度反流。心脏磁共振:全心大,左右心收缩功能减低,左室射血分数 26%,右室射血分数 36%。左室变薄,心尖部和间隔部可见纤维化,部分可见脂肪浸润。动态心电图:平均心率 61 次 / 分,偶发房性早搏(房早),频发室早,短阵房性心动过速(房速),短阵室速 3 阵,最长由 6 个室早组成,室早呈现多种形态,QTc 间期 0.50。

诊疗策略:入院后针对持续性室速,QT 间期延长,给予 β 受体阻滞剂抗心律失常治疗,同时监测心率、QT 间期及血压的变化。ICD 二级预防是针对发生过心脏骤停或持续性室速的幸存者实施预防,非可逆原因导致的室颤或血流动力学不稳定的持续性室速造成的心脏骤停是 I 类适应证。故植入心脏再同步治疗除颤器(CRT-D,D364TRM,美国美敦力公司),具有 ATP During Charging ™治疗组合功能,充电过程中以及充电前给予抗心动过速起搏(ATP)无痛治疗功能的 ICD,既能够节省电量,又能减少不必要的电击,最大化的减轻患者的痛苦。术后开启了 ATP During Charging 功能。参数设置见图 11-4。

Detection		Interval (Rate)	Initial		Therapies...
VF	On	300 ms (200 bpm)	30/40	🖰	ATP During Charging, 35J x 6
FVT	OFF				All Rx Off
VT	On	360 ms (167 bpm)	24		Burst(3), Ramp(3), Ramp+(3), 10J, 25J, 35J
Detection (V.)...		VT Monitor, AF/Afl, Sinus Tach, Wavelet, TWave, Noise(Timeout)			

图 11-4　术后参数设置诊断 / 识别 / 治疗参数

【讨论】

术后管理与随访：ICD 的植入只是疾病管理的开始，ICD 的术后管理更为重要，对于持续性室速的患者，在程控设置时可以设置几阵 ATP 无痛治疗，减少不必要的电击。植入 ICD 后 1 个月，患者在家中睡眠时自觉有被外力击中胸部感觉，但醒来后周围并无异常，也并无明显心悸及呼吸困难。次日常规随访来诊，根据患者主诉给予 ICD 程控检查，发现该患者植入 ICD 后共有 3 次室颤区事件，常规理解，患者应该有三次针对"室颤"事件的除颤治疗。但是，只有一次电击治疗，为什么？原因就是开启了 ATP During Charging ™功能，患者仅有一次发生了电击治疗，其余两次均为无痛的 ATP 治疗。ICD 的 ATP During Charging ™减少放电的实际功能解释：ICD 诊断完成后，如判定为需要 ICD 放电治疗，则在电容器充电同时释放 ATP 治疗而不延迟必要的电击（图 11-5）。

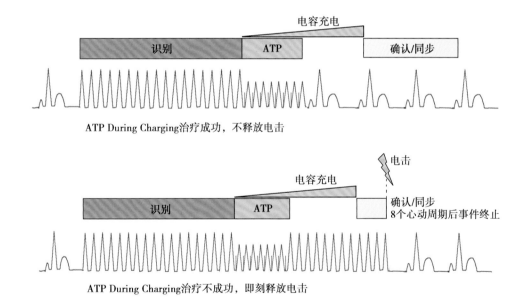

图 11-5　ATP During Charging 功能的应用

其实，ATP During Charging ™组合功能由 ATP During Charging 和 ATP Before Charging 共同组成。如果在第一次运行 ATP During Charging 功能时 ATP 治疗成功，则 ICD 自动转换成 ATP Before Charging，即 ICD 诊断完成后，如判定为需要 ICD 放电治疗，则电容器不充电，首先选择释放 ATP 治疗，如 ATP 治疗成功，则下次依旧采用首选释放 ATP 治疗，如若治疗不成功,则直接转换回 ATP During Charging 功能,而不延迟必要的电击。ChargeSaver™ and Switchback™在两次随访间自动程控最适合患者的 ATP 治疗方案。有 ChargeSaver 的 ATP During Charging 功能,可延长电池的寿命。其相互转换关系如图 11-6。

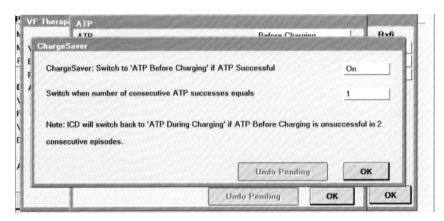

图 11-6　可以在程控参数设置时选择开启 ATP During Charging 功能

　　在本例病例中,7 :03 发生的室颤区事件是一个 ATP before Charging 的典型案例(图 11-7)。在此之前,因为在 5 :38 的室颤事件中 ICD 事先设置为 ATP During Charging,因 ATP 治疗有效,ICD 设置自动转换为 Before Charging。ATP 是在充电前发放的,成功终止室速,ICD 不需要充电,节省电量,减少电击。本例病例中 21 :07 发生的室颤区事件,由于 ATP 已经自动转为 Before Charge,所以第一阵是 ATP Before Charge,未终止,紧接着给了第二阵 ATP,是 ATP During Charge。ATP Before Charge 和 ATP During Charge 都未终止室速,ICD 给予了室颤的第一阵治疗 35J 电击转复,目的为了更早的电击治疗(图 11-8~图 11-10)。

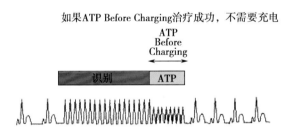

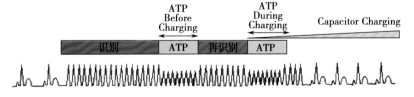

图 11-7　ATP Before Charging 功能的应用

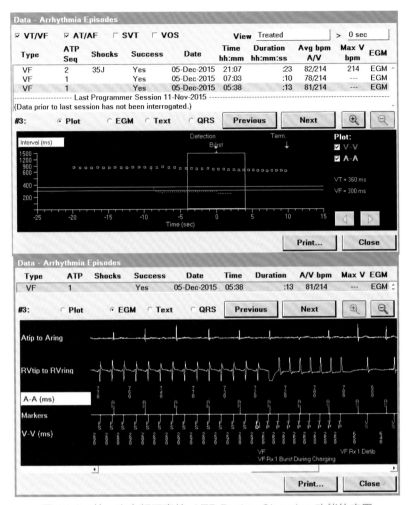

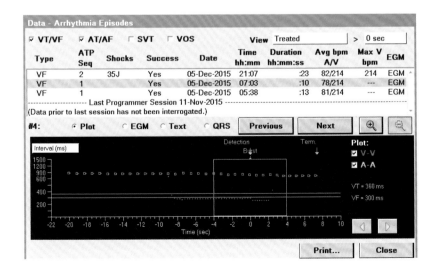

图 11-8　第一次室颤区事件，ATP During Charging 功能的应用

Ab:空白期内心房感知;AR: 不应期内心房感知;AS:心房感知;VS:心室感知;
FS:室颤感知;FD: 室颤诊断成立;TP:抗心动过速治疗;VF Rx:室颤治疗。

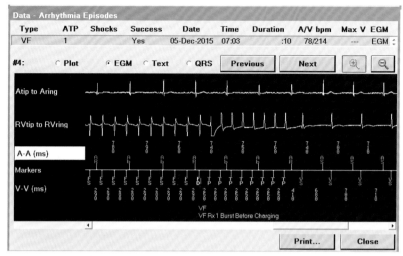

图 11-9　第二次室颤区事件，ATP Before Charging 功能的应用

Ab:空白期内心房感知；AR: 不应期内心房感知；AS:心房感知；VS:心室感知；
FS:室颤感知；FD: 室颤诊断成立；TP:抗心动过速治疗；VF Rx:室颤治疗。

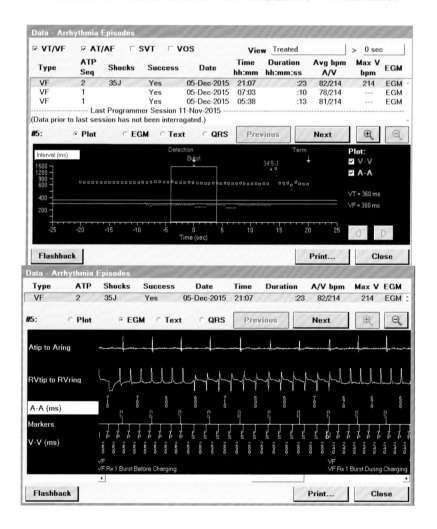

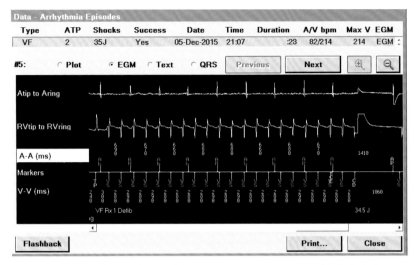

图 11-10　第三次室颤区事件，ATP Before Charging 治疗未成功
转换成 ATP During Charging

Ab：空白期内心房感知；AR：不应期内心房感知；AS：心房感知；VS：心室感知；
FS：室颤感知；FD：室颤诊断成立；TP：抗心动过速治疗；AP：心房起搏；VF Rx：室
颤治疗；CE：充电完成；CD：电击治疗发放。

ICD 是预防心脏性猝死（SCD）有效的治疗措施，然而 ICD 治疗却是一把"双刃剑"，一方面，可有效终止严重影响血流动力学的室速或室颤；另一方面，因为误判室上性心律失常或对短阵可自行终止的室速等发放不必要的电除颤，严重影响了患者的生活质量，增加了病死率。SCD-HeFT 研究结果显示，811 例植入 ICD 的患者，电击治疗与全原因死亡风险增加相关，无论是否为恰当电击。The ALTITUDE Survival by Rhythm 研究显示，病死率增加与发生首次电击的原因相关。因此尽可能避免不必要的电击治疗显得尤为重要。

针对 ICD 发生电击的原因，器械本身也提供了全面智能电击技术，包括优化的 ATP 无痛治疗（ATP、ATP During/Before Charging 功能）、过感知和噪音鉴别（T 波识别、可程控的 RV 感知环路、导线完整性报警、导线噪声识别）、室上速鉴别（Wavelet 鉴别、PR 逻辑鉴别、室颤区、室上速鉴别）、非持续性室速鉴别（Confirmation+ 鉴别技术）。对于医务工作者来说，需要熟悉这些功能，并且灵活应用，结合不同患者的实际情况，给予个体化的 ICD 程控参数设置。

在以上多种减少 ICD 不必要电击的策略中，ATP 治疗室速的有效性及安全性已经得到了整体上的肯定。PainFree Ⅱ研究观察了 634 例一级预防和二级预防患者，结果显示在快速室性心律失常事件中，快频率室速（FVT）是常见的事件，室颤事件只占 10%。3/4 的 FVT（188~250 次 /min）可被 ATP 终止。ATP 是有效且安全的，并且不增加晕厥或室性心律失常加速的危险性。

基于 ATP 治疗室速有效性及安全性的多项临床研究证据，2015 年四大国际性心电生理学会组织：美国心律学会（HRS）、欧洲心律学会（EHRA）、亚太心律学会（APHRS）、拉美心脏起搏与电生理协会（SOLAECE）共同撰写了《2015 HRS/EHRA/APHRS/SOLAECE

植入型心律转复除颤器程控及测试优化专家共识》(《共识》)。其中对针对室速的治疗,《共识》给予如下程控参数设置的推荐:对频率低于 230 次 /min(260ms)的室速,优先给予 ATP 治疗。而对于部分 ICD/CRT-D 植入器械,因其独有的三区(室速、FVT、室颤)识别且 FVT 区可设置在室颤区内,所以能够对低于 250 次 /min(240ms)的室速/室颤应用 ATP 治疗。

Entrust 研究(421 例)显示 72% 的室颤区事件发放了 ATP 治疗,ATP 治疗成功率为 69%,是安全有效的。基于此项研究,以及稳定的充电时间(无论正常状态还是 ERI 状态),在充电时以及充电前给予 ATP 治疗,是为患者尽可能减少不必要的电击所做的再一次争取。ATP During Charging 治疗组合功能包括 ATP During Charging 和 ATP Before Charging。ATP During Charging 是指在电容器充电期间发放一阵 ATP 治疗,并且不会延迟电击的发放。ATP Before Charging 是指在电容器充电前和充电时各释放 1 阵 ATP 治疗。ATP During Charging 与 ATP Before Charging 之前可以实现自动转换,转换条件可以进行程控设置,如果连续 N 次 ATP 成功即转为 ATP Before Charging,N 即为可程控值。以此来减少不必要的充电,延长 ICD 寿命。下面结合病例展示此功能的临床价值。

该患者是扩张型心肌病伴持续性室速,室速发作时血流动力学不稳定。射血分数 36%,为预防猝死,植入 ICD。ICD 的植入只是疾病管理的开始,ICD 的术后管理更为重要,尤其是 ICD 植入后药物的调整,起搏程控参数的修改,对于持续性室速的患者在程控设置时可以多给几阵 ATP 无痛治疗,几乎可以终止大部分室速,减少不必要的电击,以提高患者的生存质量,该患者植入的 ICD 有 ATP During Charge 功能一共发生了 3 次室速事件,有 2 次室速事件都是通过无痛的 ATP 终止的,既减少了不必要的电击,节约了 ICD 的电能,最重要的是提高了患者的生存质量,ATP Before Charge 和 ATP During Charge 之间可以自动转换,当一次 ATP 成功时就会变成 ATP Before Charge,这样下次再给 ATP 治疗时不需要充电,节省电能。当两次连续事件 ATP 都不成功时,会自动变成 ATP During Charge,更早的放电治疗。无论是 ATP During Charging 还是 Before Charging 功能的目的是在尽可能减少电击的同时又保证不拖延治疗的时间。在本次事件中,即使释放了两次 ATP、一次电击,整个事件的持续时间也只有 23s。这正是 PainFree 的意义所在。真正做到智能电击,炫亮生命!

(董颖雪)

三、ICD 程控参数设置的病例分析 1 例

患者男性,65 岁,因"突发胸闷、心悸 1h"急诊,接诊时患者神志清楚,四肢湿冷,血压测不到,心电图显示为"室速",心室率 214 次 /min(图 11-11),给予电击复律,胺碘酮静脉应用维持中急诊收入院,入院诊断"冠心病,陈旧性心肌梗死,室性心动过速。阵发性心房颤动,心功能 Ⅰ 级,高血压 2 级(极高危组)"。入院后排除急性缺血,正规药物治疗,同时口服美托洛尔缓释片及胺碘酮治疗。心脏超声:左心房内径 38mm,左心室舒张末期内径(LVEDD)51mm,左心室射血分数 55%,动态心电图显示平均心率 66 次 /min,多源

室早 34 次,房早 173 次,可见成对房早和短阵房速。入院后第 6 天,患者在应用胺碘酮的同时再次发作室速,频率在 200~210 次 /min,患者当时意识清楚,血压测不到,立即电击复律成功,抗心律失常药物改为索他洛尔口服,依据指南植入单腔 ICD(maximo Ⅱ VR D284VRC,美国美敦力公司)。

出院前 ICD 参数设置见图 11-12~ 图 11-17。

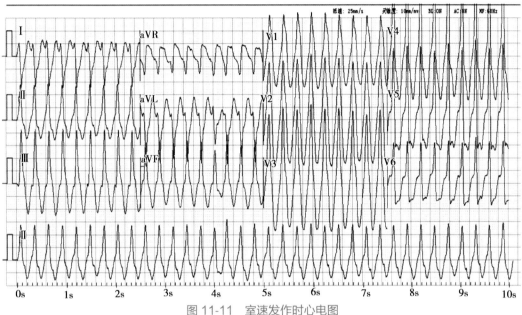

图 11-11 室速发作时心电图

Pacing				RV
Mode	VVI	Amplitude...		2.50 V
		Pulse Width...		0.40 ms
Lower Rate	40 bpm	Sensitivity		0.30 mV
		Pace Polarity		Bipolar
		Sense Polarity		Bipolar

图 11-12 起搏模式 VVI,起搏频率 40 次 /min

Detection		Interval (Rate)	Initial	Therapies...
VF	On	300 ms (200 bpm)	18/24 ⬚	ATP During Charging, 25J, 35J x 5
FVT	OFF			All Rx Off
VT	On	360 ms (167 bpm)	16	Burst(3), Ramp(3), Ramp+(3), 15J, 25J, 35J
Detection (V.)...		Wavelet, Stability, Onset, High Rate Timeout, VT Monitor		

图 11-13 识别和治疗参数设置

VT Therapies

	Rx1	Rx2	Rx3	Rx4	Rx5	Rx6
VT Therapy Status	On	On	On	On	On	On
Therapy Type	Burst	Ramp	Ramp+	CV	CV	CV
Energy				15 J	25 J	35 J
Pathway				B>AX	AX>B	B>AX
Initial # Pulses	8	8	3			
R-S1 Interval=(%RR)	88 %	91 %	75 %			
S1S2(Ramp+)=(%RR)			69 %			
S2SN(Ramp+)=(%RR)			66 %			
Interval Dec	10 ms	10 ms				
# Sequences	3	3	3			
Smart Mode	On	On	On			

Shared Settings...　Auto Cap Formation...

Undo Pending　OK

图 11-14　室速区设置

VF Therapies

	Rx1	Rx2	Rx3	Rx4	Rx5	Rx6
VF Therapy Status	On	On	On	On	On	On
Energy	25 J	35 J	35 J	35 J	35 J	35 J
Pathway	B>AX	AX>B	B>AX	AX>B	B>AX	AX>B
ATP...	During Charging					

Shared Settings...　Auto Cap Formation...

Undo Pending　OK

图 11-15　室颤区设置

ATP

ATP	During Charging
Deliver ATP if last 8 R-R >=	200 ms
Therapy Type	Ramp
Initial # Pulses	8
R-S1 Interval=(%RR)	91 %
Interval Dec	10 ms
ChargeSaver...	On
Smart Mode	On

Undo Pending　OK

图 11-16　ATP 的设置

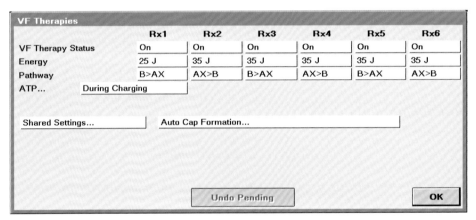

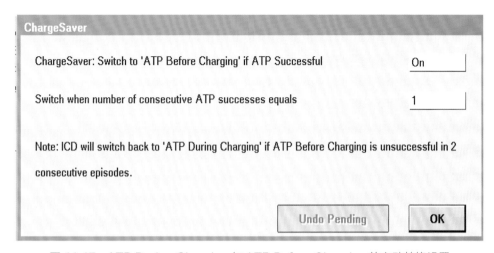

图 11-17 ATP During Charging 与 ATP Before Charging 的自动转换设置

　　植入 ICD 后患者未再发作心动过速,病情稳定带药出院,出院时药物治疗方案包括双联抗血小板药、他汀类药物、血管紧张素转换酶抑制剂(ACEI)以及盐酸索他洛尔 80mg,2 次 /d 口服。植入 ICD 后 6 个月,患者再次因头晕、心悸来诊。

　　程控报告分析见图 11-18~ 图 11-20。就诊后 ICD 程控测试结果显示,ICD 工作参数同出院前设置,事件报告显示在就诊前 24h 内共发作室速 / 室颤事件多达 116 次,其中短阵室速为 96 次(图 11-18)。室速 / 室颤事件列表显示室速 / 室颤发作的频率在 170~208 次 /min,持续时间 7~21s,全部经 ATP 治疗成功(图 11-19)。选择其中 1 次事件查看点阵图(图 11-20)显示为持续时间为 8s、频率 208 次 /min、相对规整的事件,经 ATP(Ramp)治疗终止。

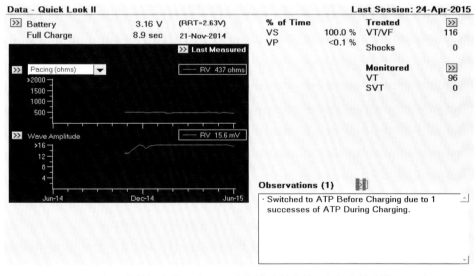

图 11-18 查看事件报告发现在 24h 内经治疗的室速 / 室颤事件多达 116 次,
仅监测的为 96 次,未发放电击治疗

ID#	Date/Time	Type	V. Cycle	Last Rx	Success	Duration
	(No data since last session.)					
	----------Last Session (Jun 12, 2008) ----------					
41	Apr 01 13:47:48	VT	490 ms	VT Rx 2	Yes	17 sec
40	Apr 03 22:14:24	VT	490 ms	VT Rx 2	Yes	15 sec
39	Apr 03 22:13:53	VT	490 ms	VT Rx 2	Yes	16 sec
38	Apr 03 22:12:21	VT	480 ms	VT Rx 5	Yes	1.1 min
37	Mar 06 15:29:35	VT	470 ms	VT Rx 3	Yes	27 sec
36	Nov 05 16:08:53	VT	460 ms	VT Rx 3	Yes	31 sec
35	Oct 03 15:01:34	VT	480 ms	VT Rx 2	Yes	20 sec
34	Oct 02 15:25:56	VT	490 ms	VT Rx 2	Yes	17 sec
33	Sep 19 23:55:33	VT	450 ms	VT Rx 4	Yes	43 sec
32	Sep 18 15:36:50	VT	490 ms	VT Rx 1	Yes	11 sec
31	Aug 20 14:54:56	VT	490 ms	VT Rx 1	Yes	11 sec
30	Aug 13 17:29:06	VT	490 ms	VT Rx 1	Yes	13 sec
29	Jul 26 23:31:51	VT	470 ms	VT Rx 2	Yes	18 sec
28	Jul 16 23:54:04	VT	490 ms	VT Rx 3	Yes	26 sec
27	Jun 20 15:30:47	VT	480 ms	VT Rx 2	Yes	22 sec
26	Jun 20 15:20:28	VT	480 ms	VT Rx 1	Yes	11 sec
25	Jun 20 15:12:41	VT	480 ms	VT Rx 1	Yes	11 sec
24	Jun 18 15:32:40	VT	480 ms	VT Rx 1	Yes	11 sec
23	Jun 13 05:36:26	VT	480 ms	VT Rx 3	Yes	27 sec
22	Jun 13 04:10:27	VT	470 ms	VT Rx 4	Yes	42 sec
21	Jun 13 02:30:30	VT	440 ms	VT Rx 5	Yes	1.0 min
20	Jun 07 06:06:31	VT	460 ms	VT Rx 3	Yes	26 sec
19	Apr 23 14:42:20	VT	480 ms	VT Rx 1	Yes	12 sec
18	Mar 28 17:17:31	VT	490 ms	VT Rx 2	Yes	17 sec
17	Mar 13 15:54:22	VT	480 ms	VT Rx 2	Yes	15 sec
16	Feb 17 15:20:58	VT	490 ms	VT Rx 1	Yes	11 sec
15	Aug 23 04:50:57	VT	490 ms	VT Rx 2	Yes	16 sec
14	Aug 23 04:46:33	VT	480 ms	VT Rx 3	Yes	26 sec
13	Aug 22 18:03:31	VT	440 ms	VT Rx 4	Yes	44 sec
12	Mar 15 22:14:59	VT	480 ms	VT Rx 3	Yes	31 sec
11	Jan 15 19:49:47	VT	480 ms	VT Rx 2	Yes	27 sec
10	Jan 15 19:22:03	VT	490 ms	VT Rx 1	Yes	9 sec
9	Dec 25 23:08:48	VT	470 ms	VT Rx 1	Yes	13 sec
8	Dec 07 15:26:38	VT	470 ms	VT Rx 3	Yes	28 sec
7	Sep 27 22:08:46	VT	490 ms	VT Rx 1	Yes	8 sec
6	Sep 27 22:07:44	VT	450 ms	VT Rx 3	Yes	29 sec
5	Jul 16 06:37:03	VT	350 ms	VT Rx 1	Yes	12 sec
4	Jul 14 07:36:29	FVT	310 ms	VT Rx 1	Yes	15 sec
3	Jul 13 06:18:25	VT	340 ms	VT Rx 1	Yes	13 sec
2	Jul 12 19:02:54	FVT	350 ms	FVT Rx 1	Yes	15 sec
1	Jun 04 08:55:13	VF	190 ms	VF Rx 1	Yes	9 sec

图 11-19　部分室速 / 室颤事件列表：室速 / 室颤事件的发作频率在 182~214 次 /min，
反复发作，持续时间 7~21s，全部经 ATP 治疗成功

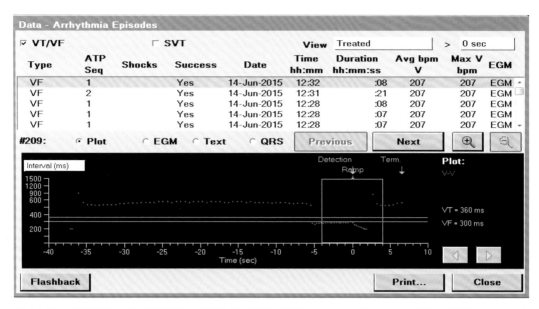

图 11-20　选择其中 1 次事件查看点阵图,为频率为 207 次 /min,持续 8s,经 ATP 治疗(Ramp)终止

　　此患者为 ICD 二级预防的患者,基础疾病是冠心病,陈旧心肌梗死,心功能轻度异常,LVEF 55%;以往心律失常发作的特点是频率超过 210 次 /min 的室速,发作时伴有头晕,未发生完全意识丧失,血压测不到,无心动过速自行终止的记录,必须电击复律。本次入院前心动过速频繁发作,入院前 24h 发作次数多达 116 次,程控测试的结果显示所有发作均经 ATP 终止。

　　进一步查看心动过速及 ATP 的相关设置。①心动过速分区:鉴于患者室速发作频率超过 200 次 /min,发作时伴有血流动力学障碍,因此将室颤区的频率设置为 200 次 /min,一旦诊断成立,可以得到积极治疗;②心动过速诊断时间:采用了 18/24 的标准,相对延长了诊断时间,鉴于发作时频率超过 210 次 /min,未采用更长的诊断时间;③ ATP 的设置:在室颤区设置 2 阵 ATP,同时默认为 ATP During Charging,并开启了 ATP During Charging 和 ATP Before Charging 的自动转换(图 11-17)。图 11-21~ 图 11-23 显示,此患者的室速事件皆经 ATP During Charging 或 ATP Before Charging 成功终止,ATP During Charging 是指 ICD 在充电的同时释放 ATP,如果成功转复心动过速,ICD 则放弃电击(图 11-21、图 11-22);成功的 ATP During Charging 可被记忆,ATP 作为下一次治疗首选的同时自动选择 ATP Before Charging(图 11-23);如果 ATP Before Charging 的第一阵 ATP 不能成功转复心动过速,则自动转换为 ATP During Charging。

　　急症收住入院,患者因为情绪较为紧张,入院后心电监护发现仍有频繁的室速发作,同时显示 ICD 实施的 ATP 可以有效终止室速,随加强了药物治疗,静脉应用艾司洛尔后未见室速再发,逐渐改为口服富马酸比索洛尔 10mg,1 次 /d,停用盐酸索他洛尔,改为胺碘酮 0.2g,1 次 /d 口服。后续的心电监护和出院前的动态心电图未见室性心律失常反复,临床随访至今无事件发作。

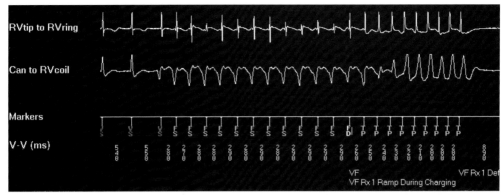

图 11-21　诊断成立后,在充电的同时实施 ATP 治疗(ATP During Charging)

VS:心室感知;FS:室颤感知;FD: 室颤诊断成立;TP:抗心动过速起搏;VF Rx:室颤治疗。

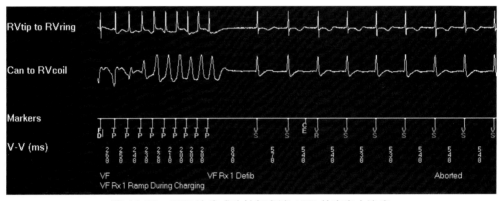

图 11-22　ATP 治疗成功转复室速,ICD 放弃电击治疗

VS:心室感知;VR:不应期内心室感知;FD: 室颤诊断成立;VF Rx:室颤治疗;CE: 充电完成。

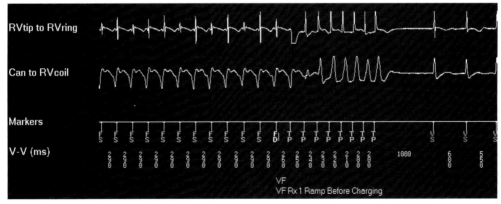

图 11-23　ATP During Charging 成功转复心动过速,ICD 则自动转换为
ATP Before Charging,此次事件经 ATP Before Charging 治疗成功

VS:心室感知;FS:室颤感知;FD: 室颤诊断成立;TP:抗心动过速起搏;VF Rx:室颤治疗。

【讨论】

1. ICD 二级预防患者的设置　遵循个体化的原则,综合考虑患者的基础疾病,分析心脏事件的病史以及心律失常发作时的资料,进行个体化的室性心律失常的识别和治疗参数设置。此患者基础疾病是冠心病,陈旧心肌梗死,心功能轻度受损,心动过速的频率超过 210 次 /min,发作时患者虽无完全意识丧失,但有头晕、心悸,血压测不到,所以总体识别和治疗的参数设置需要准确而积极。

2. 有关心动过速的分区设置　《2015 HRS/EHRA/APHRS/SOLAECE ICD 程控及测试专家共识》建议二级预防患者可根据术前发作的室速频率,设置 2~3 个治疗区,并将室速区识别频率设定为低于所记录的室速频率 10 次 /min,但不高于 200 次 /min。此患者的特点是既往发作室速的频率在 200~214 次 /min,同时伴有血流动力学障碍,考虑到安全因素,室颤区的频率选择了 200 次 /min,而不是常规的 188 次 /min,关闭 FVT 区,考虑到患者应用抗心律失常药物后室速频率可能会降低,因此室速区频率设置为 167 次 /min。

3. 关于诊断时间的设置　一级预防的临床研究证据显示,延长诊断时间至 30/40 相比起 12/16 来讲,显著减少了不恰当电击,且不增加患者晕厥的发生率。而 ICD 二级预防的诊断时间设置尚无大型的临床研究证据,ADVANCE Ⅲ 的亚组分析证实,在二级预防患者中,延长诊断时间同样可减少不必要的电击,并不增加晕厥及死亡的发生率。此患者的诊断时间设置为 18/24,未采用 12/16,适当延长了诊断时间,但为采取 30/40 或更长的设置,是考虑到此患者室速频率超过 210 次 /min 而引致的安全问题。

4. ATP 的相关设置　《2015 HRS/EHRA/APHRS/SOLAECE ICD 程控及测试专家共识》建议所有因结构性心脏病植入具有 ATP 治疗功能的 ICD 的患者,应在所有心室率 <230 次 /min 的治疗区开启 ATP 治疗,并将脉冲发放间期设置为室速周长的 84%~88%,以减少不必要的放电,除非已有证据证实 ATP 治疗无效或可致心律失常。二级预防治疗参数的设置要充分考虑患者既往发作心动过速时的血流动力学状况,血流动力学上耐受性较好的慢频率、单形性室速建议采用至少 2~3 个序列和至少 8 个脉冲的 ATP 治疗。有研究证实,即使是在 FVT 范围(188~250 次 /min)内,使用第二次 ATP 治疗也将有效性从 64% 增加到 83%,因此,结合该患者发作室速时的频率在 200~214 次 /min,所以在室颤区开启了 ATP 治疗功能,同时默认开启在充电同时(ATP During Charging)或者充电前(ATP Before Charging)给予 ATP 治疗。ATP During Charging 是指 ICD 在充电的同时释放第一阵 ATP,如果成功转复心动过速,ICD 则放弃电击;成功的 ATP During Charging 可被记忆,ATP 作为下一次治疗首选的同时自动选择 ATP Before Charging;如果 ATP Before Charging 不能成功转复心动过速,则自动转换为 ATP During Charging,结果显示此设置在保证安全的同时,显著减少了电能的消耗,更重要的是如此频繁发作的室速没有给患者带来明显不适的感觉,把电击治疗带来的损伤和不适降到了最低。

(李　莹)

四、S-ICD 不恰当电击 1 例

患者,女性,16 岁,因"晕厥 2 次"入院,身高 160mm,体重 53kg。1 年前超声心动图

检查室间隔厚度为 33mm，诊断为"肥厚型心肌病"。当时无晕厥、胸痛等症状，无运动不耐受，能跑 800m 测试，不规律服用美托洛尔治疗。此次因不明原因晕厥入院，晕厥发生在休息时，有轻微跌伤，晕厥前有心悸。查体：血压 100/60mmHg，双肺呼吸音清晰，心率 78 次 /min，律齐，各瓣膜区未闻及病理性杂音，双下肢无水肿。动态心电图：窦性心律，QRS 时限 100ms，平均心率 69 次 /min，最慢 42 次 /min，最快 161 次 /min，无短阵室速。超声心动图：左室舒张末期内径 41mm，左心房内径 43mm，右心室内径 18mm，室间隔 33~38mm，左心室后壁 7mm，LVEF 78%。诊断：肥厚型心肌病，心功能 I 级。根据《2017 年 AHA/ACC/HRS 室性心律失常和预防猝死管理指南》，对于预期寿命超过 1 年伴左室最大厚度 >33mm 或近 6 个月内发生不明原因的晕厥事件，满足 ICD 预防猝死适应证（IIa，B）。对于有 ICD 植入指征，但不需要抗心动过缓起搏治疗、抗心动过速起搏治疗或心脏再同步治疗的患者，应考虑植入 S-ICD 作为经静脉植入 ICD 的替代治疗方案（IIa，B）。该患者通过体表心电图筛查，并与家属充分沟通，同意行 S-ICD 植入术，术中 50Hz 交流电诱发室颤并成功转复（图 11-24）。感知向量：Secondary。

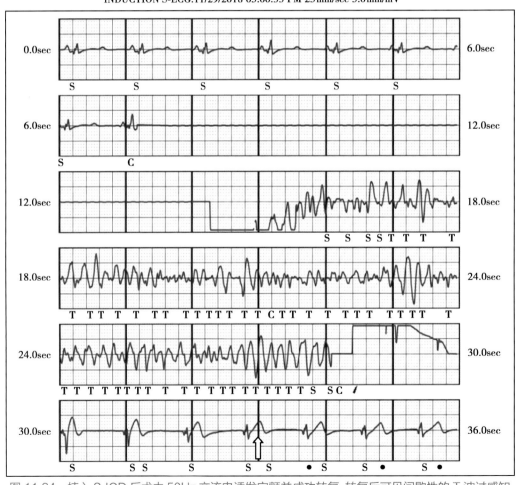

图 11-24　植入 S-ICD 后术中 50Hz 交流电诱发室颤并成功转复，转复后可见间歇性的 T 波过感知

　　术后全麻苏醒 1h 患者在病房无心悸、胸痛被突然电击,调取事件报告。事件提示:
①体表信号显示"R"波低矮。②由于 R 波信号低造成 S-ICD 不恰当识别,感知了 P 波和
T 波信号多重计数引起了不恰当放电(图 11-25)。

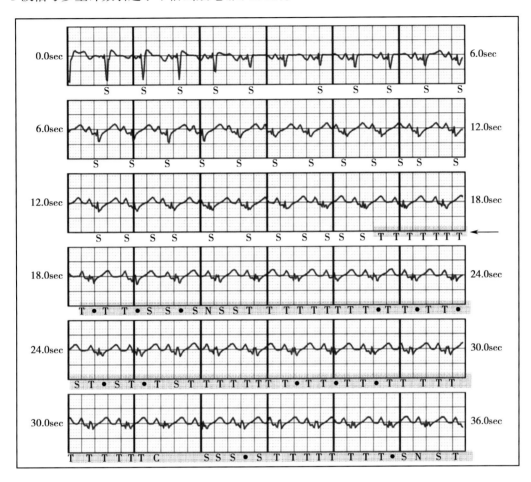

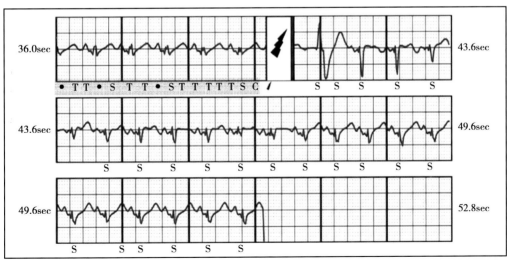

图 11-25　在第 12 秒的时候可见 R 波变小,P 波 T 波误感知多重计数,发生不恰当电击

初始参数设置见图 11-26。

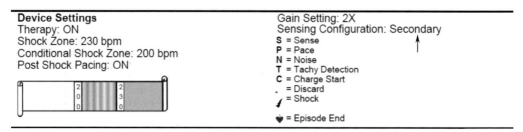

图 11-26　发生不恰当电击时, 感知向量为 Secondary

查看事件报告发现：

1. 在 Secondary 感知向量下, R 波信号低, R/T 比例不当, 机器错误地将 P 波信号和 T 波信号不恰当识别为 "R 波信号"。

2. 由于过感知, P 波、T 波信号被计数为心室事件, 最终满足 S-ICD 设置的室速 / 室颤诊断标准, 给予电击。

程控随访建议：

1. 优化感知向量。该患者初始感知向量的设置是基于全麻卧位自动测试的感知向量, 有一定的局限性, 因此重新在卧位、座位测试三个向量的 R/T 比值, Alternate 在两个体位 R/T 比值满足要求。

2. 经调整感知向量为 Alternate 腔内图无不恰当感知 (图 11-27)。

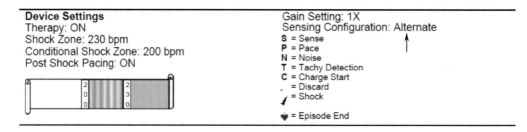

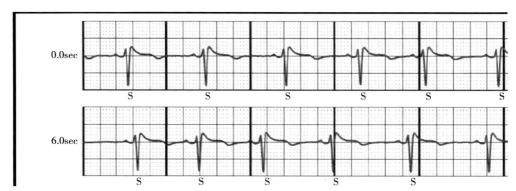

图 11-27　向量优化后, 感知向量选择为 Alternate, 无 T 波不恰当感知

【讨论】

1. S-ICD 植入不进入静脉及心腔,避免了静脉、心腔的并发症,且为没有静脉通路、高感染风险的患者提供了另一种补充治疗方法。目前 S-ICD 对室性心律失常的处理是电击治疗,仅能提供 50 次 /min 持续 30s 的除颤后皮下起搏,因此除了解患者 ICD 适应证,还应明确有无 S-ICD 非适应证。该患者 16 岁,诊断肥厚型心肌病,曾发生晕厥。符合安装 ICD 指征。鉴于患者年轻、无心动过缓、无单形性室速、心功能正常,选择植入 S-ICD 是合理的。

2. 据报道,S-ICD 不恰当电击发生率与经静脉 ICD 相似,但 S-ICD 以 T 波不恰当感知多见。S-ICD 在设计时已考虑到皮下信号的不恰当感知问题,因此设计了多重滤波系统以过滤非心电信号。并且为防止室上性心律失常引起的不恰当治疗,可将 S-ICD 识别分为两区:条件放电区和非条件放电区。条件放电区通过心搏之间的逻辑关系、与窦性心律形态的比较等进行室上速的鉴别,以防止室上性心律失常引起的不恰当电击。而对于 T 波的识别有赖于 QRS 波与 T 波高度的恰当比值以过滤 T 波,避免 T 波过感知导致的不恰当电击。S-ICD 感知的是皮下信号,有 3 个向量可供选择:Primary、Secondary、Alternate。为保障 S-ICD 植入后的正确感知,术前做好体表心电图筛查尤为重要,必须满足一个导联,两个体位(卧位、坐位或立位)通过 QRS 波 /T 波比值的筛查,方能植入 S-ICD,必要时行运动筛查。

3. 该患者诊断为肥厚型心肌病,发生不恰当感知的导联是 DFT 测试后装置在卧位时的选择的感知向量。术后及时做好感知向量的优化,对于装置自动选择的向量,应再测试 3 个导联在两个体位的感知,以最优化的向量设置为最终的感知向量,避免术后的不恰当识别和电击。

4. 有报道,与经静脉 ICD 不同,T 波过感知是 S-ICD 出现不恰当电击最常见的原因。而肥厚型心肌病患者的 QRS 和 T 波易发生形态学变化,QRS/T 波比值发生变化,增加 S-ICD 出现 T 波过感知的风险,引起不恰当电击治疗,通过程控感知向量,选择最佳的感知向量可以降低 S-ICD 不恰当电击的风险。因此,对于肥厚型心肌病植入 S-ICD 后需要特别关注感知并给予合适的程控,以减少不恰当的电击。

(范　洁)

五、多形性室性心动过速不恰当识别 1 例

患者男性,37 岁,前壁及下后壁心肌梗死 4 年,因持续性室性心动过速口服药物控制不良,于外院予以 ICD(Evera S VR DBVC3D1,美国美敦力公司)植入。ICD 治疗区域设定:室速区 400ms(治疗:Burst+Ramp),室颤区 300ms(ATP During Charging+35J),室速监测 450ms。(图 11-28)。术后患者未诉明显不适,继续口服药物治疗。

VT/VF Detection

		V. Interval (Rate)	Initial	Redetect		
VF	On	320 ms (188 bpm)	30/40	12/16	▮▮▮▮▮▮ 320 ms	
FVT	OFF					
VT	OFF	360 ms (167 bpm)	24	12		
Monitor	Monitor	450 ms (133 bpm)	32		No Rx [ ] 450 ms	

PR Logic		**Other Enhancements**		**Sensitivity**	
AF/Afl	On	Stability	Off	Atrial	0.30 mV
Sinus Tach	On	Onset	Off	RV	0.30 mV
Other 1:1 SVTs	Off	High Rate Timeout			
SVT V. Limit	260 ms	All Zones	Off		
		RV Lead Noise	On+Timeout		
		Timeout	0.75 min		

VF Therapies	**Rx1**	**Rx2**	**Rx3**	**Rx4**	**Rx5**	**Rx6**
VF Therapy Status	On	On	On	On	On	On
Energy	35 J	35 J	35 J	35 J	35 J	35 J
Pathway	B>AX	AX>B	B>AX	AX>B	B>AX	AX>B

FVT Therapies	**Rx1**	**Rx2**	**Rx3**	**Rx4**	**Rx5**	**Rx6**
FVT Therapy Status	Off	Off	Off	Off	Off	Off

VT Therapies	**Rx1**	**Rx2**	**Rx3**	**Rx4**	**Rx5**	**Rx6**
VT Therapy Status	On	On	On	On	On	On
Therapy Type	Burst	Ramp	Ramp+	CV	CV	CV
Energy				15 J	25 J	35 J
Pathway				B>AX	AX>B	B>AX
Initial # Pulses	8	8	3			
R-S1 Interval=(%RR)	88 %	91 %	75 %			
S1S2(Ramp+)=(%RR)			69 %			
S2SN(Ramp+)=(%RR)			66 %			
Interval Dec	10 ms	10 ms				
# Sequences	2	1	1			
Smart Mode	Off	Off	Off			

Shared V. ATP		**Shared V. Therapies**	
V-V Minimum ATP Interval	200 ms	Active Can/SVC Coil	Can+SVC On
V. Amplitude	8 V	Progressive Episode Therapies	Off
V. Pulse Width	1.5 ms		
V. Pace Blanking	240 ms		
V. Pacing	RV		

图 11-28　心动过速识别和治疗的参数设置

　　术后 1 年,患者规律随诊,程控 ICD 发现近 3 个月来心律失常事件较前明显增加。将近 3 个月来事件记录与既往记录进行对比,可见室速事件增加 18 次,室速监测事件增加 10 次,VT-NS 事件增加 89 次,同时伴有室上速事件 5 次(后分析为室性事件)(图 11-29)。事件记录提示心动过速事件持续发作,行 ATP 治疗后短时间内心动过速频率减缓,随后心动过速事件再发,同时患者伴有慢频率室速事件,最长持续 1h37min。回顾 EGM,发现本次事件中该患者存在多种形态的室速,导致 RR 间期不稳定。同时 ICD 开启了稳定性(Stability)鉴别诊断功能,导致 ICD 将 5 次室性心律失常事件误判为室上性事件,所幸多形性室速在持续较短时间后转变为单形性室速,ICD 再次予以 ATP 治疗(图 11-29)。

【讨论】

在本次事件中,程控 ICD 发现近 3 个月来心律失常事件较前明显增加。查看腔内电图提示第一种心动过速事件持续发作。该种心动过速事件特征为 RR 间期稳定,故 ICD 将此种心动过速事件诊断为室速。此时行 ATP 治疗后短时间内心动过速频率减缓,出现 4 搏窦性心律。随后第二种心动过速事件再发。其特征为 RR 间期不齐,两种波形交替出现。依据 RR 间期不齐,ICD Stability 功能将该种心动过速诊断为室上速事件。而由于两种不同的心动过速事件均未能达到室颤区,故此仅予以反复 ATP 治疗。以上过程依序出现,经过反复 ATP 治疗后,心室率下降至 VT-Monitor 区,未再予 ATP 治疗。回顾 EGM,考虑本次事件由于该患者存在多种形态的室速,第二种心动过速事件表现为 RR 间期不稳定。同时 ICD 开启了 Stability(稳定性)鉴别诊断功能,导致 ICD 将室性心律失常事件误判为室上性心动过速事件。该种心动过速不易被 ATP 治疗终止,故重复予以 ATP 治疗常常无法控制心律失常发作。

经过临床医师及 ICD 工程技术人员的共同探讨,建议对本次事件给予如下处理:①关闭 ICD Stability 功能;②改为三区设置,在 FVT 区增加低能量转复治疗终止室速发作;③临床射频消融或药物治疗控制不规则室速的发作。

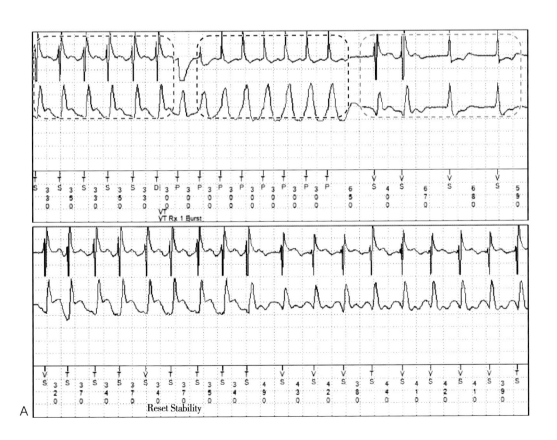

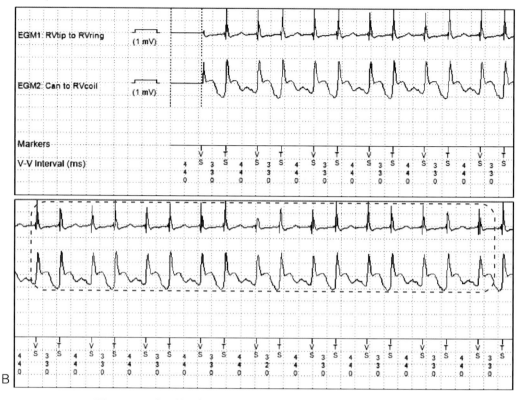

图 11-29　多形性室性心动过速被不适当识别为室上性心动过速

A 表明单形性室速事件（即第一种心动过速）经 ATP 治疗后心率可有短暂减缓，此后转为 B 图所示心动过速事件（即第二种心动过速），此时 ICD 稳定性功能将该种心动过速事件诊断为室上速事件，事实上此种心动过速事件为多形性室速。A 红、蓝、黄框内部依次表示第一种室速事件、ATP 治疗过程、心动过速频率减缓。VS：心室感知；TS：室速感知；TD：室速诊断；VT Rx：室速治疗；TP：抗心动过速起搏；Stability：稳定性。

故此，对于 ICD 植入的患者，由于室性心律失常事件的发作频率、形态等均可能有所不同，需要临床医生、ICD 工程技术人员、患者三方共同配合，才能提供最适当的治疗方案。

（任学军）

六、ICD 患者 T 波过感知的诊断和处理 1 例

患者男性，53 岁。2011 年诊断冠状动脉粥样硬化性心肌病，陈旧性心肌梗死，经皮冠状动脉介入治疗（PCI）术后；2013 年因冠状动脉痉挛诱发室性心律失常导致心源性晕厥，植入单腔 ICD（Epic V-196，美国雅培公司）二级预防（图 11-30）。持续规律服药，包括拜阿司匹林、氯吡格雷、地尔硫䓬、硝酸酯类、氯沙坦钾片及降脂药物，之后随访参数正常无事件。至 2017 年 ICD 电击数次再次入院。患者当时在爬山过程中电击数次，否认胸闷、胸痛，无黑矇，晕厥。

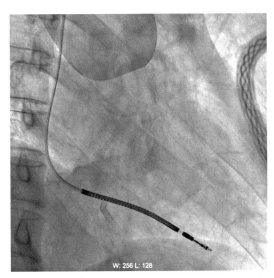

图 11-30　2013 年因发作室颤在心肺复苏后植入单腔 ICD

RAO 30° 可见电极位于右室心尖位置。

程控记录显示:

1. 心动过速分区及处理设置(图 11-31)。

2. 参数测量和室速 / 室颤事件腔内图(图 11-32)　参数测试正常,事件记录可见连续 21 次诊断"室颤"事件,其中 11 次电击治疗。

3. 腔内图(图 11-33)　显示心室感知(VS)双重计数提示 T 波过感知,发生过感知不恰当电击时手动测量腔内图中 R 波振幅(3.2~4.6mV)明显低于事后机测值(>11mV)。

4. 测量的差异以及平时状态下的 R 振幅未见 T 波过感知,因此给患者模拟放电事件时活动状态看是否诱发模拟出 T 波过感知,给予负荷诱发实验。

实验过程全程记录心电图和腔内心电图:

1. 患者静息状态心电图　静息心电图未见异常(图 11-34)。

2. 运动平板心电图　当运动后随心率增加接近 80 次 /min 时,心电图出现完全性右束支传导阻滞图形 T 波改变并持续(图 11-35),此时无胸闷、胸痛症状。

3. 同步记录的腔内图可见诱发出 R 波振幅下降和 T 波过感知(图 11-36)。

心动过速分区配置			DeFT Response™ 设置	存储的 EGM	
VT-1	**VT-2**	**VF**	双极, 固定斜率	EGM 1	心室感知/起搏, ± 8.9 mV
400 ms	330 ms	270 ms	右室(+) 至 SVC/机壳 (-)	EGM 2	关闭
150 min⁻¹	182 min⁻¹	222 min⁻¹	除颤: 65 % / 65 %	心动过速发作	VF, VT-2, VT-1
12 个间期	12 个间期	12 个间期	CVRT: 同除颤	心动过速事件触发器	VT/VF 诊断
				触发前/最长持续时间	16 秒/2 分钟
SVT 鉴别			**VT-2 ATP**		
仅监测	ATP x3	20.0 J / 679 V	输出		7.5 V, 1.0 ms
	25.0 J / 761 V	30.0 J / 830 V	BCL		85 % (最小200 ms)
	30.0 J / 830 V	30.0 J / 830 V x4	短阵脉冲数		3 个短阵脉冲
	30.0 J / 830 V x2		刺激		8 个刺激
			扫描		12 ms
			间期递变		关闭

图 11-31　该患者不适当电击当时 ICD 的分区及治疗设置

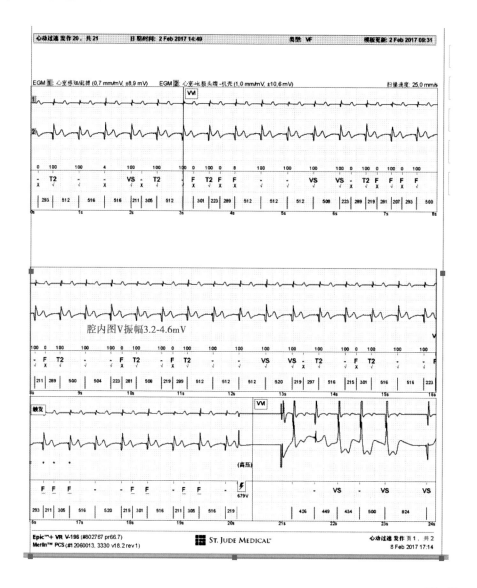

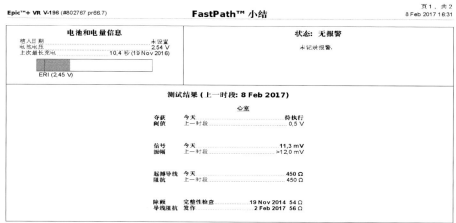

图 11-32　程控记录中有 21 次室颤事件,这是其中一次腔内图记录 20J 电击处理的过程

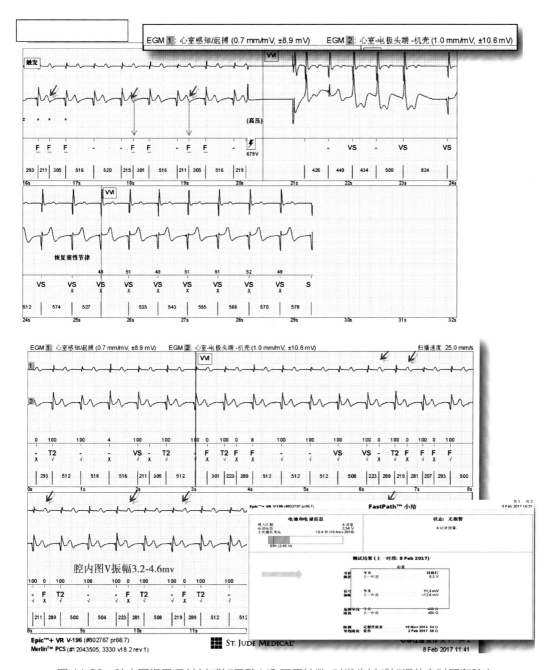

图 11-33　腔内图提示 T 波过感知导致 VS 双重计数,对发生过感知误放电时留存腔内图进行手动测量 R 波振幅仅 3.2~4.6mV,低于事后机测值和手动测量值(>11mV)

VS: 心室感知;T: 室速;F: 室颤。

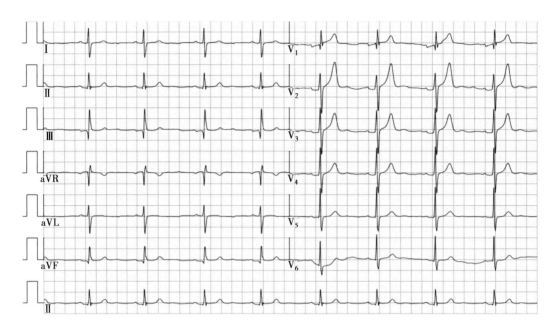

图 11-34 患者静息状态下心电图未见右束支阻滞,心率 62 次 /min

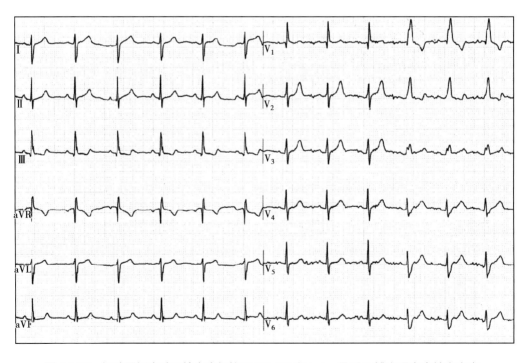

图 11-35 运动平板实验开始心率加快至 75~80 次 /min,最后 3 搏出现完全性右束支
传导阻滞伴 T 波振幅改变

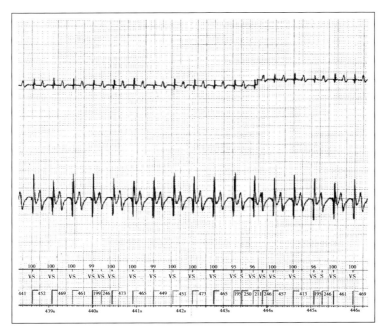

图 11-36 运动负荷实验中同步程控腔内图

显示当心率加快至 100 次 /min 以上,可见频繁出现 T 波过感知并诱发双重计数,和 T 波同时计数,当误判 VS 间期 200ms 左右达到 VF 程控的诊断间期,模拟出导致误判误放电治疗的相同状态。

无创处理:

1. 参数调整　根据该型号 ICD(Epic V-196, St.Jude)可以做相应参数调整(图 11-37):通过计算衰减延迟改动如下,尽量在衰减斜线下盖住 T 波。

(1)阈值起始:0.625 程控为 0.75。

(2)衰减延迟:60ms 延长为 220ms。

(3)其他参数保持不变,再次模拟运动后没有出现 T 波过感知。

2. 药物处理　考虑患者窦律下在活动时心率增快伴随完全性右束支传导阻滞出现,呈频率依赖的表现,给伊伐布雷定口服 10mg,2 次 /min 后静息状态下自身窦性心率降至 60 次 /min 左右,考虑基础心率的控制有可能改善频率相关的完全性右束支传导阻滞发生,减少了不恰当电击的可能性。

有创治疗:

1. 复查冠状动脉造影未见支架内或其他病变加重。

2. ICD(Epic V-196,美国雅培公司)解决 T 波过感知问题除调整衰减延迟以外,手段较为单一,该患者经过上述调整加药物治疗仍不能完全有效解决频率相关完全性右束支传导阻滞导致的 T 波过感知。因此最终解决方案是及早更换新一代的 ICD 装置,具备 T 波识别或频率滤波附加功能,最终避免 T 波过感知引起的误放电事件。

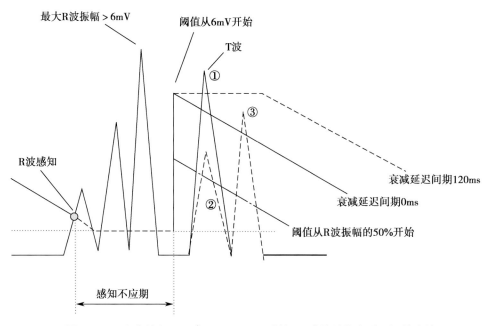

图 11-37　患者植入 ICD（Epic V-196，雅培公司）的计算衰减延迟的方法

【讨论】

1. T 波过感知是 ICD 不恰当电击的常见原因之一，了解可能发生的机制有助于发现诱发因素并找到相应对策解决问题。常见的发生机制有运动、交感神经兴奋增高，QT 间期延长，R 波低感知，Brugada 及短 Q T 综合征复极等遗传性心脏病。该患者是因为频率相关的完全性右束支传导阻滞出现诱发 ICD 右室感知降低同时伴有 T 波复极异常导致 T 波过感知。在运动过程中出现排除冠脉缺血事件相关，考虑交感神经兴奋性增高也参与其中。并且该患者发生 T 波过感知时的心电图完全性右束支传导阻滞状态在事后静息状态下心电图并未发现，R 波振幅检测完全正常，因此容易疏漏 T 波过感知的原因，在回顾腔内图中手动测量 R 和 T 波振幅成为最重要的线索，在后续运动负荷诱发中成功模拟出同样情况，最终原因水落石出。

2. 近年的 ICD 装置在处理 T 波过感知方面都做了技术改进，不同公司在防止 T 波过感知的技术有所不同，但在当前新一代 ICD 器械中 T 波过感知已都能基本解决，为医患双方提供了有效的解决方法。当然任何器械都有一定局限性，因此预判和术中检测如果具有 T 波过感知的高风险患者最好进行诱发实验，并带机复测是否能有效完全解决。如还有疑问，建议远程监测，能及时发现问题并及时避免误放电。

3. 一旦无法解决的 T 波过感知病例，增加 P/S 导线也是不得已的选择之一。

（苏　蓝）

七、ICD 导线故障导致不适当放电治疗 1 例

患者男性,29 岁,因"运动后除颤器反复放电 1 次"就诊。患者 4 年前因"反复运动后晕厥"就诊我院。经心脏超声、心脏磁共振等检查确诊为致心律失常性右室心肌病(ARVC)。2015 年 11 月植入单腔 ICD(Lumax340VT/Linox T65)。患者术后服用索他洛尔,仍时有运动(踢足球等)中感心悸,休息后症状缓解,无电击感。2018 年 5 月患者常规随访提示,ICD 电池电量正常(图 11-38),测试导线参数正常,起搏阈值 0.5V/0.4ms,感知 R 波 8.0mV,阻抗 1 340Ω,高压阻抗为 64Ω。上次随访(2017 年 9 月)至本次随访(2018 年 5 月)期间心室导线阻抗趋势平稳(图 11-39)。ICD 中记录到一次频率为次/分的室颤事件,ATP 治疗后心动过速终止(图 11-40)。

Device	Lumax 340 VR	05/08/2018
S/N:	60834174 (PID: 69)	08:39

Follow-up	
Tachycardia detection	Enabled

Patient	
Name	■■■■■■
Last follow-up	03/23/2017
Implantation	11/17/2015

ICD status	
Mode	VVI
Basic rate/UTR [bpm]	50
Pulse amplitude V [V]	2.8
Pulse width V [ms]	0.5
VT1/VT2/VF [bpm]	150 / 176 / 214
Battery voltage [V]	3.10
Remaining battery capacity [%]	68
Battery status	MOL1
Last shock at maximum energy [s]	11.1, 04/09/2018
Program No.	3

图 11-38　患者 2018 年 5 月随访测试电池状态正常,电池容量剩余 68%,
电池状态为 MOL1(Middle of Life1)

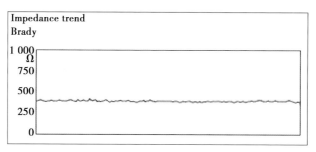

图 11-39　2018 年 5 月之前右室导线长期阻抗趋势,可见
2017 年 9 月 11 日至 2018 年 5 月 8 日起搏阻抗平稳

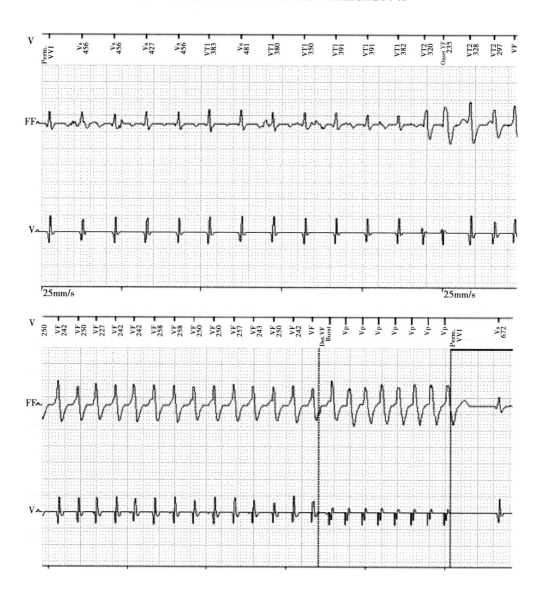

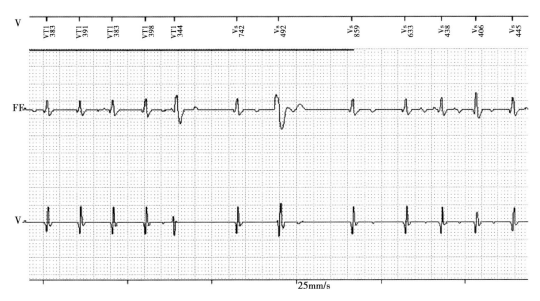

图 11-40 腔内电图

室颤事件中连续记录,可见心动过速发作,ICD 完成识别后发放抗心动过速起搏治疗后心动过速终止

Vs: 心室感知;VT: 室速;VF: 室颤。

2018 年 6 月 22 日患者再次于踢足球时感心悸,随即感 ICD 电击治疗,之后心悸症状缓解。但之后,患者平卧安静状态下仍间断感到电击治疗,自觉多达 40 余次。为进一步诊治就诊我院。患者入院后程控 ICD,提示电池耗竭,心动过速诊治功能丧失(图 11-41)。询问事件记录,显示 2018 年 6 月 22 日 ICD 共发放了 63 次以上电击治疗(图 11-42)。事件腔内图显示患者发作心动过速后,ICD 先发放 ATP 治疗,心律未能转复。之后 ICD 放电治疗。放电治疗后腔内电图提示远、近场通道上出现大量成簇高频电位,ICD 将其识别为室颤,导致 ICD 连续发放电击治疗(图 11-43)。有的腔内电图中远场通道上规整的 QRS 波(图 11-44),而近场通道上发现大量高频成簇的电位,有的腔内电图中远场通道可见规整 QRS 波,而近场通道上可见低振幅杂波,而 ICD 均标识为室颤(图 11-45)。因患者 ICD 已经耗竭,未能进一步程控测试导线参数。患者 X 线胸片导线完整性未发现异常(图 11-46)。因患者远、近场通道上都记录到成簇的高频电位,考虑为导线噪声干扰。尽管 X 线影像下,在常见的锁骨下区域未能发现导线故障部位,但结合临床及 ICD 腔内电图,考虑存在不能除外导线机械故障。目前 ICD 电池已经耗竭,考虑更换脉冲发生器 + 新除颤导线植入术。由于这是 1 例年轻的男性患者,植入两根 ICD 导线,会增加今后静脉闭塞,没有手术入路和三尖瓣功能不良的风险。因此考虑将原故障电极导线拔出。术中取出脉冲发生器后测试导线参数如下:阈值:5.0V/0.4ms,R 波高度:4.0mV,阻抗:310Ω。当分析仪与导线相连后,在分析仪的可记录到成簇高频信号。将原导线拔出后植入新心室除颤导线和脉冲发生器(图 11-47)。

Follow-up

Tachycardia detection	Disabled

Patient

Name	■■■■■■
Last follow-up	XX/XX/XXXX
Implantation	11/17/2015

ICD status

Mode	VVI
Basic rate/UTR [bpm]	50
Pulse amplitude V [V]	6.0
Pulse width V [ms]	1.5
VT1/VT2/VF [ms]	OFF / OFF / OFF
Battery voltage [V]	----
Remaining battery capacity [%]	0
Battery status	EOS
Last shock at maximum energy [s]	----, ----

图 11-41　ICD 程控提示电池容量为 0%,已达到 EOS(End of Service)

No.	Time	Zone	RR [ms]	Description	RR [ms]
735	06/22/18 22:16	VF	235	8 Shocks	***
734	06/22/18 21:59	VF	164	>14 Shocks	542
733	06/22/18 21:44	VF	264	>14 Shocks	620
732	06/22/18 21:36	VF	305	11 Shocks	775
731	06/22/18 21:36	SVT	311		***
730	06/22/18 21:04	VF	235	12 Shocks	637
729	06/22/18 21:02	VF	270	4 Shocks, 1 ATP	534

图 11-42　事件记录显示 2018 年 6 月 22 日,ICD 中记录到多次室颤事件,ICD 连续发放 60 余次导线治疗
VF:室颤;SVT:室上速,Shock:电击治疗;ATP:抗心动过速起搏治疗。

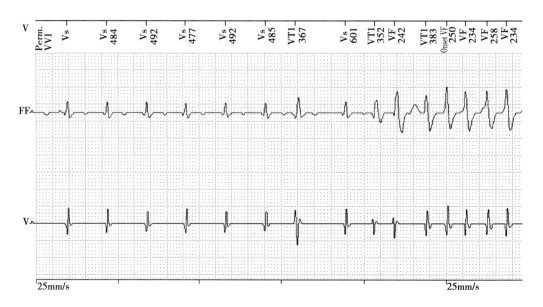

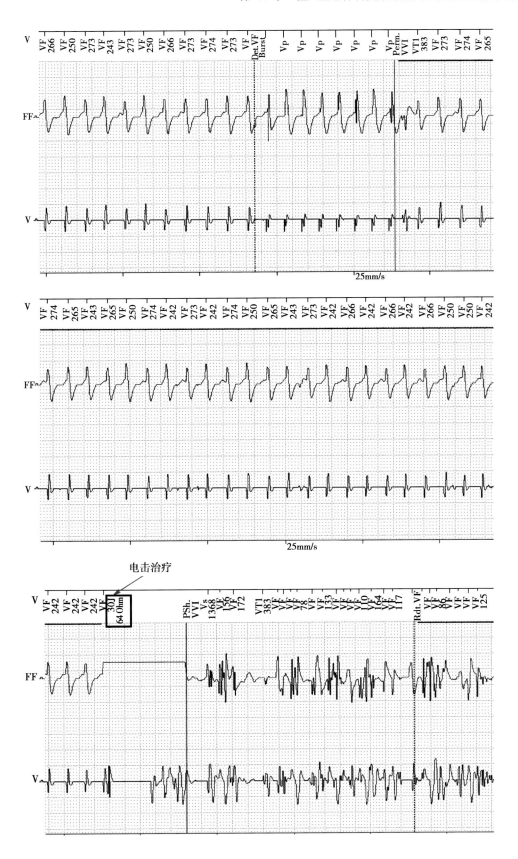

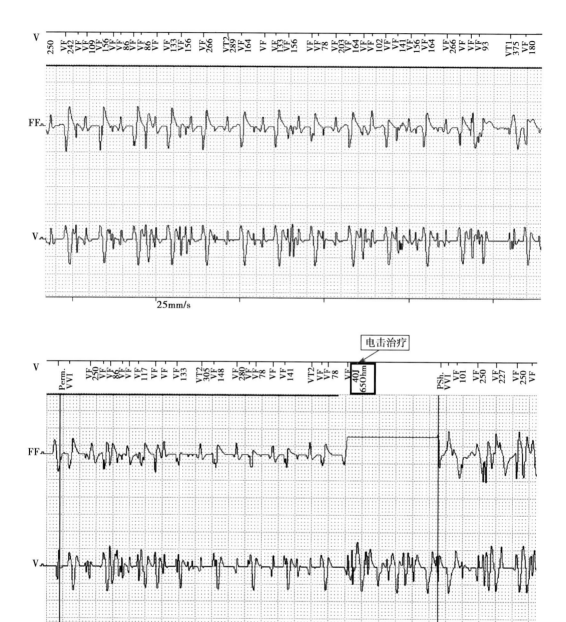

图 11-43　事件腔内电图

患者发作心动过速,ICD 正确识别后给抗心动过速起搏后,心律未能转复,之后 ICD 放电治疗,放电治疗后近远场通道出现大量成簇高频电位,达到室颤识别频率,ICD 发放电击治疗;VT: 室速;VF:室颤,Vs: 心室感知,Vp: 心室起搏。

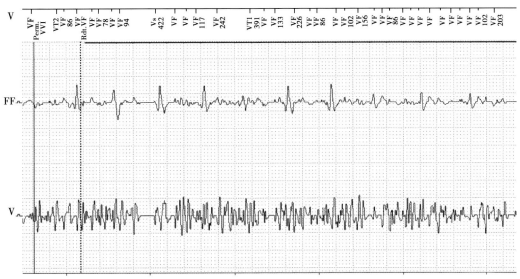

图 11-44　腔内电图中远场通道上规整的 QRS 波,而近场通道上发现
大量高频成簇的电位,ICD 标识为室颤

VT: 室速;VF:室颤。

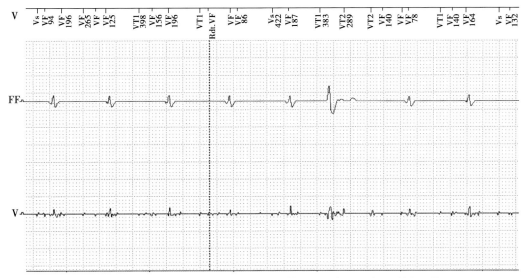

图 11-45　腔内电图中远场通道可见规整 QRS 波,而近场通道上可见
低振幅杂波,而 ICD 标识为室颤

Vs: 心室感知;VT: 室速;VF:室颤。

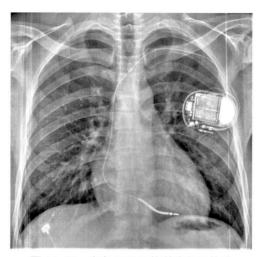

图 11-46　患者 ICD 更换前胸部正位片

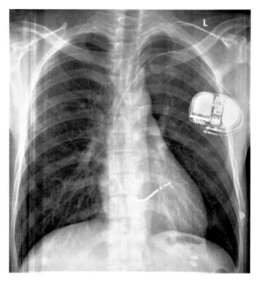

图 11-47　患者 ICD 更换后胸部正位片

【讨论】

本例是 1 例年轻男性患者,因 ARVC 合并晕厥植入 ICD。术后曾有过 ICD 正确识别和治疗。术后 3 年出现 ICD 反复不适当识别和放电。从腔内电图成簇的高频电位,考虑为噪声感知。噪声感知可以发生在术后早期(术后即刻至术后 24h),也可能发生在术后晚期(术后 1 年之后)。在术后早期的噪声感知常是由于接口问题,是导线未完全插入到脉冲发生器插口内,或是由于固定螺丝未完全旋紧,导致导线间断与脉冲发生器触碰,产生噪声。术后晚期发生的噪声感知通常是由导线机械故障所致,部分或全部的导丝发生断裂,断端间断碰触产生噪声信号。尽管以往通常认为导线没有使用年限,但近年来的研究显示,10 年除颤导线完整性仅为 80% 左右,持续阻抗监测有助于早期发现导线完整性故障。

本例患者拔除导线主要是由于考虑到植入 2 根除颤导线可能导致静脉闭塞风险增高,今后失去植入入路。但对于此类非感染导线,目前在指南中是Ⅱb 类推荐(表 11-2)。考虑到拔除导线的风险,术前需要充分评估导线拔除的风险获益,并充分患者知情,尊重患者的选择。

表 11-2　非感染性导线拔除的适应证

I	C-EO	计划植入静脉支架的患者,而该静脉内已放置导线,为避免导线陷入血管壁,推荐进行导线移除
I	C-EO	上腔静脉狭窄或闭塞伴有症状的患者,为维持血管通畅,推荐进行导线移除
Ⅱa	C-LD	放置新导线时因同侧静脉闭塞,导致新导线无法进入静脉内,进行导线移除是合理的
		其他
I	C-EO	因导线残留导致危及生命的心律失常,推荐进行导线移除
Ⅱa	C-EO	由于CIED影响到恶性肿瘤治疗时,进行导线移除是合理的
Ⅱa	C-LD	如果CIED的植入需要一侧静脉内放置4根以上的导线,或者上腔静脉内需要通过5根以上导线时,进行导线移除是合理的
Ⅱa	C-EO	废弃导线影响到CIED系统植入时,进行导线移除是合理的
Ⅱb	C-LD	因导线的设计或功能障碍,如果仍保留在原部位可能会导致患者将来潜在的危险,可以考虑进行导线移除
Ⅱb	C-EO	患者需要进行MRI检查时,可以考虑进行导线移除,并建议抗MRI装置的植入
Ⅱb	C-EO	在特殊情况下,在与患者共同商量后,可以考虑将功能正常的非召回导线或除颤导线移除

本例另一个教训是要对患者进行充分的健康教育。本例是个年轻的 ARVC 患者,术后尽管患者规律服药,但在生活上没有限制运动,患者多数室速 / 室颤事件都是在运动中发作,包括患者最后一次室性心律失常发作也是在踢足球时。对于此类患者,限制运动量对于减少室速 / 室颤的发作是十分重要。

(陈若菡)

参考文献

[1] KORTE T,JUNG W,OSTERMANN G,et al.Hospital readmission after transvenous cardioverter/defibrillator implantation:a single centre study.Eur Heart J,2000,21(14):1186-1191.

[2] KORTE T,JUNG W,SPEHL S,et al.Incidence of ICD lead related complications during long-term follow-up:comparison of epicardial and endocardial electrode systems.Pacing Clin Electrophysiol,1995,18(11):2053-2061.

［3］ WANG FZ,ZHANG S,REN ZW,et al.On behalf of the working Group on ICD of the Chinese Society of Pacing an Electrophysiology.Indication of implantable cardioverter defibrillatior therapy.Chin J Cardiac Arrhyth（Chin）,2002,6：198-206.

［4］ ROBERTO ES,AUNG TT,HASSAN A,et al.Electromagnetic interference from swimming pool generator current causing inappropriate ICD discharges.Case Rep Cardiol,2017,2017：6714307.

［5］ BURRI H,MONDOUAGNE ENGKOLO LP,DAYAL N,et al.Low risk of electromagnetic interference between smartphones and contemporary implantable cardioverter defibrillators.Europace,2016,18（5）：726-731.

［6］ POOLE JE,JOHNSON GW,HELLKAMP AS,et al.Prognostic importance of defibrillator shocks in patients with heart failure.N Engl J Med,2008,359（10）:1009-1017.

［7］ POWELL BD,SAXON LA,BOEHMER JP,et al.Survival after shock therapy in implantable cardioverter-defibrillator and cardiac resynchronization therapy-defibrillator recipients according to rhythm shocked.The ALTITUDE survival by rhythm study.J Am Coll Cardiol,2013,62（18）:1674-1679.

［8］ WATHEN MS,DEGROOT PJ,SWEENEY MO,et al.Prospective randomized multicenter trial of empirical antitachycardia pacing versus shocks for spontaneous rapid ventricular tachycardia in patients with implantable cardioverter-defibrillators：Pacing Fast Ventricular Tachycardia Reduces Shock Therapies（PainFREE Rx II）trial results.Circulation,2004,110（17）:2591-2596.

［9］ SWEENEY MO,SHERFESEE L,DEGROOT PJ,et al.Differences in effects of electrical therapy type for ventricular arrhythmias on mortality in implantable cardioverter-defibrillator patients.Heart Rhythm,2010,7（3）:353-360.

［10］ SCHOELS W,STEINHAUS D,JOHNSON WB,et al.Optimizing implantable cardioverter-defibrillator treatment of rapid ventricular tachycardia：antitachycardia pacing therapy during charging.Heart Rhythm,2007,4（7）:879-885.

［11］ WATHEN MS,DEGROOT PJ,SWEENEY MO,et al.Prospective randomized multicenter trial of empirical antitachycardia pacing versus shocks for spontaneous rapid ventricular tachycardia in patients with implantable cardioverter-defibrillators：Pacing Fast Ventricular Tachycardia Reduces Shock Therapies（PainFREE Rx Ⅱ）trial results.Circulation,2004,110（17）:2591-2596.

［12］ WILKOFF BL,FAUCHIER L,STILES MK,et al.2015 HRS/EHRA/APHRS/SOLAECE expert consensus statement on optimal implantable cardioverter-defibrillator programming and testing.Heart Rhythm,2016,13（2）:e50-86.

［13］ 宿燕岗,秦胜梅.心血管植入型电子装置术后管理.上海:上海科学技术出版社,2017.

［14］ KLOPPE A,PROCLEMER A,ARENAL A,et al.Efficacy of long detection interval implantable cardioverter-defibrillator settings in secondary prevention population：data from the Avoid Delivering Therapies for Nonsustained Arrhythmias in ICD Patients Ⅲ（ADVANCE Ⅲ）trial.Circulation,2014,130（4）:308-314.

［15］ ANGUERA I,DALLAGLIO P,SABATé X,et al.The benefit of a second burst antitachycardia sequence for fast ventricular tachycardia in patients with implantable cardioverter defibrillators.Pacing Clin Electrophysiol,2014,37（4）:486-494.

［16］ POKORNEY SD,PARZYNSKI CS,DAUBERT JP,et al.Temporal trends in and factors associated with use of single-versus dual-coil implantable cardioverter-defibrillator leads：data from the NCDR ICD Registry.JACC Clin Electrophysiol,2017,3（6）:612-619.

［17］ FRANCIA P,ADDUCI C,PALANO F,et al.Eligibility for the subcutaneous implantable cardioverter-defibrillator in patients with hypertrophic cardiomyopathy.J Cardiovasc Electrophysiol,2015,26（8）:893-899.

［18］ BASU-RAY I,LIU J,JIA X,et al.Subcutaneous versus transvenous implantable defibrillator therapy：a Meta-Analysis of case-control studies.JACC Clin Electrophysiol,2017,3（13）:1475-1483.

［19］ OLDE NORDKAMP L,WARNAARS J,KOOIMAN KM,et al.Which patients are not suitable for a subcutaneous ICD:incidence and predictors of failed QRS-T-wave morphology screening.J Cardiovasc Electrophysiol,2014,25（5）:494-499.

［20］ RANDLES DA,HAWKINS NM,SHAW M,et al.How many patients fulfil the surface electrocardiogram cri-teria for subcutaneous implantable cardioverter-defibrillator implantation?.Europace,2014,16（7）:1015-1021.

［21］ SANDERS P,CONNOLLY AT,NABUTOVSKY Y,et al.Increased hospitalizations and overall healthcare utilization in patients receiving implantable cardioverter-defibrillator shocks compared with antitachycardia pacing .JACC Clin Electrophysiol,2018,4（2）:243-253.

［22］ DALLAGLIO PD,ANGUERA I,MARTíNEZ FERRER JB,et al.Shock Reduction With Antitachycardia Pacing Before and During Charging for Fast Ventricular Tachycardias in Patients With Implantable Defibrillators.Rev Esp Cardiol（Engl Ed）,2018,71（9）:709-717.

［23］ MACIąG A,PRZYBYLSKI A,STERLIńSKI M,et al.Effectiveness of antitachycardia pacing therapy after primary prophylaxis implantation of implantable defibrillators in coronary artery disease patients.Adv Med Sci,2014,59（2）:161-165.

［24］ RAUWOLF T,GUENTHER M,HASS N,et al.Ventricular oversensing in 518 patients with implanted cardiac defibrillators:incidence,complications,and solutions.Europace,2007,9（11）:1041-1047.

［25］ 孙雅逊,姜江芬,盛夏,等.ICD 植入术中的体外测试.临床心电学杂志,2013,22（5）:331-334.

［26］ KUSUMOTO FM,SCHOENFELD MH,WILKOFF BL,et al.2017 HRS expert consensus statement on cardiovascular implantable electronic device lead management and extraction.Heart Rhythm,2017,14（12）:e503-e551.

［27］ 陈柯萍,华伟,刘欣,等.家庭监测功能的心血管植入型电子器械的临床应用—多中心注册研究结果.中华心律失常学杂志,2016,20（4）:357-361.

［28］ PARTHIBAN N,ESTERMAN A,MAHAJAN R,et al.Remote monitoring of implantable cardioverter-defibrillators:a systematic review and Meta-Analysis of clinical outcomes.J Am Coll Cardiol,2015,65（24）:2591-2600.

［29］ NOTI F,LAM A,KLOSSNER N,et al.Failure rate and conductor externalization in the Biotronik Linox/Sorin Vigila implantable cardioverter-defibrillator lead.Heart Rhythm,2016,13（5）:1075-1082.

［30］ PERRIN T,BOVEDA S,DEFAYE P,et al.Role of medical reaction in management of inappropriate ventricular arrhythmia diagnosis:the inappropriate Therapy and HOme monitoRiNg（THORN）registry.Europace,2019,21（4）:607-615.

［31］ WATANABE M,YOKOSHIKI H,MITSUYAMA H,et al.Long-term reliability of the defibrillator lead inserted by the extrathoracic subclavian puncture.J Arrhythm,2018,34（5）:541-547.

［32］ SWERDLOW CD,KALAHASTY G,ELLENBOGEN KA.Implantable cardiac defibrillator lead failure and management.J Am Coll Cardiol,2016,67（11）:1358-1368.

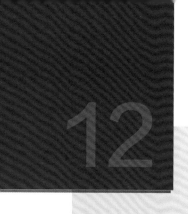

第 12 章
植入型心律转复除颤器
远程监测的病例分析

一、ATP 的个性化合理设置

患者男性,54 岁,2004 年因符合 ICD 二级预防适应证,有室性心动过速(室速)和室上性心动过速(室上速),首次植入美敦力公司单腔 ICD,之后分别在 2010 年和 2017 年因电池耗竭进行了两次单腔 ICD 的更换。2017 年患者更换的美敦力公司 Evera ™ SVR 单腔 ICD 是目前较先进的 ICD 之一。

本次远程传输发生在刚植入后半个月,发现有短阵的非持续性室速事件记录,同时有一次室速事件治疗(图 12-1)成功。该患者的 ICD 的参数设置如图 12-2。

Arrhythmia Episode List: 30-Jul-2017 10:43:17 to 15-Aug-2017 08:37:08

All collected episodes.

Type	ATP Seq	Shocks	Success	ID#	Date	Time hh:mm	Duration hh:mm:ss	Avg bpm V	Max bpm V	Activity at Onset
VT	5	35J	Yes	4	09-Aug-2017	01:56	:39	194	231	Rest
VT-NS				3	09-Aug-2017	01:56	:04	182		Rest

图 12-1 远程监测事件列表

Parameter Summary			
Mode	VVI	Lower Rate	40 bpm
Detection		**Rates**	**Therapies**
VF	On	>194 bpm	ATP During Charging, 35J x 6
FVT	OFF		All Rx Off
VT	On	176-194 bpm	Burst(3), Ramp(3), 5J, 15J, 30J, 35J
Enhancements On: Wavelet, Stability, Onset, High Rate Timeout, TWave, Noise(Timeout)			

图 12-2　ICD 参数设置

【讨论及处理】

室速事件 #4（图 12-3），4 阵抗心动过速起搏（ATP，超速抑制）无效，后启动心室颤动（室颤）治疗，35J 治疗成功，转窦性心律，事件持续时间 39s。仔细分析事件可发现，针对该室速事件，前 3 阵 ATP 治疗为 burst（图 12-4）。

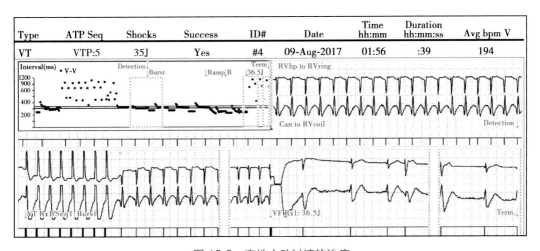

Type	ATP Seq	Shocks	Success	ID#	Date	Time hh:mm	Duration hh:mm:ss	Avg bpm V
VT	VTP:5	35J	Yes	#4	09-Aug-2017	01:56	:39	194

图 12-3　室性心动过速的治疗

ICD 诊断为室速，给予抗心动过速起搏治疗，未成功；随后给予除颤治疗成功。

3 阵 Burst 发放之后，按治疗参数设置进入 ATP 治疗的 Ramp 方案，第 1 阵 Ramp 结束后，室速就被加速而进入室颤区（图 12-5）。紧接着，室颤诊断成立，进行了室颤的治疗 ATP During Charging，最后放电治疗室颤得以终止。

因为存在 Ramp 加速室速现象，所以建议临床可以考虑调整 ATP 治疗方案，取消 Ramp 的设置，根据临床经验决定是否尝试使用 Ramp+；或根据患者症状，决定是否在室速治疗中 burst 无效时直接就启用低能量转复（CV）治疗，提高成功率，缩短治疗时间。

参考《2015 HRS/EHRA/APHRS/SOLAECE ICD 程控及测试优化专家共识》，合理设置 ATP 治疗参数，可以提高 ATP 治疗成功率（图 12-6）。

根据上述患者情况，建议将室速区治疗参数设置 Rx1 优先设置为 Burst，每阵脉冲个数 8 个，R-S1 间期设置为室速周长的 88%，间期递减为 10ms，共 3 阵 ATP；Rx2 为 CV

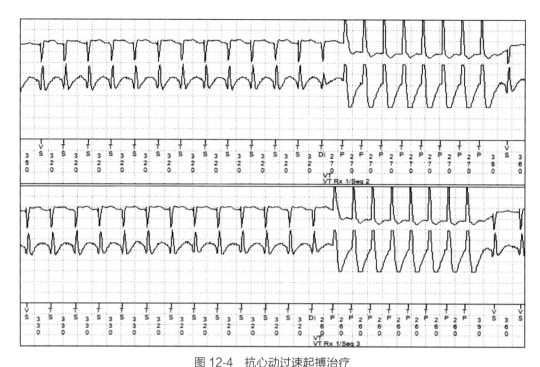

图 12-4　抗心动过速起搏治疗
4 阵抗心动过速起搏治疗室速，未成功。VS：心室感知；TS：室速感知；TD：室速诊断成立；
TP：抗心动过速起搏；VT Rx：室速治疗。

20J；Rx3-6 为 35J，其中除颤路径也有变化 B>AX 到 AX>B，增加终止室速的成功率，本病例室速治疗的详细参数设置可如图 12-7。

【专家点评】

根据《2015 HRS/EHRA/APHRS/SOLAECE ICD 程控及测试优化专家共识》，ATP 治疗室速的安全性及有效性已经得到了肯定，能减少不必要的电击。EMPIRIC 研究结果提示，与医生根据经验所设定的个体化程控相比，通过室速标准化识别并规范 ATP 治疗参数设定可明显减少 ICD 电击的次数。对于 ATP 治疗发放的次数，现有的临床证据多支持设置最多两次 ATP 治疗。ADVANCE-D 研究提示，每阵 ATP 设置 8~15 个刺激脉冲更为有效。PITAGORA ICD 研究提示，相对于刺激周长为 91% 的 Ramp 治疗，刺激周长为 88% 的短阵快速 Burst 治疗能够更加有效地终止室速。本案例中患者的室速事件频率在 170~180 次 /min，两次事件中 ATP 均未治疗成功，Ramp 不但没有终止事件而且加快了室速的频率，考虑 Ramp 对此例患者治疗效果不佳，室速区治疗不需要再设置 Ramp 及 Ramp+，结合指南及临床研究证据，将此患者室速区 ATP 治疗设置为 3 阵 Burst 后面设置为及时的电击治疗。

远程监测传输系统已经被证明可以及时地发现 ICD 发生的事件，从而减少患者的住院率，降低了死亡率，减少电击。此患者还没有到常规的随访期就已经发生了事件，应通知患者尽快到医院就诊，明确室性心律失常发作的诱因，结合药物治疗的情况，调整药物治疗并考虑射频消融治疗。

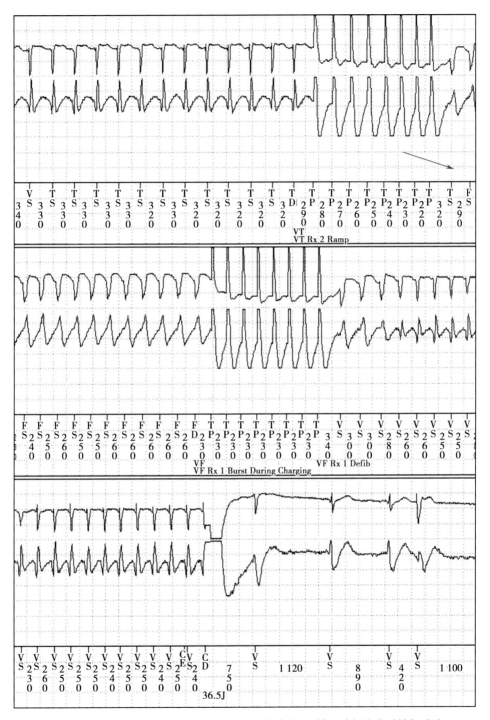

图 12-5 抗心动过速起搏治疗后,室速被加速为室颤;给予除颤治疗后转复成功
VS:心室感知;TS:室速感知;FS:室颤感知;TD:室速诊断成立;FD:室颤诊断成立;
VT Rx:室速治疗;VF Rx:室颤治疗;CE:充电完成;CD:电击治疗发放。

推荐条款及描述	推荐等级	证据等级
1. 所有的结构性心脏病且植入具有ATP治疗功能的ICD的患者，都应在所有的室速检测区（包括上至230次/min）设置ATP治疗，以减少ICD电击治疗。已经证实的ATP无效或致心律失常患者除外	I	A
2. 所有的结构性心脏病且植入具有ATP治疗功能的ICD的患者，都应设置至少1阵ATP治疗室速，以减少ICD电击治疗。每阵ATP至少包含8个刺激，刺激周长设置为室速周长的84%~88%。已证实的ATP无效或致心律失常患者除外	I	A
3. 相比较Ramp模式，应当优先设置Burst模式的ATP，以提高ATP终止室速的成功率	I	B-R
4. 在所有的室速检测区都设置电击治疗是合理的，以提高终止室速的成功率	Ⅱa	C-EO
5. 在高频率检测区的初始治疗设置最大能量电击是合理的，以提高初始电击终止室性心律失常的成功率，除非已经除颤测试证实较低能量电击有效	Ⅱa	C-LD

图 12-6　指南推荐的 ATP 参数设置

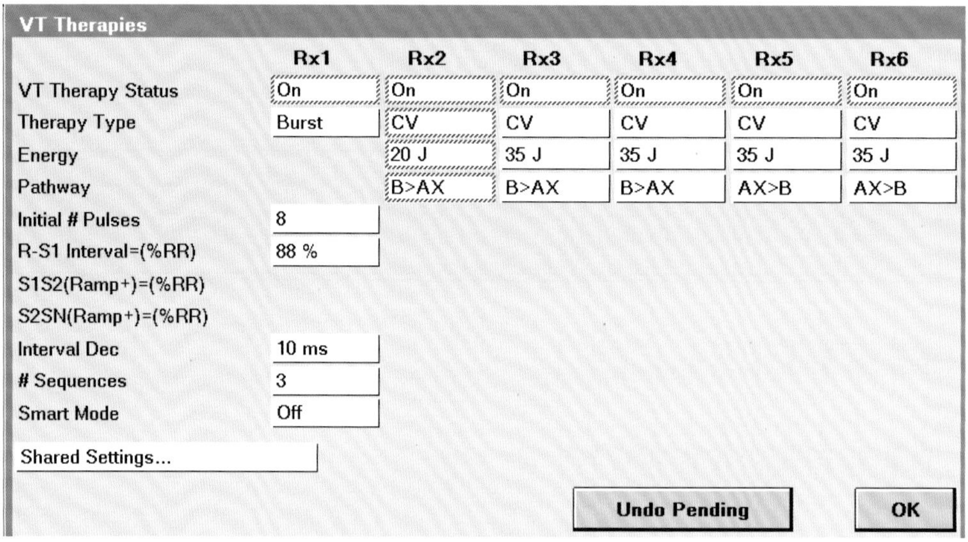
VT Therapies

	Rx1	Rx2	Rx3	Rx4	Rx5	Rx6
VT Therapy Status	On	On	On	On	On	On
Therapy Type	Burst	CV	CV	CV	CV	CV
Energy		20 J	35 J	35 J	35 J	35 J
Pathway		B>AX	B>AX	B>AX	AX>B	AX>B
Initial # Pulses	8					
R-S1 Interval=(%RR)	88 %					
S1S2(Ramp+)=(%RR)						
S2SN(Ramp+)=(%RR)						
Interval Dec	10 ms					
# Sequences	3					
Smart Mode	Off					

Shared Settings...

Undo Pending　OK

图 12-7　ICD 治疗参数调整后设置

原设置见图 12-2，原室速区治疗参数设置使用了 Burst，Ramp，5J，15J，30J，35J。

（点评专家　戴　研）

二、ICD 起搏低限频率设置的临床意义

患者男性，47 岁，有反复晕厥史，发作心电图为室速，入院心电图显示心率 46 次 /min，窦性心动过缓。临床诊断：Brugada 综合征。作为适应证应植入双腔 ICD，后因经济原因选择植入单腔 ICD（D394VRC，美国美敦力公司）。本次为定期 CareLink 远程信息上传，

提示近期有 1 次快频率室速（FVT）和 4 次 VT-NS 事件发生，并且每小时室性早搏（室早）数增多（图 12-8）。

其中的 FVT 事件，首次治疗为 ATP，未终止事件。二次治疗为 35J 电击治疗，治疗成功（图 12-9）。

【讨论及处理】

该 ICD 的低限起搏频率设置为 50 次 /min，近 3 个月的心室起搏比率为 71.2%（图 12-10）。仔细分析患者资料，从心率趋势图上看到，不论白天还是夜间，平均心室率稳定，大多在 50 次 /min，心率以起搏为主（50 次 /min，VVI）（图 12-11）。

	Prior to Last Session 15-Mar-2017 to 28-Mar-2017 13 days	Since Last Session 28-Mar-2017 to 25-Jun-2017 89 days
VT/VF Counters		
VF	0	0
FVT	0	1 ↑
VT	0	0
Monitored VT (133 - 167 bpm)	0	0
VT-NS (>4 beats, >167 bpm)	0	4 ↑
High Rate-NS	0	0
PVC Runs (2-4 beats)	1.3　per hour	2.5　per hour ↑
PVC Singles	373.8　per hour	383.0　per hour ↑
Runs of VRS Paces	0.0　per hour	0.0　per hour
Single VRS Paces	0.0　per hour	0.0　per hour

图 12-8　ICD 记录的室性心律失常事件

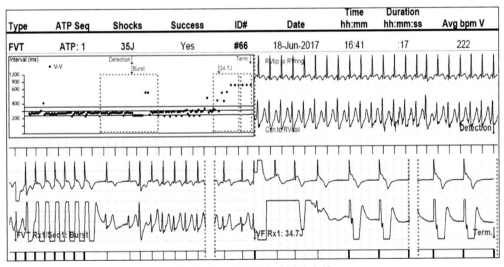

图 12-9　快室性心动过速事件

首次治疗为抗心动过速起搏治疗，未终止事件；第二次治疗为 35J 除颤并转复成功。

FVT Rx：快室速治疗；VT Rx：室颤治疗。

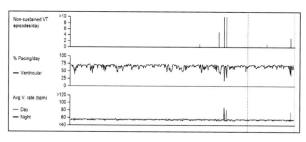

图 12-10 ICD 记录的心室起搏和感知百分比

图 12-11 ICD 记录的长期趋势图

虽然以生理性起搏角度考虑应降低起搏比例,但是该患者自身心率 46 次 /min,有心动过缓症状,则需要提高起搏频率,减轻症状。同时由于观察到近期每小时室早增多,则考虑应适当提高低限起搏频率,可以抑制一部分室早的发生。

进一步查看心律失常事件发现,其中的一次非持续性室速(NSVT)事件可能是因 VS-VP-VS 的短长短间期事件而引发非持续性室速,后室速自行终止(图 12-12)。

该次事件的 Markers 上明显标记了 NSVT 事件前,VV 间期的短长短(SLS)现象,与 2007 年 Sweeny 等在 JACC 杂志上发表的研究非常相似,因心室起搏导致短长短间期(SLS)而触发的室性心律失常。

本例病例患者自身心率过慢,有心动过缓症状,需提高起搏频率减轻患者症状;而同时室早增多;且有因心室起搏造成的 VS-VP-VS 的短长短间期(SLS)而触发的室速事件发生,因此需临床综合分析疾病及药物的影响,从而选择是降低低限起搏频率还是升高低限起搏频率。

【专家点评】

Brugada 综合征是一种离子通道基因异常所致的原发性心电疾病,临床常因室颤或多形性室速引起反复晕厥,甚至猝死。一旦诊断成立,植入 ICD 是防止患者猝死的有效办法。既往 ICD 植入患者的起搏模式和频率选择没有明确的推荐,亦常被术者及术后管理者忽视,在《2015 年 HRS/EHRA/APHRS/SOLAECE ICD 程控及测试优化专家共识》里第一次明确指出(图 12-13)。按照上述专家共识的推荐,此例患者术前存在窦性心动过缓,应植入双腔 ICD,因经济原因选择植入了单腔 ICD,植入后为减少起搏百分比,鼓励自身节律工作,程控低限频率设置为 50 次 /min,但随访发现其大部分时间都是起搏节律,心室起搏百分比 71.2%,且近 3 个月来室早增多,并有多次室速由室早引起,部分室速事件与心室起搏造成 VS-VP-VS 的短长短间期现象有关。

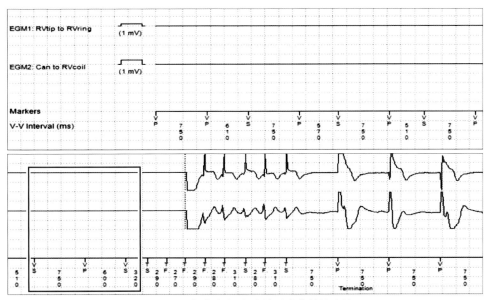

图 12-12 短长短间期事件引发非持续室速
VS:心室感知;VP:心室起搏;TS:室速感知;TF:快室速。

推荐条款及描述	推荐等级	证据等级
1. 对于合并病态窦房结综合征，且存在指南支持的心动过缓起搏适应证的ICD患者，双腔起搏模式有益于减少房颤和卒中的风险、避免起搏综合征以及提高患者生活质量	I	B-R
2. 对于没有指南支持的心动过缓起搏适应证的ICD患者，无论单腔或双腔ICD，建议调整参数最小化右室起搏，以提高患者生存率、降低心衰住院率	I	B-R

图 12-13 ICD 程控和测试优化专家共识推荐

综合患者的发病特点推荐治疗方案,首先立即约诊患者,观察患者临床情况及排除相关诱发恶性室性心律失常的可能(如使用不当药物,电解质紊乱等)。其次,从药物治疗的角度,奎尼丁仍然是治疗 Brugada 综合征的有限有效药物,可以通过调整药物方案以减少患者室性期前收缩的发生。再次,起搏器的程控管理,可短期调整低限起搏频率至 70~80 次 /min,提高起搏频率以减少室早和短长短间期诱发室速和室颤的可能,若患者不能耐受,则起搏器低限频率至少要调整到 60 次 /min。最后,设置下次远程随访时间为 1 个月,1 个月后检查治疗效果。

ICD 患者的起搏频率设置应该根据患者情况进行个性化设置,对于具有起搏适应证的病态窦房结综合征患者,应首先考虑为患者植入双腔 ICD,满足起搏治疗需求,尽量减少不必要的右心室起搏,并且 ICD 的低限频率设置应该满足患者的日常生活需求(例如 60 次 /min);对于不具有起搏适应证的患者,可以设置比较低的低限频率(例如 40 次 /min),以减少不必要的右心室起搏,ICD 仅作为室速 / 室颤的预防和治疗手段;对于频发室早且药物治疗不理想的患者,根据患者的情况,例如针对明确由室早引发的室速/室颤,可以短期适当提高低限频率以减少室早诱发的室速/室颤的发生,若发生 ICD 术后反复电风暴亦可考虑有经验的中心进行射频消融治疗。

（点评专家：于海波）

三、ICD 特殊功能对导线阻抗异常的管理

远程传输病例一

患者男性,64 岁,诊断：冠心病,肥厚型心肌病,心功能Ⅱ级（NYHA 分级）,NSVT（<30s）,室早,一级预防。本例植入双腔 ICD（Secura ™ DR,D234DRG）、心房导线（4574）、右室 ICD 除颤导线（6944）,植入 3 年 7 个月。2018 年 8 月 CareLink 远程随访上传报告显示：ICD 报警,ICD 右室除颤导线的起搏阻抗 >3 000Ω,高于正常阻抗值：300~1 000Ω,判断起搏回路出现异常。回顾报告中的既往数据：

1. ICD 报警事件列表　最早在植入后 2 年 10 个月,即 2017 年 11 月 29 日发现右室起搏阻抗 >3 000Ω,一直持续约 9 个月,远程随访定期传输右室起搏阻抗报告（图 12-14）。

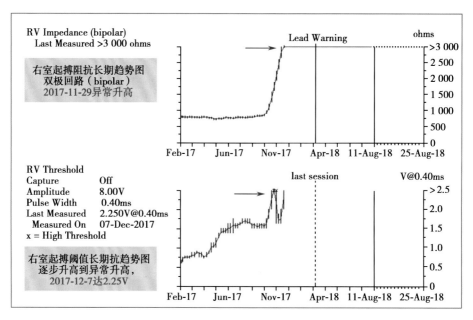

图 12-14　右心室起搏阻抗长期趋势图、起搏阈值长期趋势图以及报警事件列表

2. 右室双线圈除颤阻抗趋势图　正常（图 12-15）。

3. R 波高度趋势图　在正常范围内，但波动较大（图 12-16）。

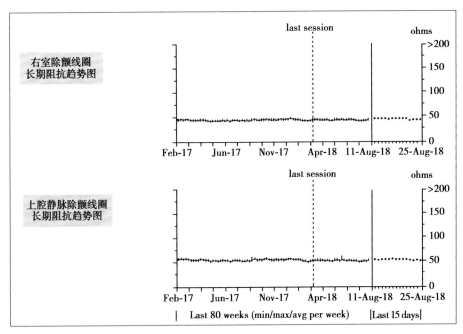

图 12-15　除颤线圈的长期阻抗趋势图

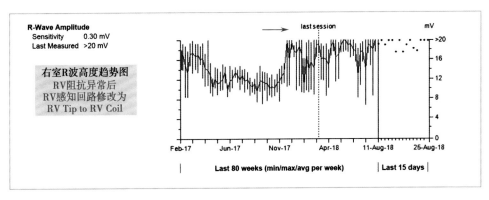

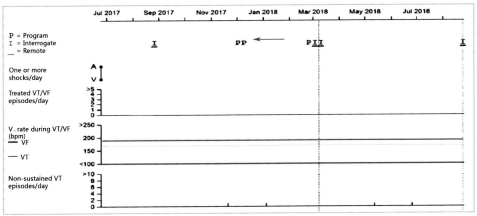

Pacing Details	Atrial	RV
Amplitude	1.50 V	8.00 V
Pulse Width	0.40 ms	0.40 ms
Capture Management	Adaptive	Off
Amplitude Margin	2.0 X	
Min. Adapted Amplitude	1.50 V	
Acute Phase Remaining	Off	
Acute Phase Completed	23-May-2015	
Sensitivity	0.30 mV	0.30 mV
Pace Polarity	Bipolar	Bipolar
Sense Polarity	Bipolar	Tip to Coil

图 12-16　R 波高度趋势图

4. 当时分析双腔 ICD 植入后 2 年 8 个月出现右室起搏阻抗 >3 000Ω,ICD 除颤导线中 IS-1 起搏电极回路导线断裂可能性最大。后期出现误放电的风险增大。

但经临床综合评估,患者已植入器械近 3 年,希望坚持到电池自然耗竭后同时更换脉冲发生器及导线。目前暂时对患者进行程控处理,持续监测阻抗变化,尽量推迟更换 ICD 电极的时间。

(1)利用双腔 ICD(Secura ™ DR,D234DRG)心室感知回路的两种选择:Bipolar/RV Tip to Coil,将右室感知回路从原"Bipolar"改为"RV-Tip to Coil",希望能保持稳定的 R 波感知,推后导线更换时间。由上图也可看到,参数调整后 R 波高度测试良好:20.8mV,右室感知趋势图一直相对稳定,可保障 ICD 对室速 / 室颤的感知。

(2)起搏阈值已经升高到 2.25V,故将右室输出提高:8.0V/0.4ms;保证必要时的起搏功能,目前 VP<0.1%。患者不依赖起搏器。

5. 至 2018 年 8 月 25 日,一共有 3 次程控,3 次约定的远程上传记录显示,患者的心室感知尚在安全范围,也没有明显增多的 NSVT。电池电压 2.65V(RRT 2.63V),决定继续监测,等待电池自然耗竭后再行更换手术(图 12-17)。

CareLink 远程传输病例二:

患者男性,68 岁,ICD 更换,二级预防。患者于 2017 年 3 月行 ICD 更换术,更换型号为 Evera VR。2017 年 8 月远程报警:右室导线阻抗增高(红箭头),怀疑导线有损伤,建议临床详查原因(图 12-18)。

Arrhythmia Episode List: 06-Mar-2018 13:56:30 to 25-Aug-2018 04:23:05
All collected episodes.

Type	ATP Seq	Shocks	Success	ID#	Date	Time hh:mm	Duration hh:mm:ss	Avg bpm A/V	Max bpm A/V	Activity at Onset
VT-NS				19	25-Jun-2018	09:38	:02	77/179		Active
VT-NS				18	12-May-2018	10:15	:01	70/162		Rest
———— Last Programmer Session 08-Mar-2018 ————										
(No data between sessions.)										
———— Last Medtronic CareLink Monitor Session 06-Mar-2018 ————										

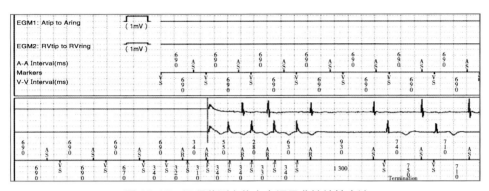

图 12-17　远程监测上传心电记录非持续性室速

AS:心房感知;AR:不应期内心房感知;VS:心室感知;TS:室速感知。

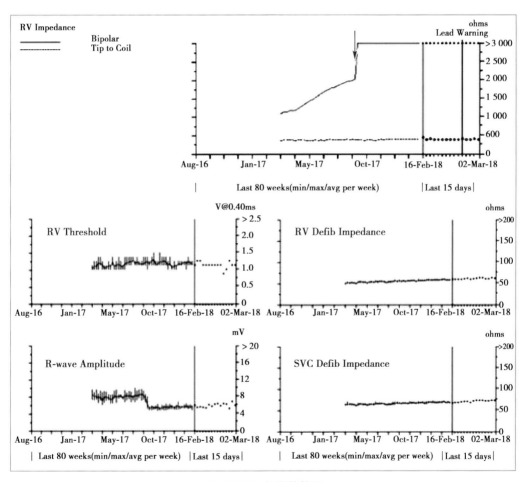

图 12-18　长期趋势图

多方综合评估:导线损伤可能性大,但鉴于各种临床因素,重新植入手术存在困难。因植入的是新型 ICD(Evera VR),新增功能可以支持医生采用姑息疗法:将右室导线的起搏和感知极性都由双极改成 Tip to Coil,定期随访,尽量推后电极更换时间(注意:在既往产品 D394/D284 中,只有感知极性可以调整)(图 12-19)。参数修改后随访近 5 个月,Tip to Coil 的阻抗稳定,感知良好(图 12-20)。现患者定期随访,参数正常。

【讨论及处理】

这两个病例的类似之处是在出现误感知误放电之前都通过远程监测早期发现了导线阻抗增高,并进行了相应的程控处理以加强监测,选择合理的更换时间。不同之处是新功能可以提供更全面的保护。

对于第一例,Secura ™ DR,D234DRG,双腔 ICD 只能程控心室感知回路:Bipolar 或 Tip to Coil。

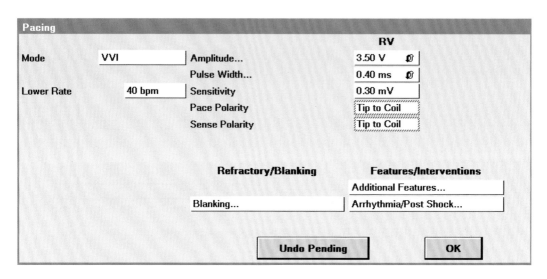

图 12-19 调整右室导线的起搏和感知极性:由双极改成 Tip to Coil

Remaining Longevity	02-Mar-2018
Estimated at: Minimum: Maximum:	10.9years 10.1years 11.7years
RRT　　　　> 5years (based on initial interrogation)	
Battery Voltage	**02-Mar-2018**
Voltage	3.02V (RRT=2.73V)
Last Charge	**18-Dec-2017**
Charge Time Energy	4.0sec 0.0–18J
Sensing Integrity Counter	**Since 26-Feb-2018**
Short V-V Intervals	0
Lead Impedance	
RV Pacing　　　(RVtip to RVcoil) RV Defib SVC Defib	399 ohms　02-Mar-2018 58 ohms　02-Mar-2018 70 ohms　02-Mar-2018

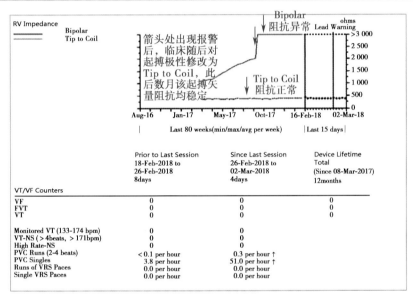

图 12-20　调整右室起搏和感知极性后的阻抗趋势图

对于第二例,新产品 Evera S/Evera XT ICD 右室起搏和感知回路均可程控,保证完整的起搏回路,保证按需起搏的稳定性。并且同时记录 Bipolar 和 Tip to Coil 两通道阻抗长期监测图。为患者提供了更安全可靠的保护的同时,也便于医生选择合理的手术时机(图 12-21)。

【专家点评】

完整起搏器的电回路由脉冲发生器、导线导体、导线阴极、导线阳极、身体组织组成,可使电子在电回路中流动,刺激心肌兴奋除极。起搏电回路的阻抗由①起搏导线阻抗;②系统阻抗(包括阳极环阻抗、阴极环阻抗、极化电位阻抗、组织阻抗)共同组成;阻抗异常可能由于上述任何起搏回路的故障造成。

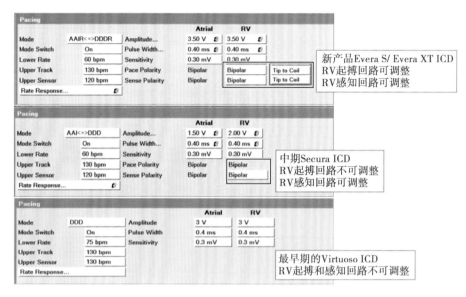

图 12-21　起搏和感知极性调整的程控界面

ICD 除颤导线由 2 个重要回路组成。①起搏感知回路（正常值 300~1 000Ω），②除颤线圈回路（正常值 10~100Ω）。当 ICD 右室导线起搏阻抗 >3 000Ω，多由于起搏回路异常导致；当 ICD 除颤阻抗 >200Ω，多由于除颤回路异常导致。ICD 双除颤线圈导线横截面如图 12-22。

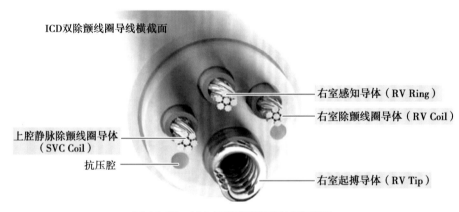

图 12-22　ICD 双除颤线圈导线横截面

随着 ICD 新植入及更换数量的增加，ICD 导线断裂的情况也在不断增加，ICD 导线的更换会比普通起搏器导线更困难，有更多的并发症。ICD 导线是均匀排列在绝缘体内，如只是任意一根电缆出现断裂时，既往在可选择的方案中有植入一根起搏感知导线，或者完全更换导线。目前随着产品功能的日渐丰富，有了对原 ICD 导线保守程控处理的可能性。

旧型号的 ICD，右室起搏和感知回路是固定不可调整的，当导线回路出现故障问题时,需要立即更换导线。ICD 导线更换,存在一定的并发症和感染风险。

随着技术的发展,使 ICD 右室感知回路可选择调整,虽右室起搏回路不可调,但可通过程控右室感知回路,实现 ICD 正常的感知诊断功能,在除颤回路正常的情况下,可保证除颤功能的正常。但 ICD 的起搏及无痛 ATP 治疗会因起搏回路故障不能得到保障。

近期新功能的研发更进一步满足临床需要,新型 Evera S/Evera XT ICD,右室感知回路可调整,右室起搏回路可调整。实现程控处理,安全保障 ICD 感知诊断,预防猝死,保证起搏治疗需要,且通过右室阻抗长期趋势图,观察两通道回路下 RV 阻抗发展趋势。不需要即刻更换 ICD 右室导线,尽可能减少 ICD 导线更换带来的风险。

特别提醒,如考虑除颤导线故障导致的起搏、感知障碍,程控解决只是一种姑息的办法,仍需积极寻找原因,需密切观察起搏、感知、阻抗(包括起搏阻抗、高压阻抗)。适时更换导线。

另外,在 T 波过感知,R 波感知不良的情况下,也可以通过右室感知回路保守程控调整,解决临床问题。

ICD 患者通过 Carelink 远程随访,可及早、及时发现 ICD 导线异常,提醒医生及时正确处理,避免定期普通门诊随访中,在发现 ICD 导线异常、处理异常的时间窗中,耽误了猝死的治疗。Carelink 远程随访可对保守程控处理的 ICD 导线进行远程严密观察,及时提醒更换 ICD 导线。ICD 导线异常也可通过导线完整性报警(LIA)的报警提示,通过 CareLink 远程随访报警设置,同时还可通过 ICD 报警铃声,提早 3 天通知患者及时处理 ICD 导线故障。

新功能、新技术的发展和应用给 ICD 患者和临床医生带来更便捷的管理和治疗守护。

(点评专家:范　洁)

四、如何鉴别窦性心动过速和室性心动过速:SVT-Onset 的诊断处理

患者男性,54 岁,3 年前因二级预防植入美敦力公司双腔 ICD,型号为 D234DRG。本次为定期 CareLink 远程信息上传,查阅资料显示患者有室上速、NS VT、Monitored VT 多种事件(图 12-23)。室上速的快频率或室速可能引起血流动力学改变,导致患者有症状,需要高度重视。

1. 查看事件列表,发现室上速事件发生时间相近(图 12-24)。其中 #5642 事件截至远程传输时,还在持续进行中。

2. 事件点阵图显示在 3 月 19 日 18 时左右开始的两个事件里为室速 / 室颤 Detection Withheld,机器经 Onset 鉴别为室上速,并抑制治疗发放。事件 #5641 和 #5640 皆如此(图 12-25)。

3. 但仔细观察事件腔内心电图(图 12-26)发现明显的室速特征,发生了室房分离。

4. 检查发现本例中 ICD 的参数设置:Onset 鉴别功能开启(图 12-27)。

Received: 19-Mar-2017 18:52
Event Summary: Possible Fluid Accumulation, 1 Monitored VT, 2 SVT, 1 VT-NS

Patient Comments

No comments have been entered for this patient.

Transmission Notes

No notes have been entered for this transmission

OBSERVATIONS (2)

· Possible fluid accumulation: exceeded OptiVol Threshold, 03-Feb-2017 -- ongoing.
· 1 monitored VT episodes, longest was 10 min.

图 12-23　ICD 记录的心动过速事件小结

Type	ATP Seq	Shocks	Success	ID#	Date	Time hh:mm	Duration hh:mm:ss	Avg bpm A/V	Max bpm A/V	Activity at Onset
SVT-Onset				5642	19-Mar-2017	18:40		(Episode in progress)		
SVT-Onset				5641	19-Mar-2017	18:27	:03:01	71/158	76/---	Rest
SVT-Onset				5640	19-Mar-2017	18:23	:01:52	78/154	81/154	Rest
VT-Mon				5639	19-Mar-2017	17:31	:09:52	68/140	73/146	Active
VT-NS				5638	19-Mar-2017	16:55	:01	47/136		Active
---------------------- Last Programmer Session 10-Jan-2017 ----------------------										
VT-NS				5637	04-Jan-2017	19:31	:01	---/154		Rest
VT-NS				5636	04-Jan-2017	18:58	:01	---/158		Rest
VT-NS				5635	04-Jan-2017	18:49	:01	48/154		Rest
---------------------- Last Medtronic CareLink Monitor Session 03-Jan-2017 ----------------------										

图 12-24　ICD 记录的心动过速事件明细

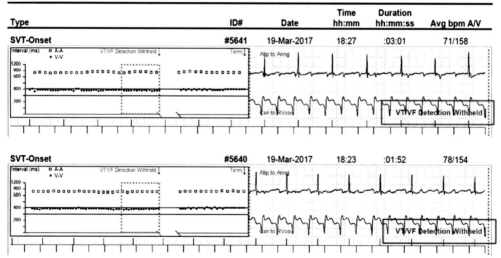

SVT: VT/VF Rx Withheld

Type	ID#	Date	Time hh:mm	Duration hh:mm:ss	Avg bpm A/V
SVT-Onset	#5641	19-Mar-2017	18:27	:03:01	71/158
SVT-Onset	#5640	19-Mar-2017	18:23	:01:52	78/154

图 12-25　心动过速事件被鉴别为室上速，并抑制治疗发放

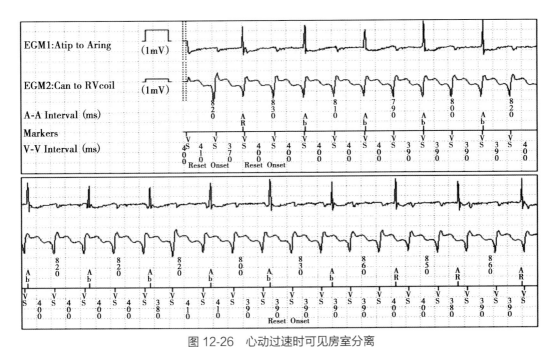

图 12-26 心动过速时可见房室分离

Ab:空白期心房感知;AR:不应期心房感知;VS:心室感知。

VT/VF Detection

		V. Interval (Rate)	Initial	Redetect
VF	On	300 ms (200 bpm)	30/40	9/12
FVT	OFF			
VT	On	410 ms (146 bpm)	32	12
Monitor	Monitor	450 ms (133 bpm)	40	

PR Logic		**Other Enhancements**		**Sensitivity**	
AF/Afl	On	Stability	40 ms	Atrial	0.30 mV
Sinus Tach	On	Onset	On, 81 %	RV	0.30 mV
Other 1:1 SVTs	On	High Rate Timeout	Off		
SVT V. Limit	260 ms				

图 12-27 开启突发性（Onset）鉴别功能

【讨论及处理】

　　本案例中,虽然植入的是双腔 ICD,打开了强大的 PR-Logic 鉴别诊断功能,但是同时也开启了 Onset 功能,而 Onset 是 ICD 鉴别诊断流程的第一步。这样,当发生本例中处于室速诊断低限频率(146 次 /min)附近的低频室速时,由于事件计数总是徘徊在诊断窗口内外,Onset 对事件的判定是"逐渐加速"的室上速事件,因而持续抑制室速诊断成立,从而也抑制了室速治疗的发放。当我们通过 CareLink 上传的事件仔细分析发现,#5641 和 #5640 和其他几个时间相近的事件更像是一次持续时间较长的低频室速事件(室房分离),所以这几个事件可以认为是 Onset 造成的不恰当识别事件。

　　及时和临床沟通,如果患者有症状,此类低频室速应被积极治疗。如无症状,可以考虑把此频率段的室速事件设到 Monitor 监视区。同时建议将程控参数调整为:Onset 功能关闭,主要使用 PR-Logic 来进行鉴别诊断。

《2015 年 HRS/EHRA/APHRS/SOLAECE ICD 程控及测试优化专家共识》中建议在参数设置中 Onset 功能关闭(无论单双腔)。如果在单腔 ICD 中,当鉴别诊断手段比较单一同时患者合并 AT/AF 事件时,而需要打开 Onset 时,则建议同时开启高频率时间结束(High Rate Timeout,HRS),而 HRT 打开可能会增加不恰当电击的风险,这是一把双刃剑。

Onset 功能运作方式(图 12-28)。事件进入室速区后,每 4 个心动周期进行滚动比较,邻近的 4 个周期比上之前的 4 个周期,比值低于程控值的满足突发性,高于程控值的不满足突发性。

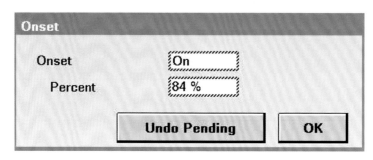

图 12-28　Onset 功能运作方式

【专家点评】

植入 ICD 后如何确保正确放电,减少不恰当诊断、不恰当治疗是临床医生关心的问题。有一些鉴别诊断功能可帮助减少 ICD 不恰当治疗,如 Onset、Stability、PR logic 等,但另一方面应关注这些功能的打开是否会导致漏诊断、漏治疗的问题,同时结合更多的临床资料,会更有利于疾病的分析和管理。

突发性(Onset)是单腔和双腔 ICD 对室上速与室速鉴别诊断的一种标准方法。临床上常见的室上速有窦性心动过速,房扑 / 房颤,其他 1∶1 的室上速(如交界性心动过速伴VA 逆传)。Onset 主要是针对窦性心动过速与室速的初始鉴别诊断,避免逐渐发作的窦性心动过速误识别为突然发作的室速,对逐渐增快的心动过速暂不治疗。

Onset 局限性:突然发作的室上速不能鉴别;易漏诊慢频率开始且低于诊断识别的心动过速,然后逐渐加速的室速,或运动诱发的室速;易漏诊在室上速或窦性心动过速(ST)时开始的室速。

如何改善 Onset 局限性:谨慎使用,暂不开启;必要时可设置为:Monitor 状态;Onset鉴别诊断的室上速是否可靠,需利用腔内心电图分析会更客观;对同时具有不典型缓慢室速和室上速时,应用这个鉴别方法前,需确定是关注室速治疗还是更关注避免不恰当室上速治疗;开启 Onset 功能时,建议同时开启"高频率时间结束"(High Rate Timeout)。当逐渐增快不典型的室速被 Onset 功能识别为室上速时,High Rate Timeout 可弥补不足,该时间段内可抑制室速诊断,时间结束即刻开启室速治疗。

　　该例病例通过 CareLink 的远程随访,及时发现被 Onset 功能抑制了慢频率室速诊断和治疗,给予通知,纠正此错误可关闭 Onset,室速诊断间期下限调整为 400ms,减少漏诊断,确保患者的安全。如何更好地掌握 ICD 参数的规范化程控是对临床医生的挑战,通过该病例分析讨论 ICD 参数设置,进一步说明 ICD 术后管理的重要性,根据患者发作室速的特点,个体化及时调整 ICD 的阐释、鉴别诊断功能是十分必要的。

(点评专家:范　洁)